インプラント手術をマスターするための

関連器材
マニュアル

診断用器材からピエゾサージェリーまで

春日井昇平・古賀剛人・嶋田　淳　編

クインテッセンス出版株式会社　2008

Tokyo, Berlin, Chicago, London, Paris, Barcelona, Istanbul, Milano, São Paulo, Moscow, Prague, Warsaw, New Delhi, Beijing, and Bukarest

推薦のことば

今日、インプラント治療は材料や技術の開発に伴い、日々著しい進歩を遂げています。さらに、そうした進歩に大きく寄与しているのが、新たな器具・器械の登場です。

インプラント治療を成功に導くためには、正確な診査（検査）および診断のもと、正しい器具・器械を選択し、正しく使用することが不可欠であることは論を待ちません。ところが、インプラント治療に大きな影響を与える器具・器械の選び方や使用法を詳細にまとめた成書は、今までなかったのが現状です。

本書は、診査・診断から、外科の基本、インプラント埋入、硬・軟組織のマネージメント、最終補綴物の製作まで、インプラント治療の各段階で使用する器具・器械を、各分野の第一人者が詳しく解説した画期的な一冊だと言えるでしょう。

また昨今では、Minimal interventionの概念にもとづいたさまざまな器具・器械が開発・紹介されています。その中の大きなトピックのひとつとして、ピエゾサージェリーの国内販売開始が挙げられます。海外では既にBone surgeryにおける最新のツールとして定着しつつあるピエゾサージェリーは、低侵襲かつ安全で自由度の高い処置を行える画期的な医療機器として、国内供給が待望されていました。今後はインプラント治療以外の分野でも用途が広がる可能性があり、歯科界において飛躍的に浸透することが予測されます。

また、上顎洞底挙上術においても、歯槽頂アプローチが一般開業医を中心に広がるなか、従来の槌打式のオステオトームから患者の頭部への衝撃が少ないスクリュー式の器具が登場し、さらに安全装置が設けられたシステムも、国内での供給が開始されました。

診断用ツールとしては、歯科用コーンビームCTが普及し、コンピュータ診断ソフトの需要も高まっています。従来は画面上での診断・治療計画の立案までのツールでしたが、シミュレーションされたデータを正確に再現した外科用ステントの製作も可能になり、より安全で正確なインプラント治療に役立っています。

本書では、こうした最新機器についての解説に加え、インプラント治療において欠かせない基本的な器具・器械についても詳細な説明がなされています。例えば、外科用基本ツールの項においては、インプラント外科の分野で著名な先生によって目的に応じて的確に活用できるキットが紹介されており、これからインプラント治療を導入しようとしている歯科医師、あるいは使用器具の見直しを考えている歯科医師にとって、たいへん貴重なアドバイスとなるでしょう。

インプラント治療のさらなる普及に伴い、今後は最新の治療をより安全・確実に行うことが求められる時代になります。本書が器具・器械の正しい選び方や使用法を指し示す成書として一人でも多くの先生方に活用され、インプラント治療に取り組む歯科医師にとっての大きなステップアップにつながることを期待します。

2008年12月吉日
明海大学歯学部口腔生物再生医工学講座
歯周病学分野・教授
申　基喆

CONTENTS

第1章　診査・診断ツール

1. SimPlant®を使用したインプラント埋入シミュレーション／小出直弘 ……………8
01 はじめに……8　　02 シミュレーションソフトを活用するメリット……8　　03 SimPlant®導入の流れ……8　　04 SimPlant®を用いてシミュレーションを行った症例……9　　05 まとめ……15

2. SimPlant®を使用したインプラント埋入のためのSurgiGuide®／椎貝達夫 ……………16
01 はじめに……16　　02 SurgiGuide®の種類……16
03 SurgiGuide®を用いた実際の治療の流れ……18　　04 まとめ……23

◆診査・診断ツール一覧……24

第2章　外科基本ツール

1. 外科基本ツールの活用法〜外科の基本手技をサポートする配慮〜／古賀剛人 ……………26
01 はじめに……26　　02 切開に際しての配慮……26　　03 剝離に際しての配慮……27
04 明示に際しての配慮……29　　05 ドリリングや切削に際しての配慮……30
06 縫合(閉創)に際しての配慮……32　　07 まとめ……33

◆外科基本ツール一覧……34

第3章　インプラント埋入ツール

1. 上顎症例へのインプラント選択基準／小林　博 ……………36
01 はじめに—インプラントの選択……36　　02 上顎前歯部の治療方針……36
03 上顎前歯部単独歯欠損症例……37　　04 まとめ……43

2. 無歯顎症例へのScrew-Ventの応用／藤関雅嗣 ……………44
01 はじめに……44
02 無歯顎患者にScrew-Ventインプラントを応用した症例……44　　03 まとめ……50

◆インプラント埋入ツール一覧……52

第4章　ティッシュマネージメントツール

1. セーフスクレイパーおよびK-トレフィンドリルシステムを用いた骨採取／嶋田　淳 ………54
01 はじめに……54　　02 セーフスクレイパーの特長と使用時のポイント……55
03 K-トレフィンドリルシステムの特長と使用時のポイント……56
04 セーフスクレイパーを用いて骨造成を行った症例……58　　05 まとめ……61

2. クレストコントロールおよびスプリットコントロールを用いた骨幅増大術／白鳥清人 ……62
01 はじめに……62　　02 骨幅拡大術(split-ridge technique)の概要……62　　03 クレストコントロールおよびスプリットコントロールの概要……62　　04 クレストコントロールおよびスプリットコントロールを用いて骨幅拡大術を行った症例……63　　05 まとめ……67

◆ティッシュマネージメントツール一覧……68

第5章　上顎洞底挙上ツール

1. サイナスリフティングエレベーターを用いた側方アプローチ／嶋田　淳 ……………………72
01 はじめに……72　　02 上顎洞粘膜損傷の予防と発生時の対処……72　　03 側方アプローチに用いる専用器具……73　　04 サイナスリフティングエレベーターを用いて側方アプローチを行った症例……75　　05 まとめ……79

2. SinCrestを用いた歯槽頂アプローチによるサイナスフロアエレベーション／呉本時男、川原　大 ……………………80
01 オステオトームによる歯槽頂アプローチ……80　　02 オステオトームを使用しない歯槽頂アプローチ……80　　03 SinCrestによる歯槽頂アプローチ……80　　04 SinCrestの仕組み……83　　05 まとめ―SinCrestの評価……87

◆上顎洞底挙上ツール一覧……88

第6章　補綴関連ツール

1. 暫間インプラントMTIを用いた荷重時期の調整／永田　睦 ……………………90
01 はじめに……90　　02 暫間的な咬合荷重代替の必要性……94　　03 荷重の調整……95　　04 まとめ……97

◆補綴・その他関連ツール一覧……98

第7章　ピエゾサージェリーの応用

1. 文献から見たピエゾサージェリー／春日井昇平、清水勇気 ……………………100
01 はじめに……100　　02 機器の種類および用途……101　　03 ピエゾーサージェリー®の適応と臨床成績……102　　04 まとめ……104

2. ピエゾサージェリーで採取した骨の審美領域での臨床応用／小川勝久 ……………………106
01 はじめに……106　　02 ピエゾーサージェリー®を応用した骨切りのクリニカルポイント……106　　03 ピエゾーサージェリー®を応用した臨床例……109　　04 ピエゾーサージェリー®の臨床における利点・欠点……113　　05 まとめ……114

3. ピエゾサージェリーを用いたサイナスフロアエレベーション／白鳥清人 ……………………116
01 はじめに……116　　02 ラテラルウィンドウテクニック(lateral window technique)……117　　03 オステオトームテクニック(osteotome technique)……119　　04 まとめ……121

◆ピエゾサージェリー関連ツール一覧……122

索引 ……………………123

執筆者一覧 (五十音順・敬称略)

小川勝久(医療法人社団清貴会 小川歯科、天王洲インプラントセンター)

春日井昇平(東京医科歯科大学大学院医歯学総合研究科インプラント・口腔再生医学分野・教授)

川原 大(臨床器材研究所)

呉本時男(臨床器材研究所)

小出直弘(かわい・こいで歯科)

古賀剛人(古賀テクノガーデン歯科)

小林 博(表参道小林デンタルクリニック)

椎貝達夫(銀座T'sデンタルオフィス)

嶋田 淳(明海大学歯学部病態診断治療学講座口腔顎顔面外科学分野1・教授)

清水勇気(東京医科歯科大学歯学部附属病院インプラント外来)

白鳥清人(白鳥歯科インプラントセンター)

永田 睦(医療法人 永田歯科)

藤関雅嗣(藤関歯科医院)

第1章

診査・診断ツール

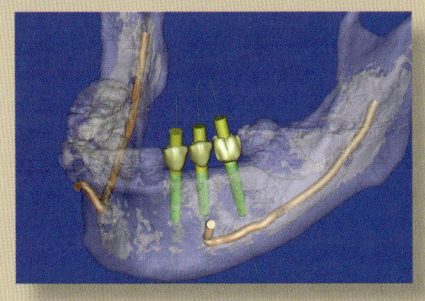
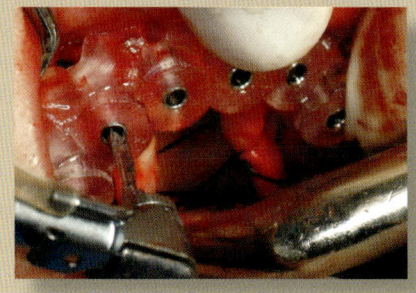

第1章 診査・診断ツール

1. SimPlant®を使用したインプラント埋入シミュレーション

小出直弘
(かわい・こいで歯科)

01 はじめに

　現在、インプラント治療は、欠損補綴の一つのオプションから、ファーストチョイスの治療法となりつつある。

　インプラント治療の成否には、術前の診査・診断および治療計画の立案が非常に大きく関与していることは言うまでもない。そうしたなか、より詳細な診査・診断を行うために、CTを活用することが一般的になってきている。

　インプラント治療おいては、二次元のCT画像から三次元的な像をイメージすることが特に重要である。そこで、CT画像診断における補助的なツールとしてシミュレーションソフトを活用することは、きわめて有効な方法であると言えよう。

　本稿では、世界でもっともポピュラーなシミュレーションソフトであるSimPlant®の特長と機能、その有用性を臨床例とともに紹介する。

02 シミュレーションソフトを活用するメリット

　一般的なパノラマX線像は、すべての構造物が重なり合って写っているいわゆる「影絵」の状態であり、倍率も等倍ではなく拡大された像である。

　したがって、この像から得られる情報では、おおまかな診断はできても、インプラント治療の術前診査としては十分とは言えない。

　そこで、診査・診断時にCT撮影を行い、シミュレーションソフトを活用することによって、以下のようなメリットが生じる。

①さまざまな方向の断面像(二次元)での診断が可能となる。

②像の拡大がなく、実寸で診断ができる。

③骨の形態、質、解剖学的構造物の三次元的な把握が容易となり、イメージが鮮明になる。

④欠損部のみならず、残存歯の診断もより的確に行うことができる。

⑤患者に対するインフォームドコンセントの資料としても有用である。

⑥患者の安全はもとより、術者サイドの手術に対する不安やストレスを軽減できる。

03 SimPlant®導入の流れ

　SimPlant®導入にあたっては、まず、CTデータ解析ソフトであるSimPlant® Planner、またはSimPlant® Proを購入し、パソコンにインストールする。

　続いてCT撮影を行い、CT画像データ(Dicom形式)を取得する。なお、SimPlant®は、医科用ヘリカルCT、歯科用コーンビームCTのどちらで撮影したデータにも対応している。

　SimPlant® Plannerは、㈱マテリアライズ デンタル ジャパンにデータ処理を依頼(有償)する必要があるが、SimPlant® Proでは自院で直接データ処理が可能となるので、より即時性がある。

　以下では、SimPlant®を用いた診査・診断の一方法を、実際の症例を通じて紹介する。

1．SimPlant®を使用したインプラント埋入シミュレーション

SimPlant®を用いてインプラント埋入シミュレーションを行った症例

患者年齢および性別：57歳、女性
初診日：2007年6月
主訴：上顎右側臼歯部のブリッジ崩壊による咀嚼障害。

治療計画：上顎右側臼歯部、左側臼歯部、下顎左側臼歯部にインプラントを用いた咬合再構成を行い、咬合機能回復を図る。

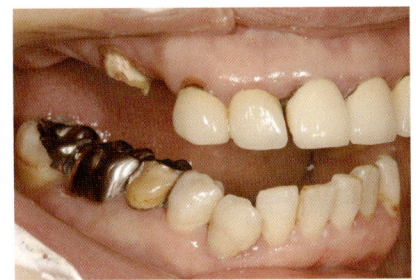
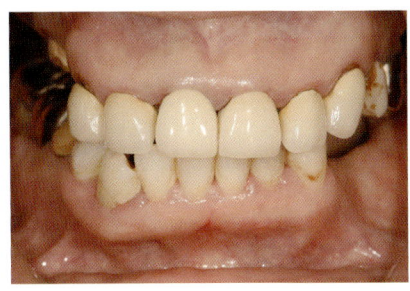
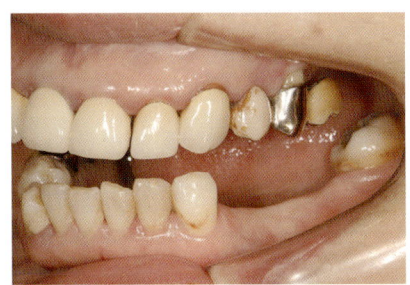

図1-a	図1-b	図1-c
	図1-d	

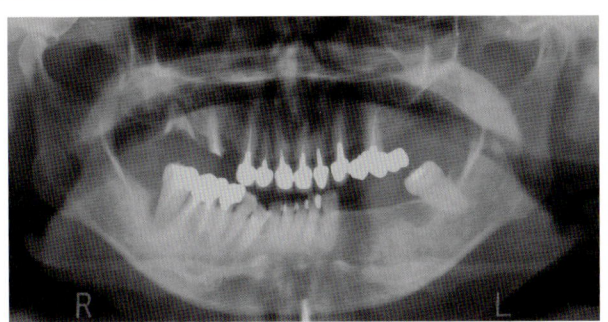

図1-a〜d　初診時口腔内およびパノラマX線写真。臼歯部は完全に咬合支持を失い、Eichnerの分類ではB4である。咬合の再構成を行い、機能的にも審美的にも満足できる範囲に改善するためには、インプラントだけではなく全顎的に整合性のある治療が必要である。

04　SimPlant®を用いてシミュレーションを行った症例

　患者は上顎右側臼歯部のブリッジの崩壊による咀嚼障害を主訴として来院。数度のコンサルテーションの結果、患者は失われた咬合支持を回復し、良好な咬合機能を獲得するためにインプラント治療を選択した。臼歯部は完全に咬合支持を失い、Eichnerの分類ではB4である。咬合の再構成を行い、機能的・審美的に満足できる範囲に改善するには、インプラントだけではなく、全顎的に整合性のある治療が必要となる（図1-a〜d）。

1）SimPlant®の基本画面

　SimPlant®の画面は以下の4画像で構成される。

（1）クロスセクショナル画像

　パノラミック曲線位置での歯槽骨断面図を表した画像であり（図2-a）、1mm刻みで断面像を連続して表示している。唇（頬）舌的な骨幅、骨形態、上顎洞や下歯槽管との位置を把握するのに有効である。また、SimPlant® 11からは、計画したインプラントの軸を中心として任意の角度で回転させた骨断面像を表示する機能が追加され、一段と便利になった（図2-b）。

（2）アクシャル画像

　CT撮影による水平方向の画像を表示する（図2-c）。

（3）パノラミック画像・プロジェクション画像

　歯列方向の断面図を表示する（図2-d）。近遠心的な歯（インプラント）軸、距離を把握するのに有効である。図2-eはプロジェクション画像と呼ばれ、パノラミック画像を複数枚重ね合わせたイメージの画像である。これは、パノラミック画像と切り替えて表示する。日常的に見慣れているパノラマX線写真に類似しているので、直感的に全体像を把握するのに有効である。

（4）三次元画像

　CT画像データから再構成された三次元像は、骨の全体的な形態、ボリュームを把握するのに非常に役立つ（図2-f）。

第1章 診査・診断ツール

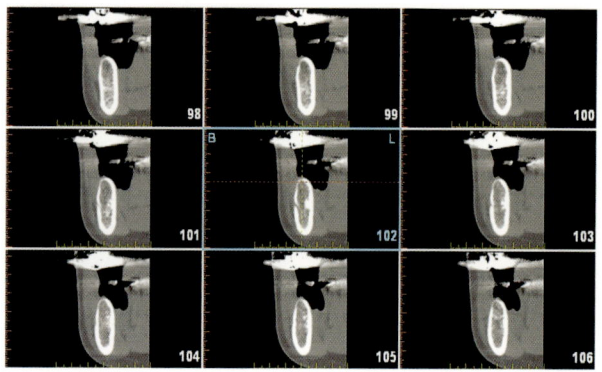

図2-a SimPlant®の基本画面（1）：クロスセクショナル画像。

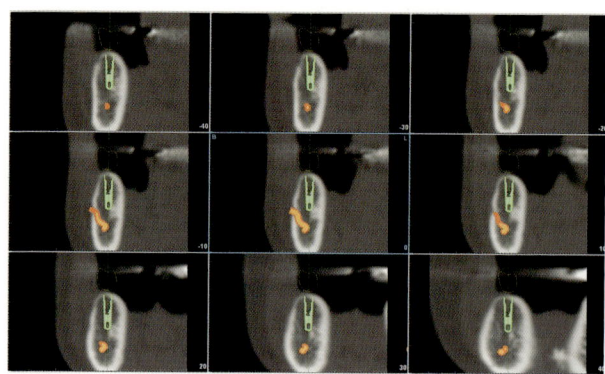

図2-b 計画をしたインプラント軸を中心として回転させた断面像。SimPlant®11で追加された機能で、一段と診断の精度が向上した。

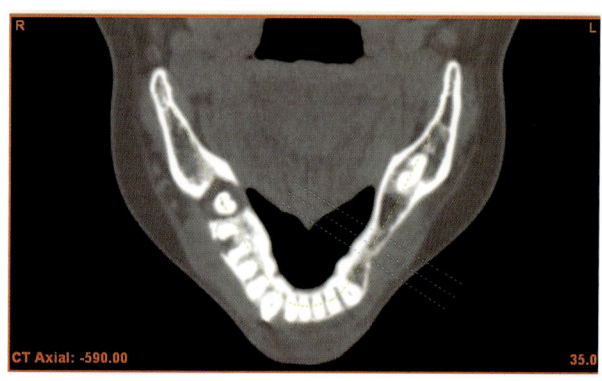

図2-c SimPlant®の基本画面（2）：アクシャル画像。

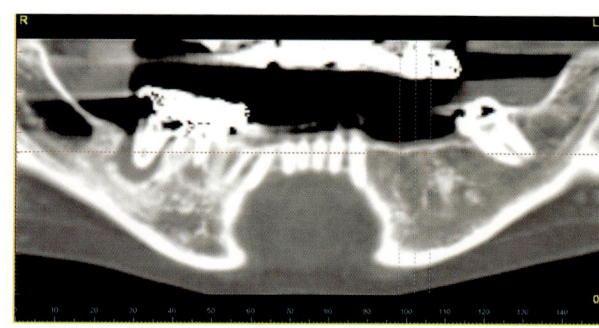

図2-d SimPlant®の基本画面（3）：パノラミック画像。

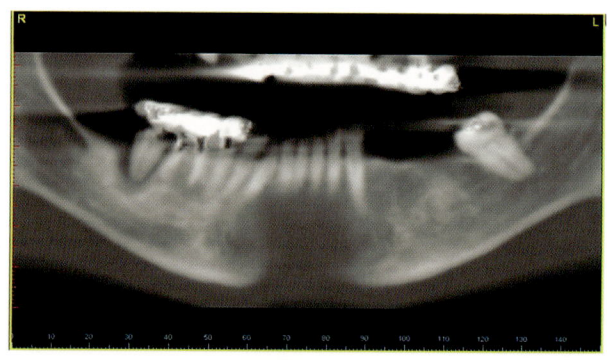

図2-e プロジェクション画像。

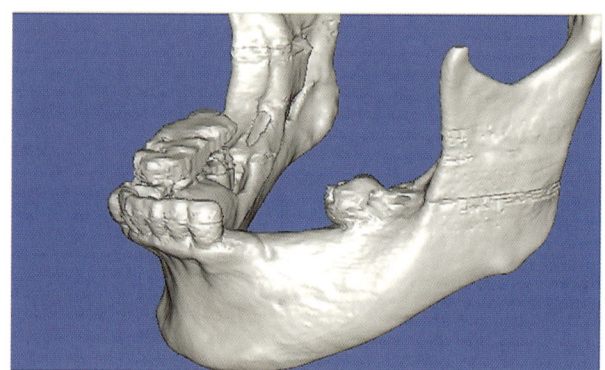

図2-f SimPlant®の基本画面（4）：三次元画像。

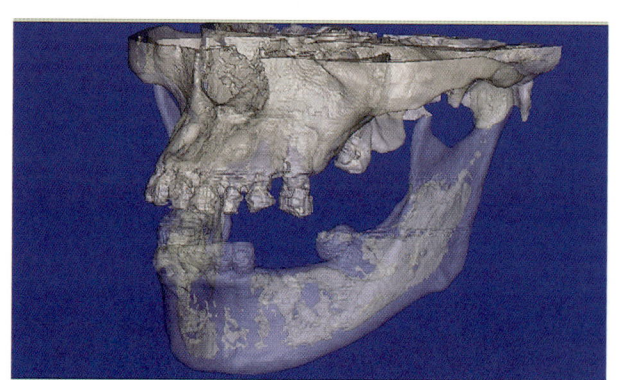

図2-g 三次元の半透明画像。

1. SimPlant®を使用したインプラント埋入シミュレーション

| 図3-a | 図3-b |

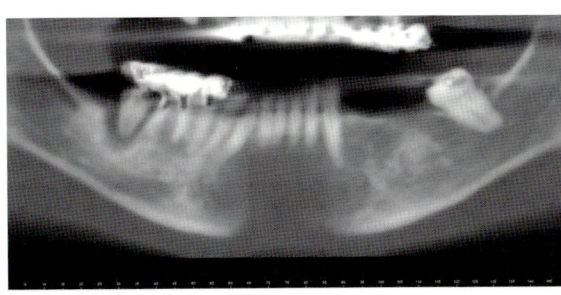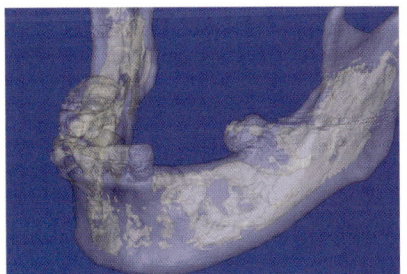

図3-a、b　下顎のプロジェクション画像および半透明にした三次元画像。

| 図3-c | 図3-d |

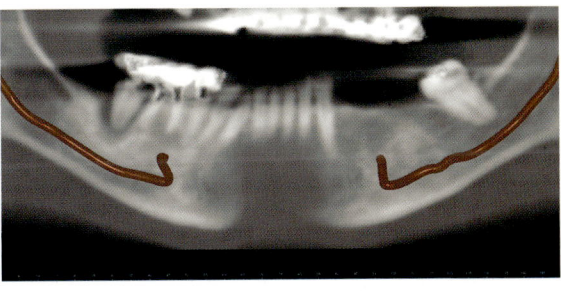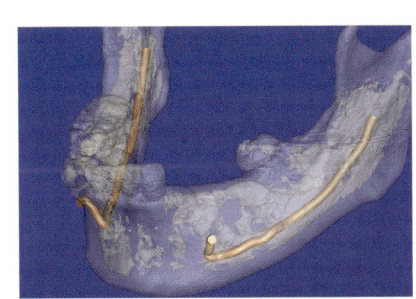

図3-c　クロスセクショナル画像上で下歯槽管をトレースしたのちプロジェクション画像で表示する。
図3-d　下歯槽管のトレースを半透明にした三次元画像で確認する。

| 図3-e | 図3-f |

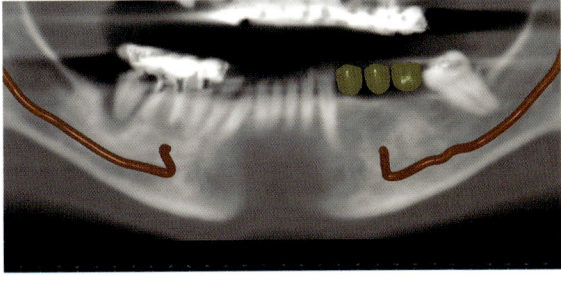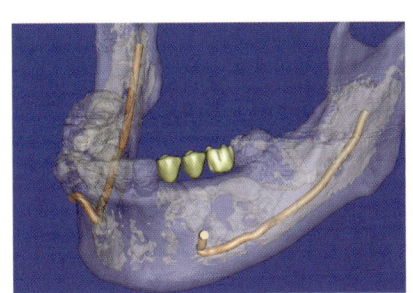

図3-e、f　4 5 6 部の中間欠損にバーチャルティースを設置して、最終補綴のシミュレーションを行う。

| 図3-g | 図3-h |

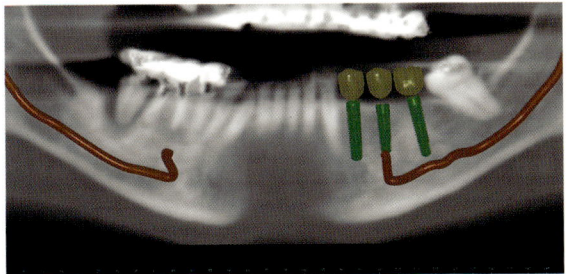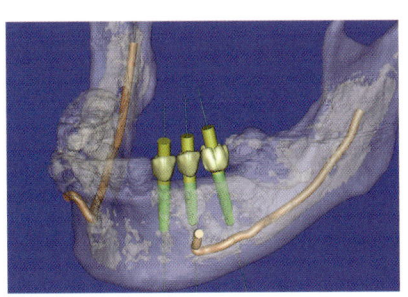

図3-g、h　バーチャルティースに対してトップダウントリートメントとなるようにインプラントを配置した。

画像を回転させる、半透明にする（図2-g）、分割表示するなどの機能があるため、さまざまな方向からさまざまな方法で、詳細に診査することが可能となった。また、骨形態を三次元的に把握し治療計画を立案していくことは、手術のイメージトレーニングになる。

2）インプラント埋入シミュレーション：下顎

4 5 6 部の左下欠損部の骨形態は優形であるが、骨質は非常に脆弱である。7 は患者の希望で保存したため、中間欠損部に対して3本のインプラントを埋入し、即時荷重にて咬合の場を回復する計画とした。

（1）下歯槽管の明示

下顎にインプラントを計画する場合にもっとも重要な点は、下歯槽管の走行位置を正確に把握することである。

二次元のパノラミック画像、クロスセクショナル画像上で下歯槽管をトレースしてプロジェクション画像で表示する（図3-a〜d）。

（2）バーチャルティースの設置

インプラント補綴では、最終補綴の歯冠概形に合わせた適切な位置にインプラント体を埋入すること、いわゆるトップダウントリートメントを行うことが重要である。

第1章　診査・診断ツール

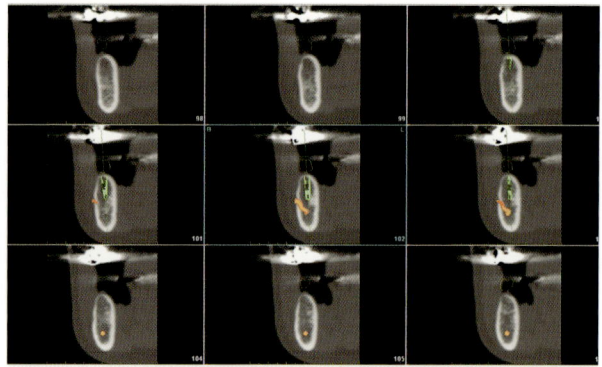

図3-i　オトガイ孔の部位に埋入する⌈5の前4mm、後ろ4mmのクロスセクショナル画像。

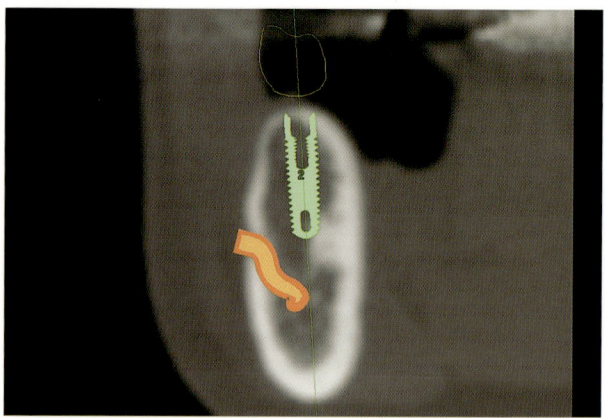

図3-j　オトガイ孔の部位に埋入するが、下歯槽神経を損傷しないことが確認できる。

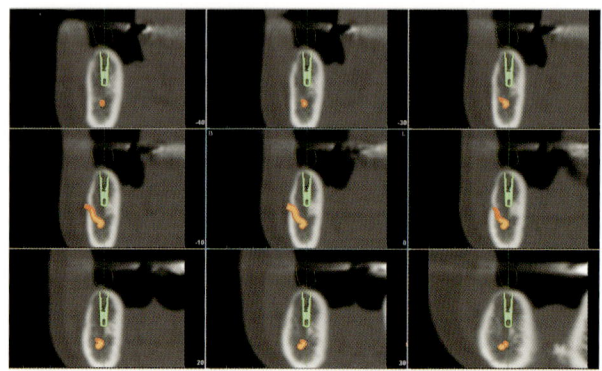

図3-k　インプラントを中心に10度刻みで回転させた断面像。

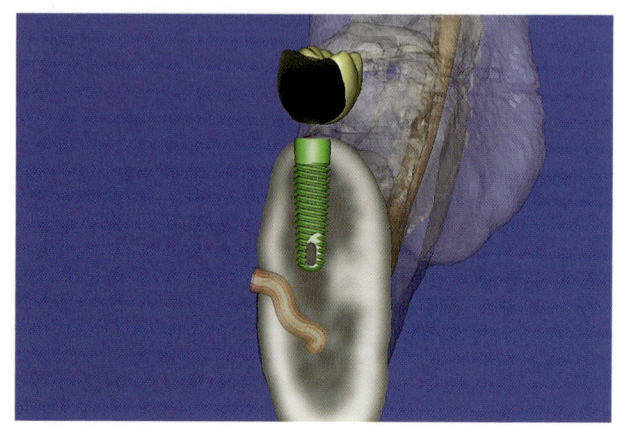

図3-l　同部位の三次元の切り出し画像。二次元の断面像よりもイメージがつかめる。

仮想の歯（バーチャルティース）を設置する機能は、補綴設計を立てるうえで非常に有用な機能である（図3-e、f）。

（3）インプラントを配置

大まかなイメージをプロジェクション画像と半透明にした三次元画像で把握し、詳細はクロスセクショナル画像とパノラミック画像で精査する（図3-g〜l）。

特に、クロスセクショナル画像上で、計画したインプラントの軸を中心として任意の角度で回転させた骨断面を表示する機能は有用である（図3-k）。

また、三次元画像を分割表示する機能は、イメージ作りに大いに役立つ機能である（図3-l）。

治療計画のインプラントが実際のインプラントの形状と同じ形でシミュレーションできる。インプラントをリアルに表示することで、一段とイメージが確かになる。

（4）骨質の評価

計画したインプラント周囲の骨質をCT値（ハンスフィールド値）で表示・確認できる。なお、CTは医科用CTでは正確な値で表示されるが、歯科用コーンビームCTでは正確な値として表示されないという特徴がある。

術前に骨質を把握することで、インプラント体の種類の選択、適切な術式の選択が可能となる。本症例の骨質は非常に脆弱であったため、テーパードタイプのHAインプラント（テーパードScrew-Vent MP-1）をプレスフィットさせながら埋入した。その結果、良好な初期固定が獲得できたので即時荷重を行った（図4〜8）。

3）インプラント埋入シミュレーション：上顎

上顎へのインプラント埋入に際しては、上顎洞（鼻腔）の形態、位置などを三次元的に把握する必要がある。また、上顎では唇・頬側の骨の吸収が大きく、審美的ある

1. SimPlant®を使用したインプラント埋入シミュレーション

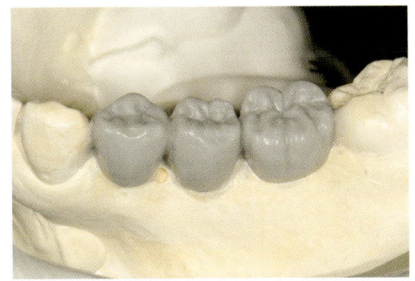

図4　診断用ワックスアップを行い、外科用ステントを製作して、三次元的なインプラント埋入ポジションを決定して手術を行う。

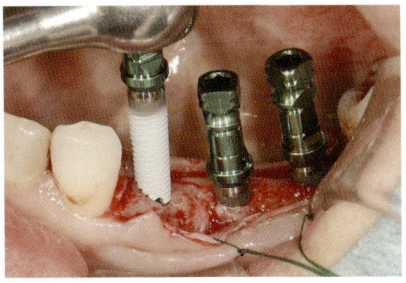

図5　骨形態、骨質ともにSimPlant®で診断したままの状態だったため、シミュレーションどおりに埋入を行った。骨質が脆弱なため、テーパードScrew-Vent MP-1インプラントをプレスフィットさせて埋入した。

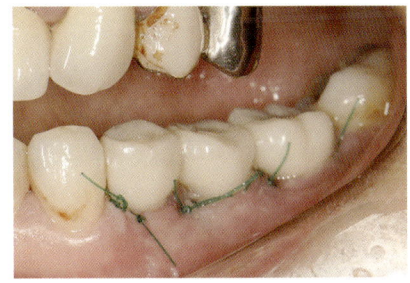

図6　すべてのインプラントの埋入トルク値、ISQ値、初期固定が良好だったため、即時荷重を行い咬合の場を確保した。入念な咬合調整により「力のコントロール」を行うことが成功のポイントである。

図7　計画したインプラント周囲の骨質をグラフ化して表示。薄い皮質骨の直下から脆弱な骨となっていることが術前に診断できた。

図8　欠損部位の診断だけではなく、残存歯の診断にも有用である。画像がわかりやすいため、インフォームドコンセントにも有用である。

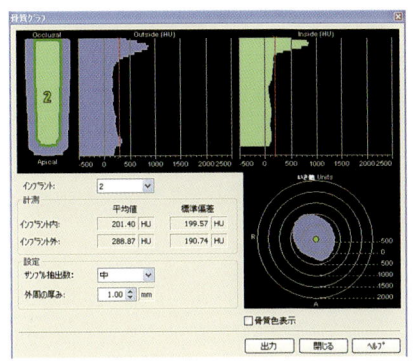

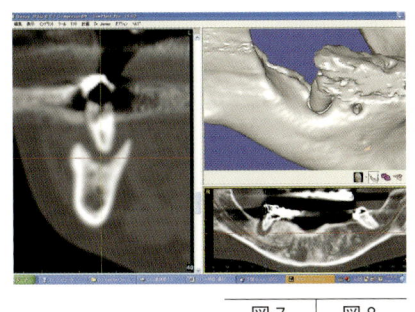

| 図7 | 図8 |

いは機能的な面からも理想的な位置にインプラントを埋入できない場合も多い。本症例では3|部は抜歯即時埋入・即時荷重、|6 5 4|部は通常埋入・即時荷重の術式を選択したが、右側は歯槽骨の前突傾向が強いため、傾斜埋入で対応した（図9-a～d）。

|6部は上顎洞の前壁と|5の歯根との間の限られたスペースにピンポイントの単独埋入・待時荷重とした（図10-a～e）。|7部にはサイナスフロアエレベーションのシミュレーションを行ったが、結果的にインプラント埋入は行わないこととした（図11-a～c）。

（1）抜歯後即時埋入・即時荷重

3|部は抜歯後の唇側の骨吸収を予測し、吸収後にも唇側に骨のプラットフォームが残るような位置、すなわち口蓋側寄りでやや低位、そしてなるべくインプラント軸を立てるようにシミュレーションを行った。

（2）傾斜埋入

|6 5 4|部は歯槽骨の形態自体が傾斜しているため、理想的な歯軸方向にインプラント体を埋入することができない。したがって、妥協的に傾斜埋入を計画した。術後、|7 6 5 4|はテンポラリーレストレーションで連結し、即時荷重を行った（図9-a～f）。

（3）サイナスフロアエレベーションのシミュレーション

SimPlant®ではサイナスフロアエレベーションのシミュレーションを行うことも可能である。|7部は極端に上顎洞底が下がっており、垂直的な骨の高さはきわめて薄いことが確認できた。同部位へのサイナスフロアエレベーションのシミュレーションを行い、術後のイメージ、必要な補塡材料の量などの予測が簡単に行える。なお、本症例では、実際には施術は行っていない（図11-a～c）。

4）術後の評価

これまで術前の診査、診断が重要であることを述べてきたが、術後の評価もパノラマX線ではなく、CTで行うことが望ましいと思われる。術前に詳細なシミュレー

第1章 診査・診断ツール

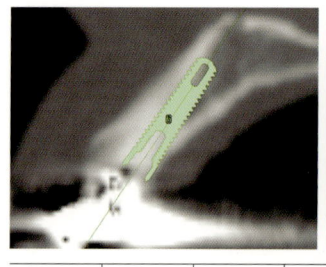 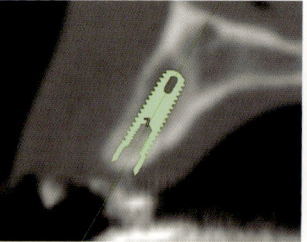 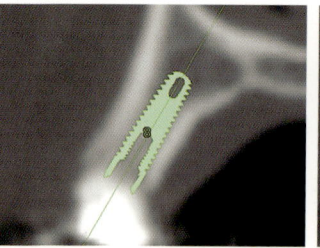 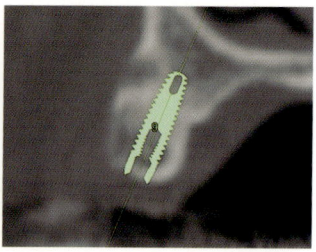

図9-a　図9-b　図9-c　図9-d　　図9-a～d　3̲部は抜歯即時埋入・即時荷重、6̲5̲4̲部は通常埋入即時荷重の術式を選択したが、右側は歯槽骨の前突傾向が強いため、傾斜埋入で対応した。

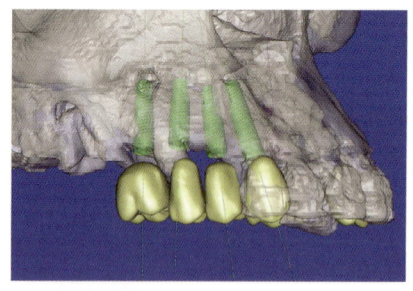 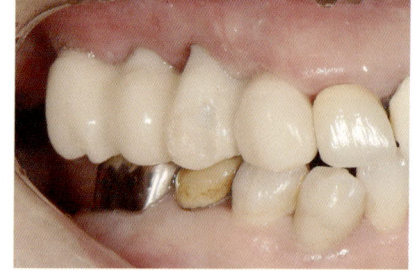

図9-e　インプラントとバーチャルティースを設定した上顎右側の三次元画像。バーチャルティースとインプラントの関係、骨形態に応じた傾斜埋入のイメージがよくわかる。

図9-f　十分な初期固定が得られたので即時荷重とした。

図9-e　図9-f

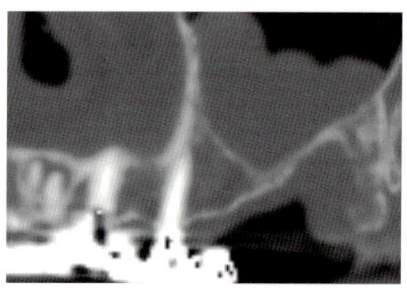 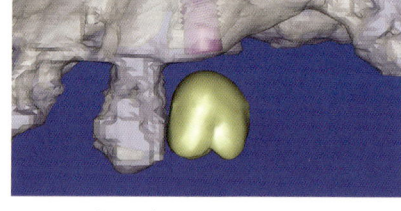 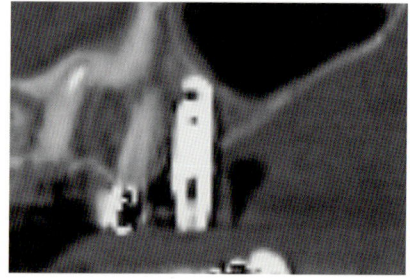

図10-a　図10-b　　図10-a、b　6̲部は上顎洞の前壁と5̲の歯根との間のトライアングルゾーンへのピンポイントの埋入を計画した。

図10-c　術後のCT画像。術前に計画した通りの位置に埋入されたことが確認できた。

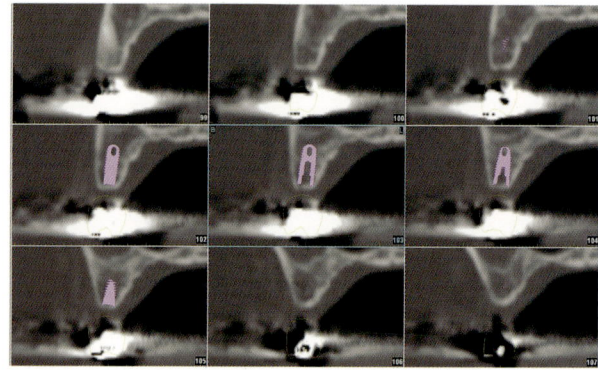 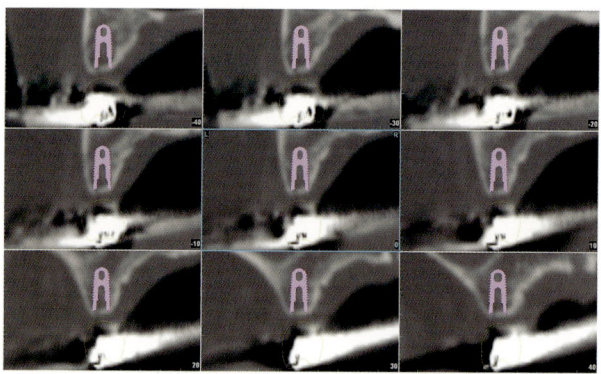

図10-d　1mm刻みの連続クロスセクショナル像。

図10-e　埋入予定のインプラントを中心に10度刻みで回転させた断面像。さまざまな方向からシビアに診査・診断を行う。

ションを行い、その計画をトレースするように手術を施行し、治療結果を再びCTで評価し、フィードバックしていくことは、一段の診断力、手術のスキルの向上につながっていくものと考えている。

本症例では、ほぼ計画通りにインプラントの埋入を行うことができ（図12-a～c）、機能的にも審美的にも患者の満足が得られた（図13-a～c）。

1. SimPlant®を使用したインプラント埋入シミュレーション

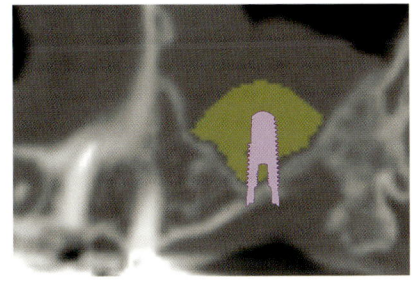 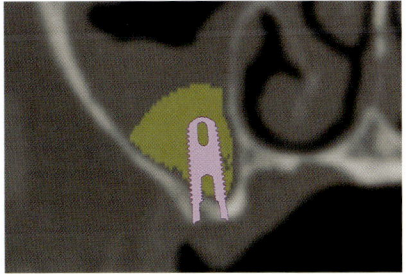 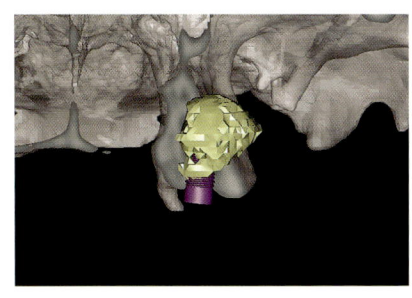

| 図11-a | 図11-b | 図11-c |

図11-a〜c サイナスフロアエレベーションのシミュレーション。a：パノラミック像、b：クロスセクショナル像、c：三次元画像の分割表示画像。|7部は極端に上顎洞底が下がっており、垂直的な骨の高さはきわめて薄いことが確認できた。同部位へのサイナスフロアエレベーションのシミュレーションを行い、術後のイメージ、必要な補填材料の量などの予測が簡単に行える。なお、本症例では実際に施術は行っていない。

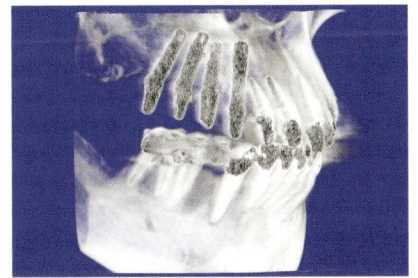 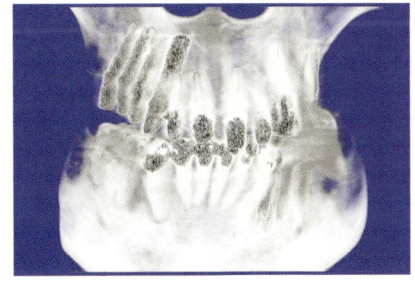 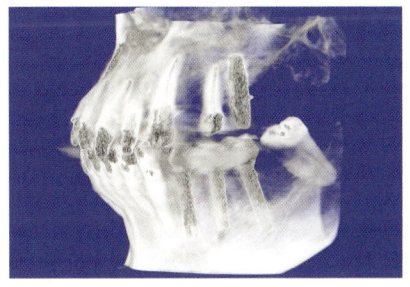

| 図12-a | 図12-b | 図12-c |

図12-a〜c 術後のボリュームレンタリング像。治療計画通りに埋入されたインプラント体と残存歯、顎骨との位置関係が立体的に確認できた。術前に詳細にシミュレーションを行い、その計画をトレースするように手術を行い、その結果をCTで評価しフィードバックしていくことは、診断力、手術のスキルの向上につながっていく。

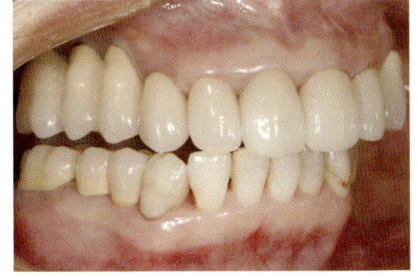 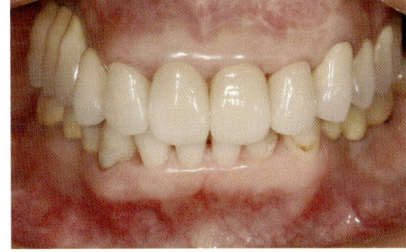 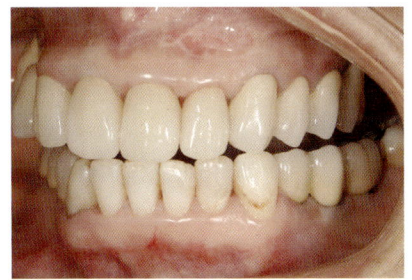

| 図13-a | 図13-b | 図13-c |

図13-a〜c 術後の口腔内写真。機能的にも、審美的にも患者の満足のいく結果が得られた。

05 まとめ

　インプラント治療は、欠損部に術者が能動的に異物であるインプラント体を埋入していく治療法であり、われわれ術者は治療の成否に対して大きな責任を負っている。筆者は、インプラントの埋入はフルマウスだから難しく、1歯欠損だから簡単というものではないと思っている。さらに言えば、「簡単なケース」など存在しない。したがって、思わぬ事故やトラブルを極力回避するためにも、SimPlant®を活用した術前のシミュレーション、インフォームドコンセントの確立が必要不可欠な手順となっている。

　ただ、SimPlant®でいくら詳細に診査を行ったとしても、あくまでもコンピュータ上でのシミュレーションであって、大いに参考にはなるものの、絶対ではないと考えている。つまり、シミュレーションは道しるべとして参考にし、実際の外科はなるべく明視野で行うことを基本とし、経験の有無にかかわらず安易にフラップレス手術や抜歯後即時埋入を行うべきではないと考える。

　いずれにしても、SimPlant®のようなツールを大いに有効活用して、安心、安全、確実な治療を心がけたい。

第1章 診査・診断ツール

2. SimPlant®を使用した インプラント埋入のためのSurgiGuide®

椎貝達夫
（銀座T'sデンタルオフィス）

 はじめに

近年、インプラント治療は日常的な治療となってきている。患者の知識も高くなり、歯牙を喪失すると、治療オプションの一つとしてではなく、第一選択としてインプラント治療を考える患者も少なくない。そのため、「インプラント治療を行っている」という看板を掲げた場合、歯科医師の経験値に関係なく、難易度の高い患者が来院する場合がある。インプラント治療の難易度は、術者の経験によって左右される。しかし、第一に症例内容、つまり前歯部から小臼歯部にかけての審美領域や、骨量不足・骨質など骨条件が整っていない部位では、術者の経験値にかかわらず、その難易度は高くなる。

こうした難症例に対し安全かつ容易にインプラント治療を行う手助けとなるのが、三次元画像による診断と、SurgiGuide®の活用であると考えられる。

1）三次元画像診断の有効性

経験の浅い歯科医師が、パノラマX線、CTによる画像診断を行った場合、どんなに綿密に設計をし、手術プランを立てても、いざ手術になり、フラップを剥離すると「こんなはずでは…」という感覚に陥ることがある。これは、パノラマX線もCT画像も二次元画像だからに他ならない。治療する相手は、立体（三次元）であり、二次元画像から三次元的なイメージをすることが必要となる。しかし、経験の浅い歯科医師や、経験豊富であっても前歯部から小臼歯部にかけての骨が曲面になる部位に対しては、二次元画像から三次元的なイメージをすることは難しい。そこで、これらの部位で、SimPlant®のようなCTから三次元画像を構築できるソフトを使用し、診断を行うと、二次元のみでは得られなかったさまざまな情報を得ることができる。

2）SurgiGuide®の有効性

今日のインプラント治療は、機能性のみならず審美性も求められる。そのためにはトップダウントリートメントが不可欠だが、それを可能にするのがSurgiGuide®である。従来のサージカルガイドでは、スターティングポイントとある程度の埋入方向がわかるのみであったが、SimPlant®を使用したSurgiGuide®は、三次元的に計画した通りの部位・方向へのインプラント埋入が可能である。SurgiGuide®の有効性と適応症を表1に示す。

 SurgiGuide®の種類

SurgiGuide®には、ガイドの固定源により3つのタイ

表1 SurgiGuide®の有効性と適応症

有効性	適応症
①トップダウントリートメントが可能になる	①無歯顎症例
②埋入位置、角度、深度が再現できる	②傾斜埋入を行う症例（インプラント間距離が近接する場合、上顎洞や神経を避けて埋入する場合）
③手術時間を短縮できる	③フラップレス手術
④外科的侵襲を軽減できる	④手術時間な短縮が必要な場合（全身疾患がある患者）
⑤上部構造装着までの過程が容易になる	

2．SimPlant®を使用したインプラント埋入のためのSurgiGuide®

SurgiGuide®の種類（図1）

図1-a①	図1-a②	図1-a③

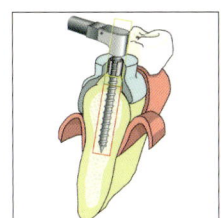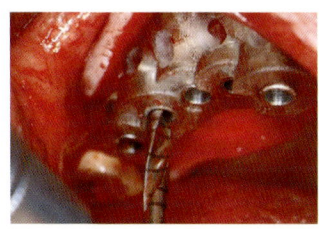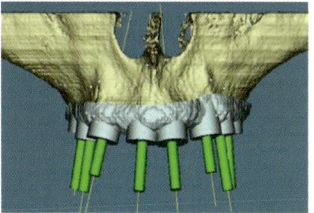

図1-a①〜③　骨支持タイプのSurgiGuide®。（写真提供：㈱マテリアライズ デンタル ジャパン）

図1-b①	図1-b②	図1-b③

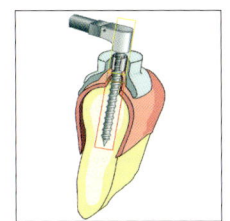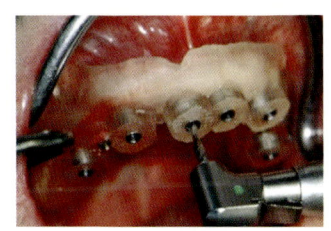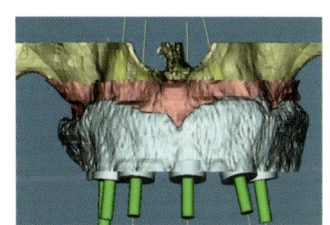

図1-b①〜③　粘膜支持タイプのSurgiGuide®。（写真提供：㈱マテリアライズ デンタル ジャパン）

図1-c①	図1-c②	図1-c③

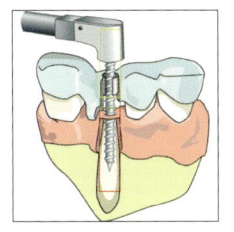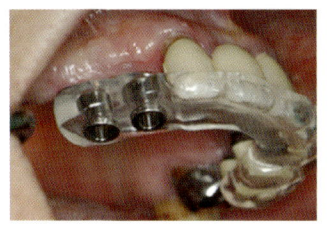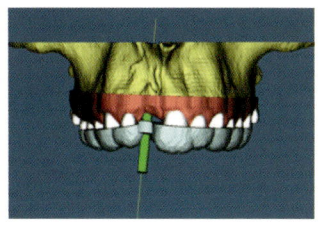

図1-c①〜③　歯牙支持タイプのSurgiGuide®。（写真提供：㈱マテリアライズ デンタル ジャパン）

プがある（図1）。硬組織でガイドを支持する骨支持タイプと歯牙支持タイプ、軟組織でガイドを支持する粘膜支持タイプである。軟組織は可動性があるため、ガイドを粘膜上からスクリューで骨に固定したとしても、固定は不確実になりやすい。これに対し、骨支持タイプは動きにくいため、粘膜支持タイプに比較し、固定が確実に行える。また、粘膜支持と歯牙支持タイプでは、ダブルスキャニングや精密模型が必要となり、骨支持タイプに比較し、治療ステップが多くなる。以下に、それぞれのSurgiGuide®の特徴を述べる。

1）骨支持タイプ

骨にSurgiGuide®を支持させるため、フラップの形成が不可欠となる。フラップを剥離するために、術野が確認でき、骨形態が難しい症例でも骨形態を直接確認しながら安全に手術が行える。そのため、適応範囲が広い。安全かつ術野の確認が確実であるという点では、初心者向けのガイドと言える（図1-a）。

2）粘膜支持タイプ

粘膜にSurgiGuide®を支持させるため、フラップレスでのインプラント埋入が可能となる。そのため、フラップを剥離しなければいけない骨支持タイプと比較し、侵襲、手術時間を短縮することができる。一方、骨面を直接確認することができないため、骨幅が十分にある症例に適している（図1-b）。

3）歯牙支持タイプ

歯牙にSurgiGuide®を支持させるため、天然歯が存在することが前提となる。固定を確実に行うには、少数歯欠損や中間欠損が適応症となる。また、ガイドに従い切開すれば、フラップの範囲が小さくてすみ、症例によってはフラップレス手術も可能である。天然歯に近接して埋入したい場合では有効であるが、天然歯の状態によっては、CT画像にアーチファクトが出てしまうため、SurgiGuide®の調整が必須となる（図1-c）。

以上3種類のなかで、筆者が多用しているのは骨支持タイプのSurgiGuide®である。筆者は、すべての症例でSurgiGuide®を使用しているわけではない。特に、いわゆる難症例、すなわち欠損状態が不良な症例（骨形態が不良・多数歯欠損など）で使用するため、手術を安全に行えるように、骨支持タイプを多く用いている。

第1章 診査・診断ツール

CT撮影の準備(診断用シーネの製作)(図2)

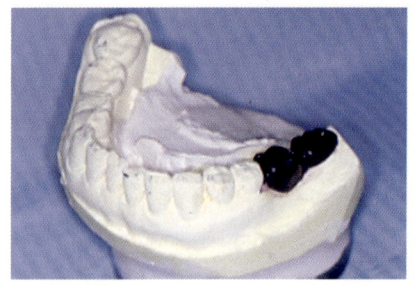 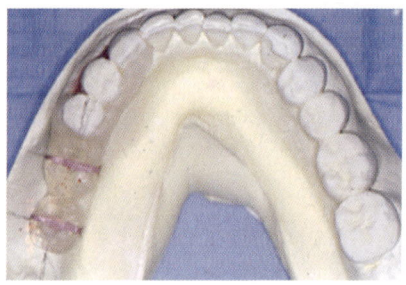

図2-a｜図2-b

図2-a、b 診断用ワックスアップをもとにレジンにて診断用シーネを製作する。

CT撮影(図3)

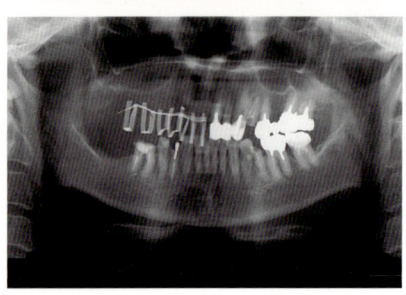 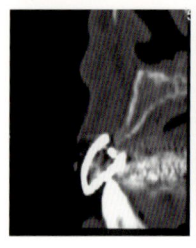 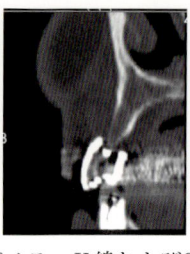 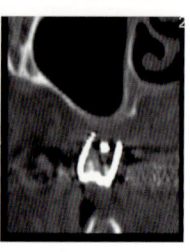

図3-a｜図3-b

図3-a、b 術前にパノラマX線およびCT画像診断を行う。

CT画像上での診断・治療計画(図4)

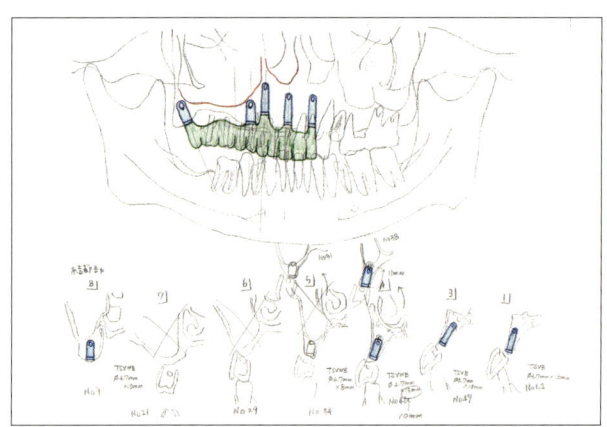

図4 撮影したCT・パノラマX線をトレースし、まず二次元の状態でインプラント埋入の治療計画を立てる。

03 SurgiGuide®を用いた実際の治療の流れ

ここでは骨支持タイプのSurgiGuide®の使用を想定し、治療の流れを説明する。通常どおり診査・資料採取したのち、以下の手順でインプラント埋入までを行う。

1. CT撮影の準備(診断用シーネの製作)
2. CT撮影
3. CT画像上での診断・治療計画
4. SimPlant®での治療計画、埋入シミュレーション
5. SurgiGuide®の依頼
6. SurgiGuide®、骨モデルの確認
7. SurgiGuide®の改変
8. 骨モデルでの術前シミュレーション
9. SurgiGuide®の消毒
10. 埋入手術

1) CT撮影の準備(診断用シーネの製作)

採取した資料をもとに理想的なインプラント上部構造を想定し、診断用ワックスアップを行う。そのワックスアップをもとにレジンでCT撮影用シーネ(診断用シーネ)を製作する(図2)。このとき、X線不透過の基準となるマーカー(鉛箔・ガッタパーチャなど)を埋め込む。筆者の診療室では、マーカーとして、歯冠形態や粘膜の厚みがわかるように歯冠外形に鉛箔を入れ、また理想のアクセスホールの方向がわかるように歯冠中央部にガッタパーチャを入れている。これにより、より三次元的な診断が可能となる。また、インプラント埋入位置・方向には、上下顎の対向関係が影響する。そのため、CT撮影を咬頭嵌合位で行うので、シーネは、口腔内に装着し、咬合できることが必要である。

2．SimPlant®を使用したインプラント埋入のためのSurgiGuide®

SimPlant®での治療計画、埋入シミュレーション（図5、6）

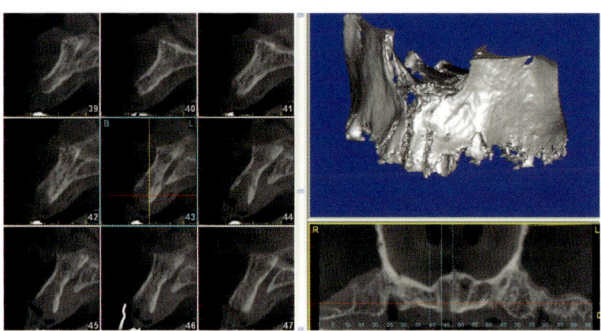

図5　SimPlant®への変換。

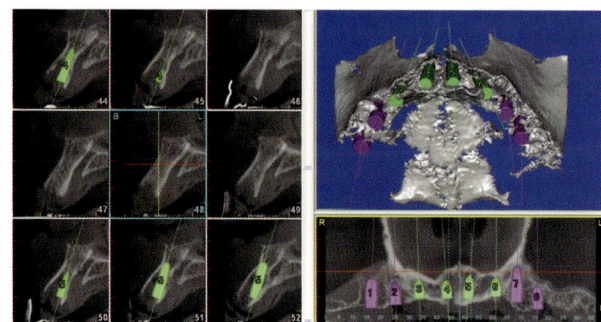

図6　インプラント埋入シミュレーション。

2）CT撮影

　骨支持タイプのSurgiGuide®は、ヘリカルCT、コーンビームCTのどちらで撮影しても製作できる。ヘリカルCTを使用すると、ハンスフィールド値から骨質の判断や粘膜の厚みの確認も容易である。また、三次元画像への変換も容易で、アーチファクトの処理も行いやすい。コーンビームCTの場合は、粘膜の厚みを確認することが難しい。また、アーチファクトの処理もしにくいため、三次元画像への変換がしづらい。

3）CT画像上での診断・治療計画

　撮影したCT・パノラマX線（図3）をトレースし、まず二次元の状態でインプラント埋入の治療計画を立てる（図4）。CT画像上のみで計画を行うと、前後的なイメージがつきにくいため、診断用シーネを入れて撮影したパノラマX線上でも治療計画を行うことにより、より三次元に近いイメージで計画が立案できる。また、上部構造の記入をすることで、歯頸部や歯冠長、上部構造とインプラントの位置関係など、将来装着する上部構造のイメージ（診断用ワックスアップでも予測できるが）も把握することができる。

4）SimPlant®での治療計画、埋入シミュレーション

　SimPlant®には、SimPlant® PlannerとSimPlant® Proの2種類がある。SimPlant® Plannerの場合、CT撮影で得られたDicomデータのSimPlant®への変換をマテリアライズデンタルジャパン社に依頼し、そのデータをもとにPlannerで埋入計画を立案する。SimPlant® Proでは、Dicomデータを、自分で直接SimPlant®に変換することができる（図5）。

　この画像を使用し、トレース上で立案した埋入計画を再現する（図6）。SimPlant®では、三次元画像を近遠心方向・頰舌方向・咬合面方向とさまざまな方向に動かし、インプラントの配置を確認することができる。それにより、二次元画像でのイメージよりも、より手術時のイメージがつきやすくなる。特に、骨形態の把握が難しい前歯から小臼歯領域（歯列弓が湾曲する部位・骨吸収により骨が傾斜する部位）では、二次元画像上で設計する際、インプラント間が近接しやすく、審美性・清掃性も悪く、骨吸収の生じやすい配置になりがちであるため、三次元画像上で十分に確認することが重要である。また、SimPlant®上では、上部構造のシミュレーション、骨質の計測（ヘリカルCTのデータを使用した場合）、骨造成のシミュレーション（サイナスフロアエレベーションの側方アプローチ／歯槽頂アプローチ時の骨補塡材料の量）などを行うことができる。

5）SurgiGuide®の依頼

　製作した資料をもとにSurgiGuide®の発注書を製作する（図7）。ガイドは、形成するバーの太さにより3段階製作できる。オプションで注文すれば、3つ以上のガイドも製作することができるが、通常は、3段階のガイドで十分対応できる。そこで、3段階のガイドのバーの選択であるが、これは骨質により選択すべきである。骨質が硬い場合は、最終形成バーまで形成する必要があるが、骨質が柔らかい場合は、最終形成バーの1段階手前のバ

第1章 診査・診断ツール

SurgiGuide®の依頼（図7〜9）

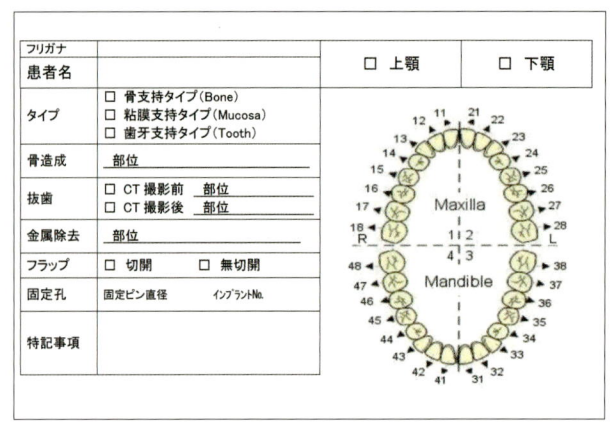
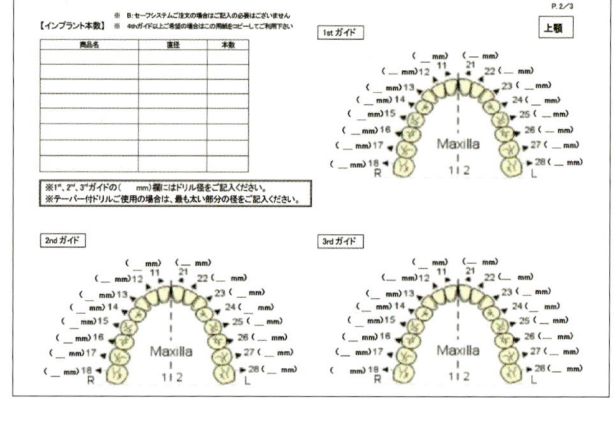

| 図7-a | 図7-b | 図7-a、b SurgiGuide®の発注書。|

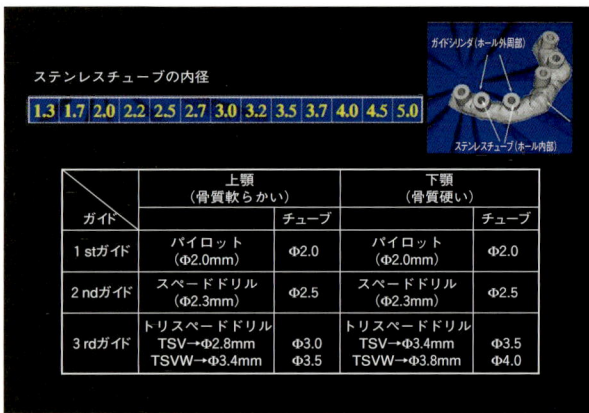

図8 バーの選択。ガイドは、形成するバーの太さにより通常3段階製作する。

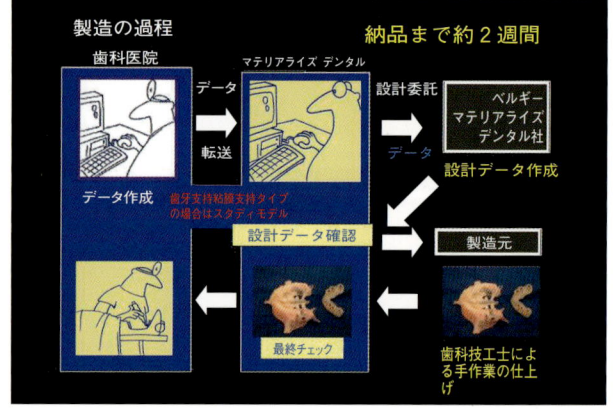

図9 SurgiGuide®発注の流れ。

ーまで形成して埋入したり、あるいはもっと手前の段階のバーまで形成して、その後、骨をコンデンスしながら（ボーンスプレッダー、オステオトームなどを使用し）形成して埋入する場合もある。そのため、筆者は、1番目のガイドはガイドドリル（φ2mm）、2番目のガイドはスペードドリル（φ2.3mm）、3番目のガイドは、上顎では最終形成バーの手前のバー、下顎では最終形成バーを選択している（図8）。これらを指定された用紙に記入し、SimPlant®で設計したデータを（株）マテリアライズ デンタル ジャパンに送付する。そこで、SurgiGuide®を製作するうえで埋入設計・CTの精度などに問題がないか再検討される。ここで問題があると、ガイドの製作ができない場合もある。データはその後、マテリアライズ本社（ベルギー）に送られ、ガイドが設計される。そのデータは、再度、（株）マテリアライズ デンタル ジャパン

に送られ、これをもとにSurgiGuide®と骨モデル（骨支持タイプの場合）が製作される（図9）。

6）SurgiGuide®・骨モデルの確認と改変

約2週間後にSurgiGuide®と骨モデル（骨支持タイプの場合）が送付されてくる（図10）。まず、SurgiGuide®が骨モデルにフィットするかを確認する。また、3種類のSurgiGuide®のステンレスチューブ径が自分で発注したものと間違いないか、実際のバーを使用して確認する。

骨支持タイプの場合、SurgiGuide®の大きさがフラップの大きさを左右する。大きなSurgiGuide®の場合、手術時にSurgiGuide®をフィットさせるためにフラップを大きく剥離しなければならず、術後の治癒も左右する可能性がある。そのため、SurgiGuide®の安定性が得られる程度にガイドの外形を調整する必要がある。これは、

2．SimPlant®を使用したインプラント埋入のためのSurgiGuide®

SurgiGuide®・骨モデルの確認と改変（図10）

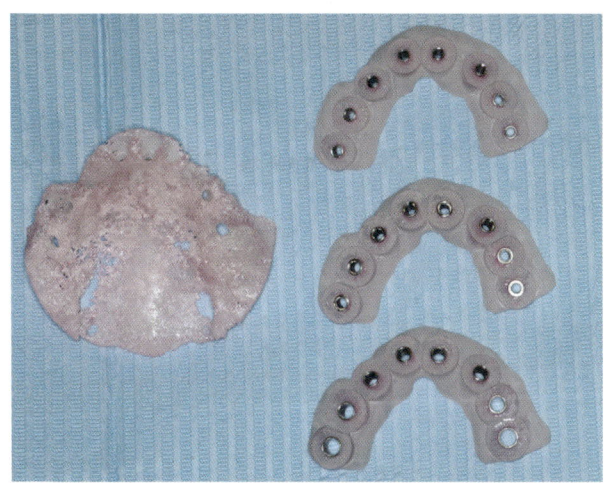

図10　SurgiGuide®と骨モデル。SurgiGuide®が骨モデルにフィットするか、また3種類のSurgiGuide®のステンレスチューブ径が自分で発注したものと間違いないかを確認する。

骨モデルでの術前シミュレーション（プロビジョナルレストレーションの製作）（図11）

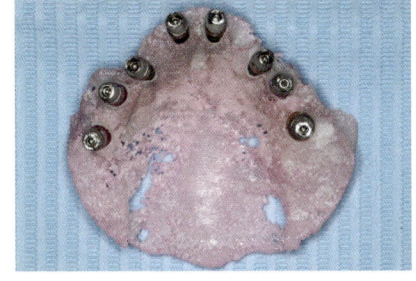 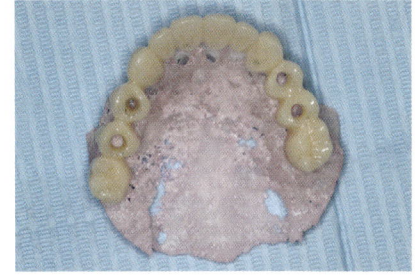 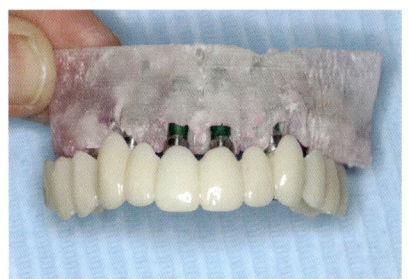

| 図11-a | 図11-b | 図11-c |

図11-a〜c　骨モデルとSurgiGuide®を用いた手術のシミュレーション。

骨モデルに合わせ、安定性を確認しながら行うと良い。また、侵襲の軽減という意味では、SurgiGuide®を分割（2〜3個）することも有効である。全顎症例の場合、前歯部と臼歯部の3分割、正中部で2分割することで、フラップを不要に剥離する必要性がなくなる。

7）骨モデルでの術前シミュレーション（プロビジョナルレストレーションの製作）

　骨モデルを使用し、術前にSurgiGuide®を用いて手術のシミュレーションを行う（図11）。これは、実際のインプラント埋入に役立つ。シミュレーション後、形成窩にインプラントアナログを埋入し、埋入深度、角度、インプラント間距離を骨モデル上で再度確認できる。また、埋入したアナログにコンポーネントを装着し、プロビジョナルレストレーションを製作しておくこともできる。これは、特に即時荷重の場合、時間短縮につながる。

8）SurgiGuide®の消毒

　一般に、SurgiGuide®は、高温で変形する可能性があるため、オートクレーブやガス滅菌ができない。そのため、薬液による消毒レベルとなる。また、明るい場所では、骨モデルの色が変化し、濃くなるので、手術当日まで、暗所に保管する。色が濃くなると透明感がなくなり、埋入したアナログが不明瞭となってしまい、手術時の確認がしづらくなる。ガイドの消毒は、手術前日から消毒液（ヒビテンなど）につけておく。筆者の診療室では、消毒液に浸せき後、滅菌生理食塩水で洗浄し、使用している。

9）埋入手術

（1）フラップの剥離（図12）

　ガイドの大きさに合わせて行う。ガイドを試適し、阻害する粘膜を十分に剥離し、骨面を明視野にする。

第1章　診査・診断ツール

埋入手術およびプロビジョナルレストレーションの装着（図12～17）

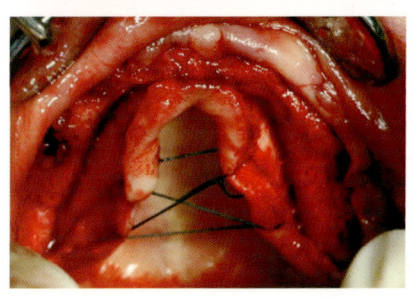
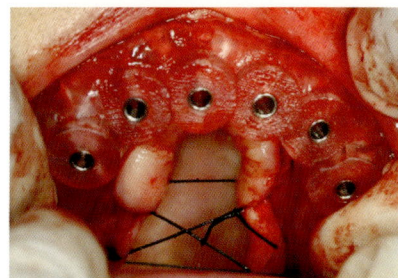

| 図12 | 図13 |

図12　フラップの剥離。

図13　SurgiGuide®の試適。

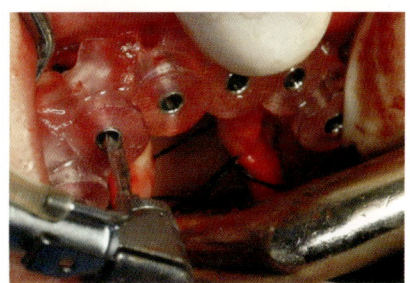
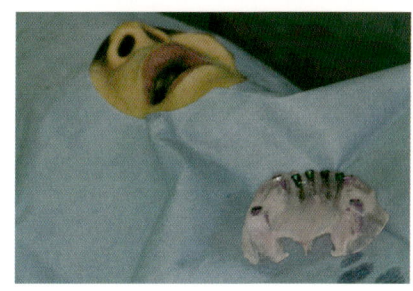
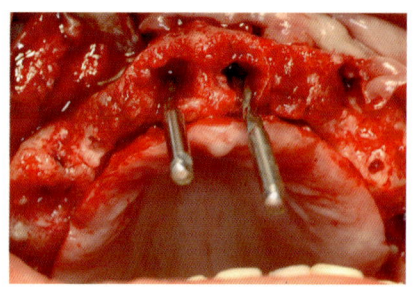

| 図14-a | 図14-b | 図14-c |　図14-a～c　SurgiGuide®を用いた形成。ガイドの固定に注意し、常に骨モデルで確認することが重要である。

（2）SurgiGuide®の適合性の確認（図13）

　CT撮影の時期・抜歯の時期によっては、骨面の変化が大きい場合があるため、実際の骨面と骨モデルの骨面を比較し、大きな違いがないことを確認する。また、ガイドのフィット感が、骨モデル上と実際の骨面上で同じであるか確認する。異なる場合は、滅菌したバーを使用し、調整する必要がある。

（3）形成（図14）

　1番目のガイドとラウンドバーを使用し、スターティングポイントを印記する。口腔内からガイドを取り出し、埋入シミュレーションした骨モデルの埋入位置と狂いがないか確認する。問題がなければ、ガイドドリルで形成を進める。Zimmer社のバーを使用する場合、ガイドのチューブの高さは、5mmあることを考慮し形成する。Zimmer社のバーでは、19mmでバーのネック部がガイドにあたるので注意が必要である。ガイドを使用し形成する場合、フリーハンドで行う形成よりも正確な形成が短時間で可能であるが、ガイドの段階ごとに形成窩の確認を行うことが重要である。これは、骨幅・骨形態（傾斜など）・骨質の違いにより、バーが流されてしまう可能性があるからである。バーが流されることを防ぐには、ガイドの固定が重要で、介補者にも十分伝え、術者の固定が不十分の場合、補助してもらう必要がある。

　また、SurgiGuide®を使用し、所定の深さまで形成したい場合、マテリアライズ社からSurgiGuide®専用のSAFE Systemというバーセットも販売されている。

（4）インプラントの埋入（図15）

　通法に従い、インプラントの埋入を行う。エクスターナルヘックスのインプラントの場合、注文すれば、ガイドを使用してインプラント埋入も可能である。しかし、Screw-Ventは、インターナルヘックスのため、SimPlant®のガイドを使用したインプラント埋入のシステムはない。そのため、通法に従い、インプラントの埋入を行う。

（5）縫合

　骨質・初期固定の状態・治癒期間の状態などの条件により、1回法、2回法を選択し、縫合する。2回法を選択した場合、二次手術が必要になるが、アナログを埋入した骨モデルを参考にすると、インプラントの場所が把握しやすいため、二次手術時の切開が簡単にすむ。

2．SimPlant®を使用したインプラント埋入のためのSurgiGuide®

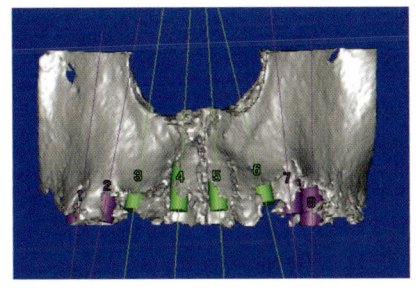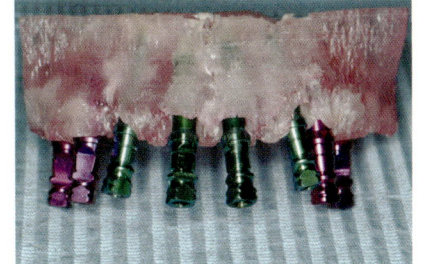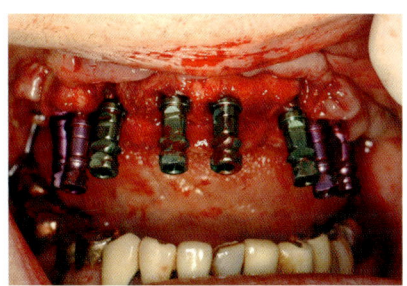

| 図15-a | 図15-b | 図15-c |

図15-a〜c　通法に従い、インプラントの埋入を行う。

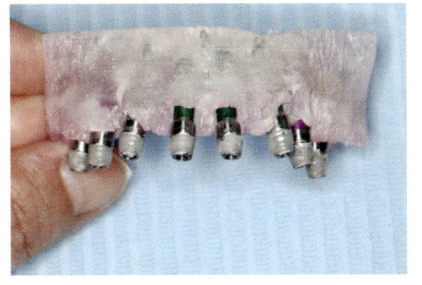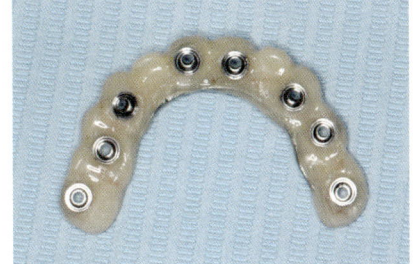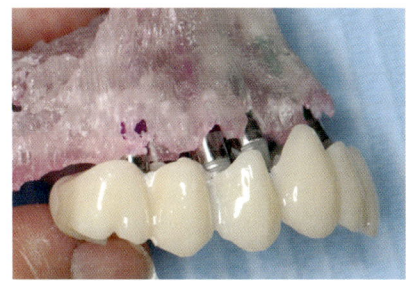

| 図16-a | 図16-b | 図16-c |

図16-a〜c　製作されたプロビジョナルレストレーション。

（6）補綴物の製作（図16、17）

即時荷重の場合、骨モデル上で、仮想に埋入されたアナログを利用し、プロビジョナルレストレーションを製作する。埋入終了後、埋入したインプラントにプロビジョナルレストレーション用のコンポーネントを装着し、製作しておいたプロビジョナルをレジンで固定する。ガイドを使用して埋入した場合、インプラントは、ほぼ計画通りに埋入されているため、レジンでの固定も容易に行うことができる。しかし、埋入位置にわずかではあるが、狂いがあるため、プロビジョナルレストレーションとコンポーネントの結合は、口腔内で直接行ったほうが精密にできる。

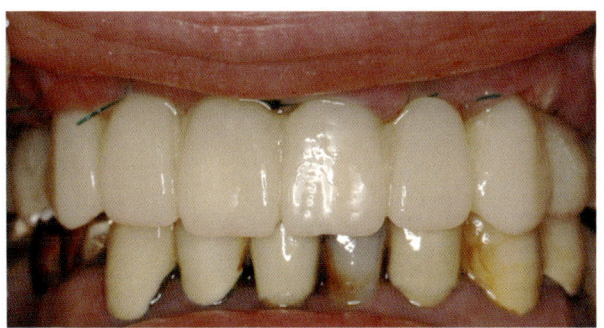

図17　プロビジョナルレストレーション装着後の口腔内。

　まとめ

難症例におけるインプラント埋入は、ベテランといわれる歯科医師にとっても難しい。まして、経験の浅い歯科医師は「手も足も出ないから、他の手段を…」と考えてしまうのが本音ではないだろうか。確かに他の手段を選択することも、重要な治療方針のひとつであろう。しかし、三次元画像診断やSurgiGuide®の活用により、より症例の幅が広がる可能性もある。そして、難症例と言われるインプラント治療も、容易にかつ安全に行える可能性があるのではないだろうか。

筆者は、20年来、インプラント治療にたずさわってきた。さまざまなインプラントの補助的テクニックを身につけ、症例の幅を広げてきたつもりである。しかし、SimPlant®を使用するようになり、さらに三次元画像やSurgiGuide®を活用するようになると、インプラント手術にさらなる幅をもたせることができた。インプラント手術が容易に、安全に、短時間に行えるようになり、上部構造の予測がさらに正確になり、患者の満足度も向上したように思う。また、術者である筆者自身の負担（ストレス）も減った。

こうした点からも、まだ使用したことのない歯科医師の方々には、ぜひSimPlant®およびSurgiGuide®の有用性を体験していただきたいと思う。

第1章　診査・診断ツール

診査・診断ツール

SimPlant®

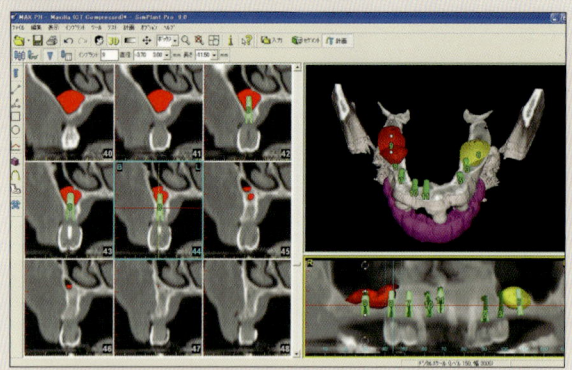

より正確なインプラント治療計画を強力に支援するシステムで、CT撮影画像より、Panoramic、Cross-Sectional、Transaxialの3方向画像と3D画像により、さまざまなシミュレーションや測定を行うことができる。また、作成された治療計画に基づき、サージカルガイドを作成することが可能である。

SurgiGuide®

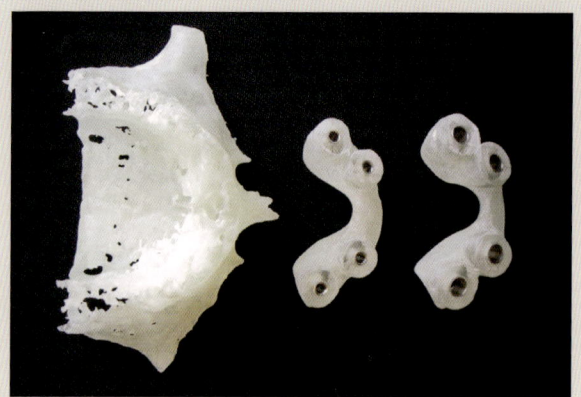

SimPlant®の治療計画データより作成される、光造型によるサージカルガイド。治療計画どおりの安心で確実な手術の実現を支援する。フラップレスなら粘膜支持、少数歯欠損なら歯牙支持、多数歯欠損なら骨支持と、症例に合わせガイドを支持するタイプを選択できるので、多くの症例に適用が可能である。

ボーンカリパス／カリパー、ショート／STMカリパー／スライディングカリパー

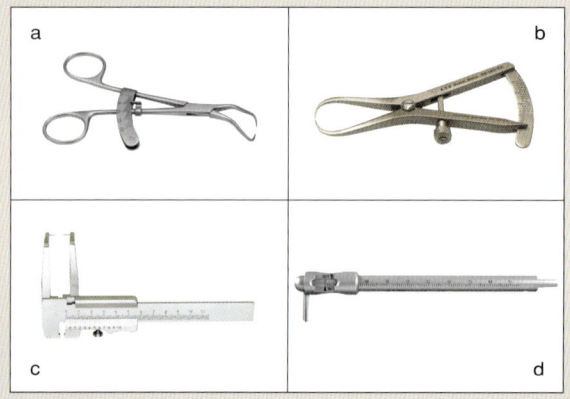

a：ボーンカリパス、b：カリパー、ショート、c：STMカリパー、d：スライディングカリパー。先端で挟み込んだ歯槽骨の幅径などを計測。複数のポイントを計測し、歯槽骨断面形状を把握することも可能である。計測する部位に応じてあらゆる形状が用意されている。

オステルメンターキット

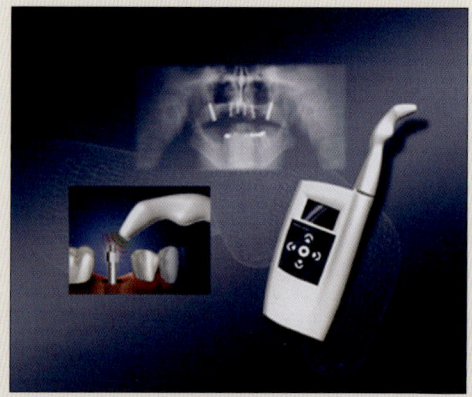

ISQ値（インプラント安定指数）を表示することにより、インプラントの安定性と骨質を測定することができる機器。ISQ値は1～100までの範囲で表示され、数値が高いほど安定度の良さを示す。測定は、非接触状態で、かつ無侵襲で行うことができる。

問い合わせ

株式会社インプラテックス

〒116-0013　東京都荒川区西日暮里2-33-19　YDM日暮里ビル
TEL：03-5850-8555（代表）　FAX：03-5850-8505
e-mail：itx@itx.co.jp　URL：http://www.co.jp

第2章

外科基本ツール

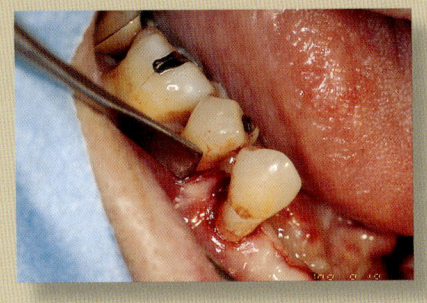
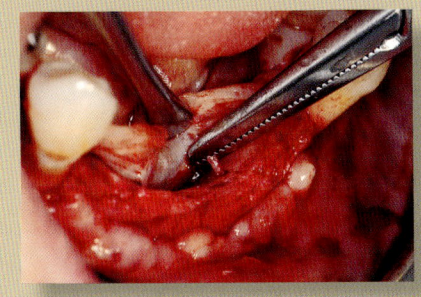

1. 外科基本ツールの活用法
〜外科の基本手技をサポートする配慮〜

古賀剛人
（古賀テクノガーデン歯科）

01 はじめに

　本章では、手術時にメスやバーなどで軟組織などを損傷したり、不適切なインスツルメントの使用法により縫合時にフラップを裂開させたりすることを回避するための提言を行う。以下に述べることは、時にきわめて私的な経験からの示唆が多いことはあらかじめ断っておきたい。しかし、本稿で述べるような小さな配慮の積み重ねにより、重大な医療事故が避けられる側面があることも事実である。

　特に、外科の基本手技を安全かつ確実に行うために知っておきたいインスツルメントの使い方と、必要な配慮について述べる。

02 切開に際しての配慮

　切開を行うときに気をつけるべき事項を挙げるために、以下に切開の必要条件を示す[1]。
①鋭利で適切なメスの選択。
②メスには連続的にしっかりとした力をかける。
③神経や血管を無用に損傷しないために外科解剖を十分理解し、適切な位置に切開線を設定する。
④切開する上皮に対してメスを直角に保つ。
⑤切開は必要十分な長さで行う。

　次にメスの選択であるが、筆者は#15cのブレードを使用することが多い。#15cは#15の小ぶりなブレードで、やや屈曲しており、口腔内で、特に有歯顎で使いやすい。口腔内ではメスの角度を頻繁に変化させることが多いため、メスホルダーは、伝統的な扁平なものよりも、立体的なもの（図1）が優れていると筆者は考えている。

　メスは口腔内では執筆把持法（pen grip）を用いたほうが細かい動きに適しており、粘膜を適切に緊張させることが重要である。そのためには、図2のように切開線に対して垂直方向に緊張を与えることが理想的である。しかし、下顎骨筋突起上（外斜線上）などへ切開を入れる際のように、切開線に垂直的な緊張を粘膜に付与することが困難なケースも少なくない。こうしたケースにおいては、むしろ切開線の延長線上に粘膜を緊張させることで、不適切な切開を回避できる（図3）。その際は、手指、あるいは扁平鉤で切開線の延長線上へ緊張を加える。

　切開に関して、メスへ垂直的に十分な力をかけ（図4）、刃先に骨面を感じながら操作を進めることは、意外に見落とされやすいポイントである。特に、抜歯後に経過が短い状況でのインプラント手術では、抜歯窩に骨が十分に添加していない状況で切開を行う。これに代表されるような不定形な骨面では、特に骨膜が切離されずに残りやすい（図5）。骨膜が残遺すると、フラップの剥離操作がスムーズに行えない原因になりうる。よって、原則的に常にメスに骨面を感じる重要性を認識しておく。

　初心者は切開を短めに設定しがちであるというのが筆者の経験的な感想である。短い切開は過度なリトラクトの必要性を生じさせ、かえってフラップの挫滅や裂傷を招く。外科のプリンシプルとして最重要な事項の一つである、明視野確保の観点からも、必要十分な切開の長さの必要性を強調しておきたい[1]。

　切開を行うにあたりもっとも重要なことは、外科解剖（臨床解剖学：surgical anatomy、clinical anatomy）の熟知である[2]。外科解剖こそ、安全な手術の最良のナビゲ

1. 外科基本ツールの活用法〜外科の基本手技をサポートする配慮〜

切開に対する配慮（図1〜6）

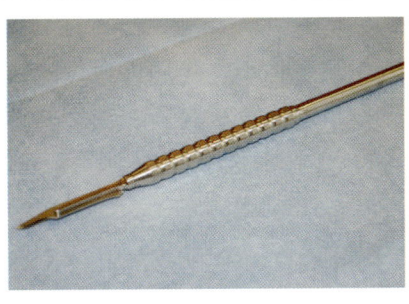
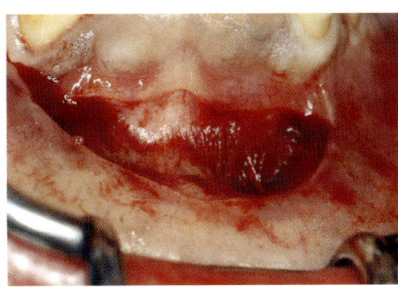

図1　執筆把持法には、やはり鉛筆のような形態のメスホルダーが使いやすい。

図2　リップリトラクターによりオトガイ部の口腔前庭切開に対して垂直的に粘膜を緊張させていることに注意。

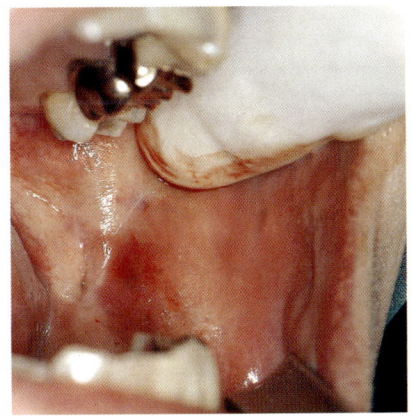
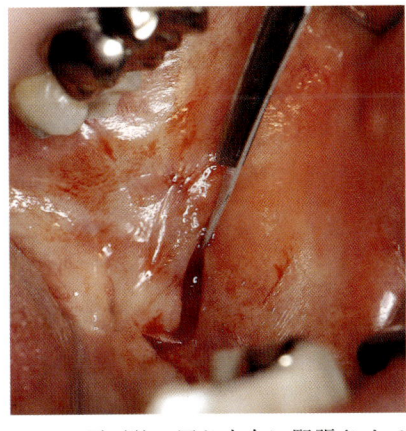
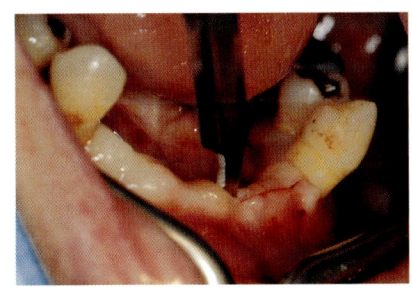

図4　メスの刃先に骨面を感じながら十分にコントロールされた力を垂直的に付与するイメージで切開を行う。

図3-a　左側の筋突起上の後上方に粘膜を緊張させている臨床写真。

図3-b　扁平鉤で同じ方向に緊張させても同様な効果がある。

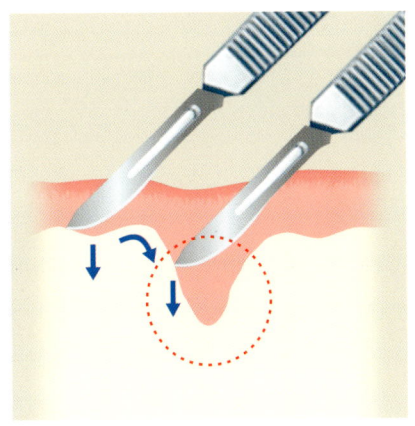
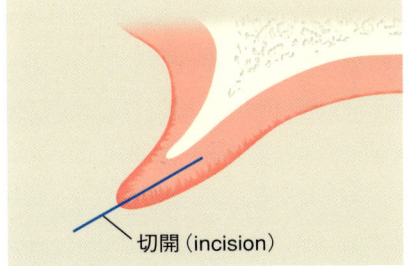
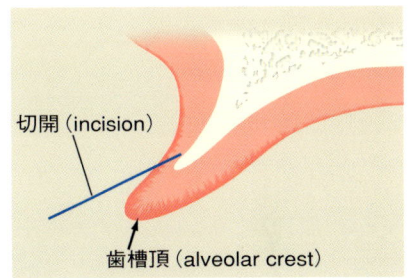

図5　抜歯窩のように、骨面に不定形な部位の適切な切開のためには、メスに骨面を感じている必要がある。

図6-a　上顎のように頬側と口蓋側で粘膜の厚みが異なる場合、みせかけの歯槽頂に切開を入れると口蓋側に切開してしまいやすい。

図6-b　歯槽頂切開といえども、吸収が進んでいることが予想されるケースでは、やや頬側に切開線の設定をもっていくべきである。

ーションと言えよう。神経や脈管束の立体的な位置関係を十分に習得してから手術（切開）を行う必要があることに議論の余地はない。また、骨の吸収パターンなども知悉しておかなければ、歯槽頂切開時に、口蓋あるいは舌側へメスを入れてしまう（図6-a、b）[2]。外科解剖が重要な鍵を握るのは、切開時だけでなく、剥離やドリリング時も同様である。

03　剥離に際しての配慮

　剥離に関して配慮すべき点は、軟組織へのダメージをいかに少なく抑え剥離操作を行うかということである。

　通常、剥離を行う際は骨膜起子を用いるが、その種類は多様である。筆者はフラップの剥離に際し、2通りの手法を交えて行っている。

第2章 外科基本ツール

剥離に際しての配慮（図7〜11）

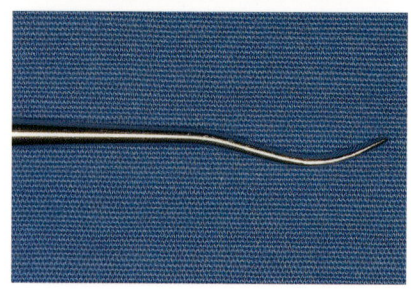
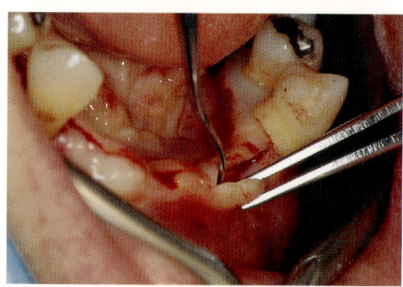

図7-a | 図7-b

図7-a　ブローネマルク・ダイセクター。現在入手可能なものは先端がやや鋭すぎるので、研磨により鈍にしておきたい。

図7-b　付着粘膜の線維を鈍的に切断していくイメージでダイセクターを操作する。

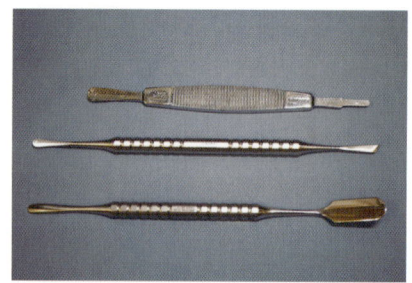
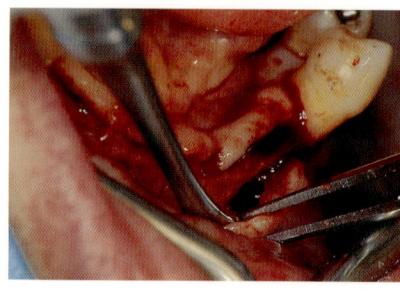

図8-a | 図8-b

図8-a　スプーン状の鋭利な骨膜起子。

図8-b　平坦な部分（多くでは遊離端粘膜部）では、先端を骨面から離さないように骨膜起子で剥離を行う。

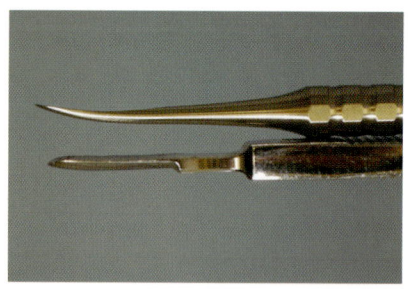
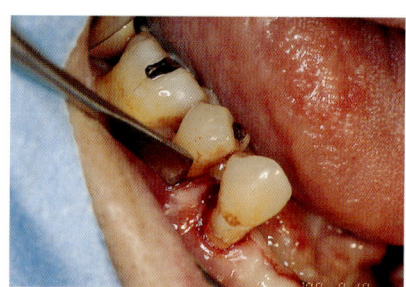
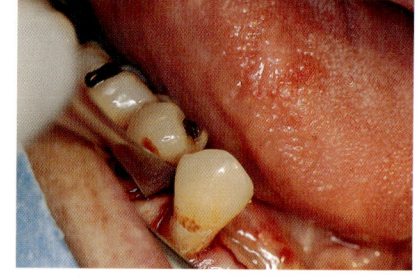

図9-a　筆者が好んで使用する剥離子（上）。下の一般的なものに比べてカーブが強いことがわかる。

図9-b | 図9-c

図9-b、c　剥離子の片方がブレードになっているものは、乳頭部を剥離するときにメスを代用できる。

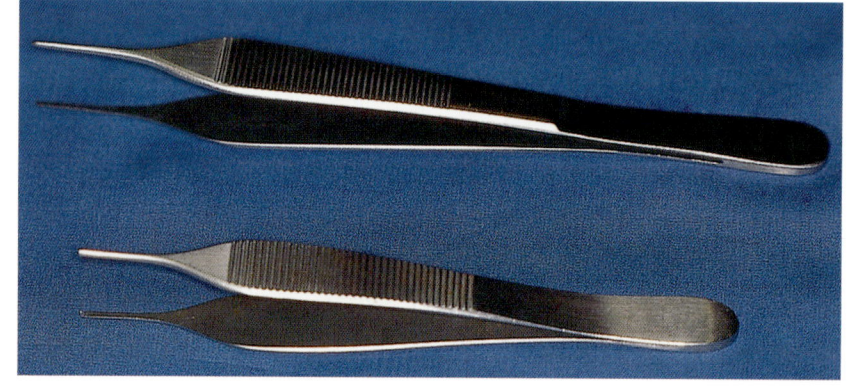

図10　アドソン・ピンセットの15cm（上）と12cm（下）のもの。容易に届く前歯部では、12cmのもののほうが使いやすい。

　骨の吸収が進んでいたり、抜歯後十分な経過を経ていなかったりするケースでは、鋭利な辺縁が顎堤の先端部に残遺していることが多い。こうした部位は、先端が鈍で小さめのダイセクター（図7-a、b）（通称、ブローネマルク・ダイセクターと呼ばれる）を用いて、先端部、あるいは抜歯窩、または不定形な部分の付着線維を鈍的に切断しながら、粘膜を穿孔しないように剥離操作を進めることが可能である。

　先端部の剥離が終わり、平坦な部分や付着のない部分では、鋭利なスプーン状の骨膜起子（図8-a、b）を用い

28

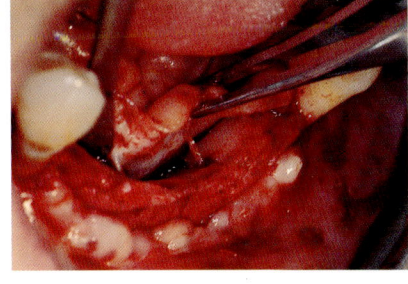
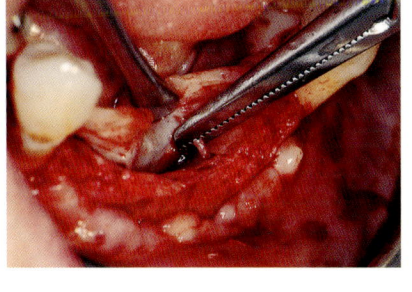

図11-a 下顎前歯部舌側粘膜を剥離すると、左右両側に舌下動脈を認めた。

図11-b さらに大きく剥離するために、止血鉗子ではさんで挫滅させた。

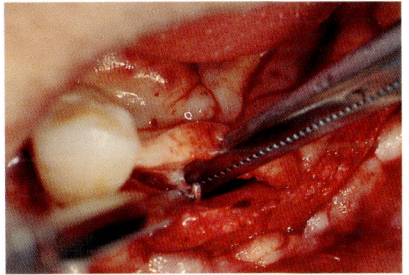
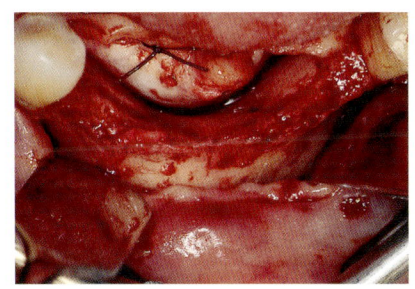

図11-c 舌下動脈は挫滅後に切断された。

図11-d フラップが骨面から離され、術野が明示されたところ。

るほうが、効率の良いケースが多い。

　有歯顎においては、乳頭部歯肉を剥離する際に注意が必要である。筆者は、やはりブローネマルク・ダイセクターを用いることが多い。もしくは、小さな剥離子で、ややカーブが強いものや乳頭部の歯肉溝を切開できる鋭利な歯がついた剥離子が使いやすいと考えられる（図9-a〜c）。

　剥離操作のときに、フラップを把持する際にも十分な注意をすべきである。ピンセットは有鉤を用いることが、口腔外科では原則である。無鉤ピンセットでは、長時間把持したり、強い力で把持したりすると、軟組織を挫滅させてしまう。ピンセット（forceps：フォーセップス）は、やや弱めの力で引っ掛けるように把持するほうがよい。図10に示したアドソン・ピンセットは、非常に細かい作業に適したピンセットである。ピンセットは長さも重要な要素である。口腔内の手術は明視野の確保に十分留意する必要があるが、12cmのアドソン・ピンセットは、繊細な軟組織の処置に向いている。他方、短いピンセットを用いて臼歯部の手術を行うと、自らの手指で視野を阻害しがちになる。無論、到達しにくい場所も少なくない。筆者は、有鉤ピンセットはアドソン型を好むが、通常、前歯部には12cm、臼歯部には15cmの長さを使用している（図10）。

　剥離操作に関する配慮を部位別に考えると、上顎では頬側、特に前歯部頬側では、フラップを穿孔しないように注意しながら剥離する必要がある。口蓋側は粘膜が厚く、すべて口蓋に強固に付着していることから、剥離子に強い力をかける必要がある。しかし、強い力が必要といっても、十分にコントロールしないと、インスツルメントがすべり、他の組織を損傷するリスクが大きくなることは言うまでもない。

　下顎では、舌側の粘膜はきわめて薄い場合が多く、細心の注意が必要である。前歯部の舌側粘膜を剥離するとき、吸収が進んだ顎堤では、前歯部に時に小動脈（舌下動脈）が認められる。手術に支障があるようなら切除するが、止血鉗子で挫滅させて切除する配慮は知っておくべきである（図11-a〜d）。下顎で付着が強い部分は頬筋付着部であり、しばしば術野の最遠心部に位置する。頬筋付部を遠心に超えると、下顎枝舌側で翼突下顎隙に到達し、舌神経が走行しているので、この点も臨床家が注意するべき外科解剖と言える。

04　明示に際しての配慮

　そもそも明示は、術野に解剖学的な情報を得るための作業である。よって、外科解剖のマイルストーンの確認作業とも言える。インプラント手術に関連する明示でも

第2章 外科基本ツール

明示に対する配慮（図12、13）

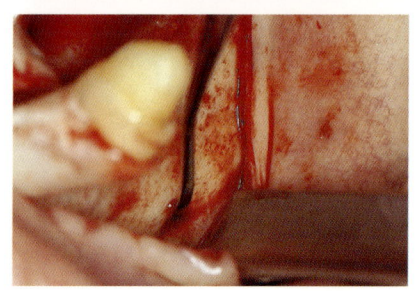

図12 オトガイ孔へブローネマルク・ダイセクターを挿入して、下歯槽神経前方ループの有無を調べている臨床写真。

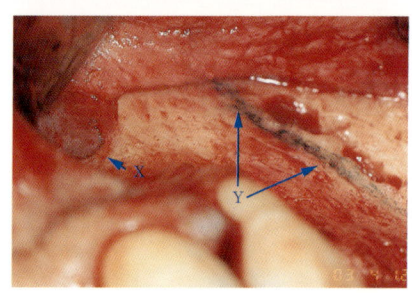

図13-a 左側の梨状孔隅角部（X）と上顎洞前壁（Y）の明示写真。

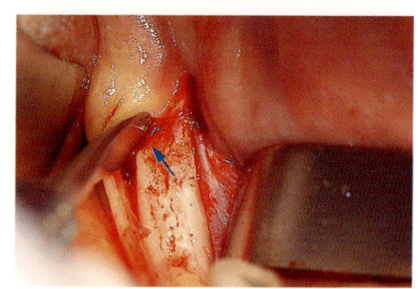

図13-b 左側下顎臼歯部の明示。頬舌的な骨幅の確認後、下顎枝舌面（矢印）を明示することで、下顎大臼歯部における遠心のインプラント埋入限界が確認可能である。

っとも一般的なものは、オトガイ孔の明示であろう。その際は、神経の損傷を回避するために、先端の鈍なブローネマルク・ダイセクターを用いる（図12）。オトガイ孔を探す際に、近遠心的な動きは避ける。オトガイ神経を引っ掛けてしまうリスクがあるからである。よって、垂直的にゆっくりと探るように骨面を移動する。ダイセクターも使用しているうちに磨耗する。ゆえにときどきは先端を指で触れてみて、鋭利な部分がないことを確認する必要がある。また、製品差もありうる。買ってすぐに使用せず、鋭利さを感じた際は、先端を丸めて研磨しておきたい。

鼻腔底や上顎洞の明示は、解剖をよくイメージしながら行う必要性が高い（図13-a、b）。これにより、手術の限界点が明確になり、安全性が増す。ただし、明示するときに、解剖学的な配慮をすることで、無用な損傷を減じることが可能になる。一例を挙げるなら、鼻腔底の剥離に用いるエキスカベータ（鋭匙）は鋭利なインスツルメントであるが、鼻前庭の上顎骨頬側に対する角度を知っておくと、鼻腔粘膜を損傷しにくくなる。各部位の明示法に関しては、拙著『科学的根拠から学ぶインプラント外科学 応用編』に詳述しているので、参考にされたい[2]。

05 ドリリングや切削に際しての配慮

口腔内でドリリングや切削を行うとき、配慮すべき注意は、軟組織の巻き込み損傷である。インプラント関連手術における切削中の軟組織損傷には2通りが想定される。

ひとつは、インプラント埋入のための骨形成中に舌側など、骨外へ穿孔して軟組織を損傷するケースであり、CTなどによる術前の解剖学的な確認が重要な予防である。手術中にも、必ずこうした部分を確認しなければならない。典型例を挙げるならば、下顎小臼歯部から犬歯部舌側における舌下腺窩付近であろう。この付近は、生命を脅かす出血性偶発症の好発部位である[3]。外科解剖の知識と、ドリリング時のプリチャード型剥離子のようなインスツルメントによるフラップ圧排が重要な対策になる（図14）。

もうひとつは、骨面をラウンドバーなどで形成するときなど、通常のインプラント手術、あるいは下顎水平埋伏歯の抜歯手術のときなど、かなり一般的な術技における軟組織保護のための配慮である。他にも、例えば、サイナス開洞時やオトガイ部あるいは下顎枝における自家骨採取時に、軟組織を巻き込んで損傷するケースがある。これはドリリングの骨外穿孔ほど深刻なリスクが存在するわけではないが、手術による医原性の副損傷で、生じさせるべきではないことは自明である。適切なリトラクターの使用法を知っているだけで回避できる（図15-a〜d）。

フラップの圧排は、フラップデザインや切開の大きさとも関連する。つまり、切開が短く、術野が確保されないと、圧排が強くなる傾向が生じ、軟組織の挫滅や裂傷を引き起こしやすくなる。よって、切開を必要十分な長

1. 外科基本ツールの活用法〜外科の基本手技をサポートする配慮〜

ドリリングに対する配慮（図14〜17）

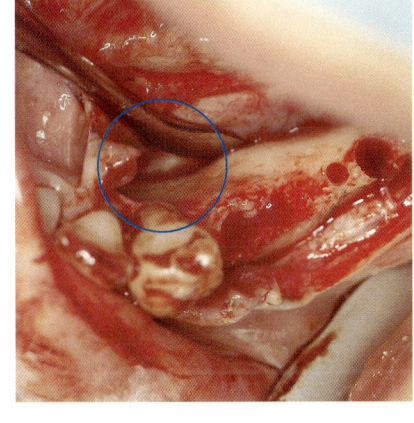
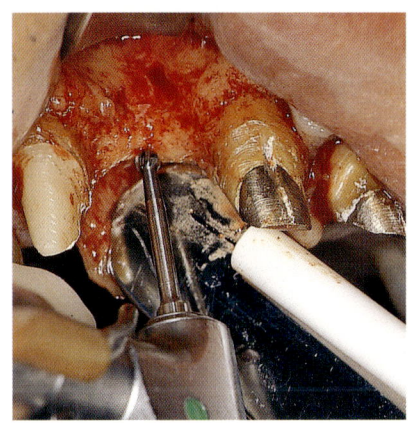

図14　プリチャード型剥離子を用いて舌下腺窩を明示し、下顎舌側の形成限界を確認しているところ。舌下腺窩のconcavity（囲み）に注意。

図15-a　単独歯欠損症例のような小さな術野では、形成窩と視線の間に扁平鉤を置くことで、軟組織の巻き込みを防止することができる。筆者は、口蓋側ではプリチャード型剥離子に代表されるような大きめの剥離子などを用いて、フラップの損傷を防ぐ。

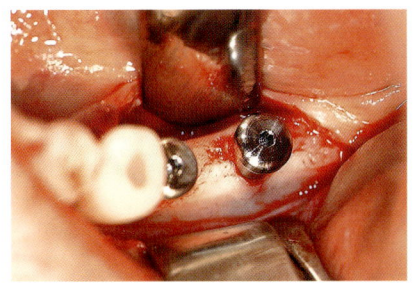
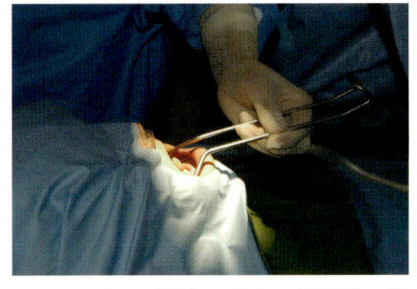
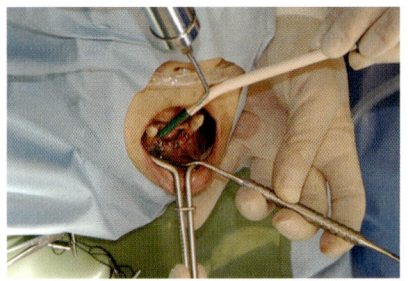

図15-b　扁平鉤と大きめの剥離子で頬舌的に圧排することで、十分に広い術野を確保できる。

図15-c　リップリトラクター使用時の臨床写真。

図15-d　リップリトラクターとプリチャード使用時の臨床写真。リップリトラクターを使用すると広い術野を確保しやすい。

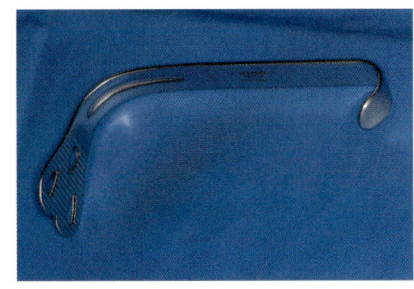
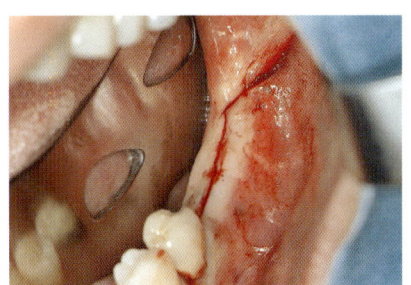

図16-a、b　口腔外科手術で用いられる典型的な舌用（タン）リトラクター。手術中に手を離しても圧排を続けることが可能なので、利便性が高い。

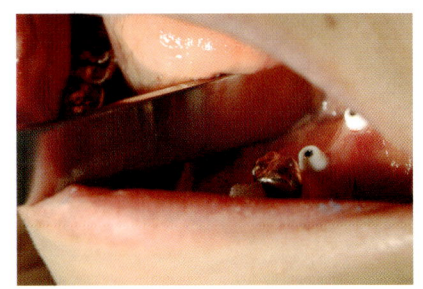
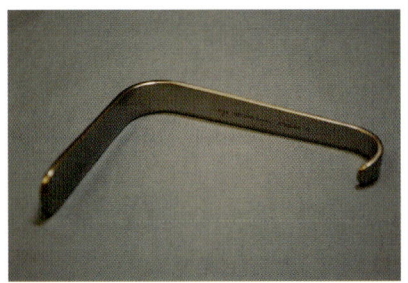

図17-a、b　小型の舌用（タン）リトラクター。

さに設定し、適切なフラップデザインを付与することは、副損傷を避けるためにきわめて重要である[1]。

ドリリング時の軟組織損傷に注意するのはフラップだけではない。舌や頬粘膜も配慮が必要である。一般的に口腔外科では、舌用（タン）リトラクターを用いている（図16-a、b）。他にもややコンパクトで汎用性の高い舌用リトラクターもあり（図17-a、b）、後述する筆者推奨の基本セットに組み込まれている。

31

縫合に対する配慮（図18〜24）

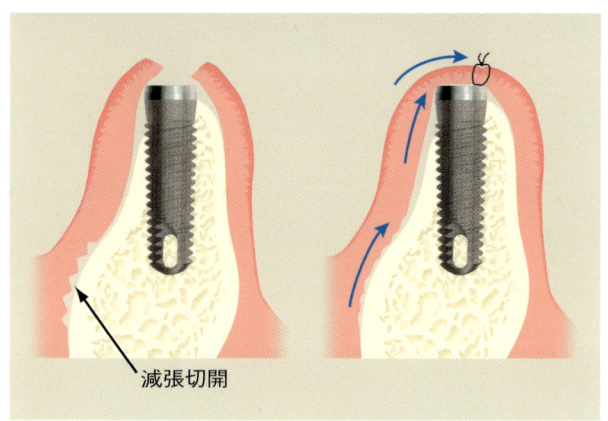

図18 インプラント埋入時における減張切開のシェーマ。縫合はフラップを引っ張ることが目的ではなく、緊張のない（tension free）状態の創を保持することが目的である。

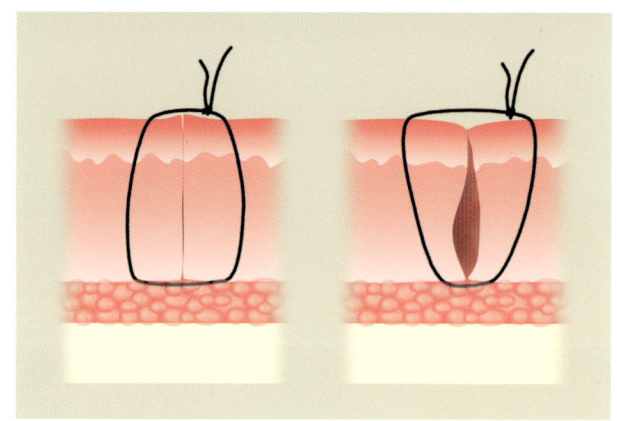

図19 左側は理想的なeverting suture。右側はinverting sutureで、創内に死腔ができやすい。

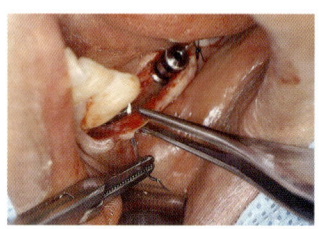

図20 evertedな状態にするために、図のようにピンセットでフラップを1枚ずつ外反させて把持し、縫合するとよい。

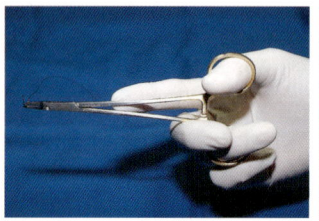

図21 ウェブスター型持針器の把持法。示指を縫合針を持つ部分に近いところ置き、回転運動の視点とする。拇指と薬指を持針器の輪に入れる。

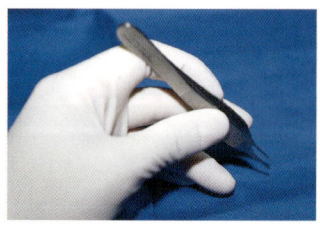

図22 ピンセットは、右利きなら左手で使用するように訓練しておくべきである。

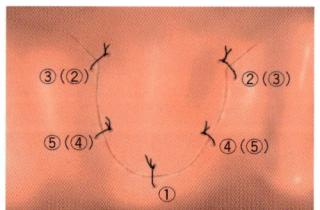

図23 無歯顎におけるフラップデザインと縫合の順序。フラップがtension freeな状態で閉創できるための手順である。連続縫合を行う際でも、先にフラップの位置をある程度固定してから連続縫合に移行するほうが、フラップ位置が変化しにくい。

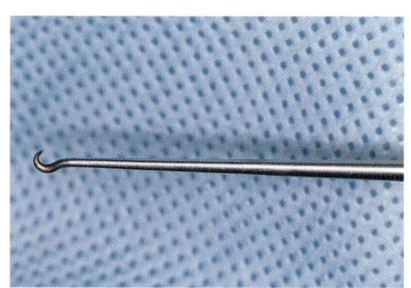

図24-a スキンフック。

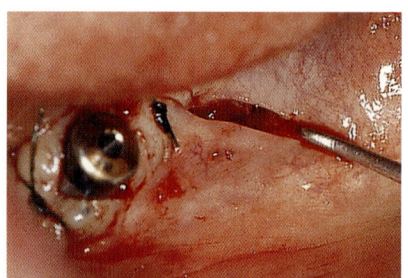
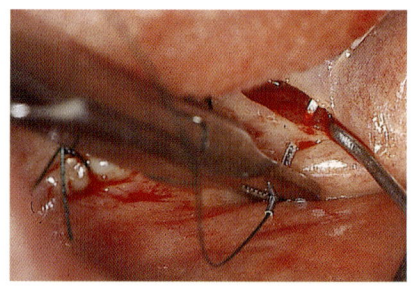

図24-b｜図24-c

図24-b、c 切開の断端では、意外に創のズレが生じやすい。図のように断端にスキンフックを引っかけて縫合を行うと、正確に閉創しやすい。

06 縫合（閉創）に際しての配慮

あらゆる外科処置において閉創を正確に行うことは不可欠であり、そのために適切な縫合が重要である。まず、縫合は加及的に無用なテンションを回避しながら、創を閉鎖する作業であることを確認しておきたい。テンションは創の裂開や治癒を阻害する可能性があるため、元の位置への創の回復が前提条件となる。一方、インプラント埋入によりテンションを強いられてしまう状況も生じうる。こうしたケースでは、減張切開など、状況に応じた対応が欠かせない（図18）[1]。

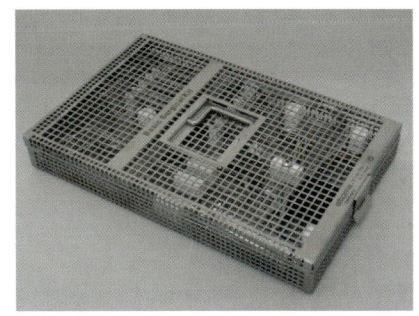 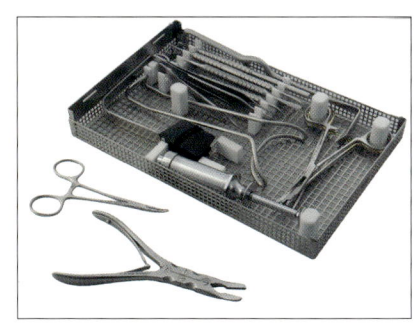

図25-a、b　Dr.古賀式外科基本キット。Stoma社（ドイツ）のインスツルメントのなかからインプラント手術のみならず口腔内の小手術に適応するものを厳選した基本キットである。

縫合は外反縫合（everting suture）が閉創における創の合わせ方の基本で、死腔が生じにくい縫合法の基本概念である（図19）[1]。そのためには、フラップを有鈎ピンセットで1枚ずつ外反させて把持し、垂直的に縫合針を刺入するように配慮する（図20）。このピンセットの使用法は外反縫合を行うために不可欠なものである。詳細な縫合法に関しては、拙著『科学的根拠から学ぶインプラント外科学　ベーシック編』（クインテッセンス出版、2003）をご参考いただければ幸甚である[1]。

以下は筆者の私見であるが、縫合に関するインスツルメントのアドバイスをしておく。縫合に用いる持針器は、長さ15cmを超えないほうが細かい作業がしやすい。とはいえ、13cm以下では臼歯部において使用しにくい。筆者は14.5cmがもっとも適していると考えている。持針器はウェブスター型がもっとも繊細な作業を行いやすい（図21）[1]。繰り返しになるが、フラップを把持する有鈎ピンセットの使い方は適切な縫合に重要である。また、ピンセットは右利きの場合は必ず左手で用いる練習を日頃からしておく（図22）。

最初に、縫合前にフラップを何度か元の位置、すなわち縫合する場所に戻し、テンションの少ない位置を確認する。次にフラップデザインにより、適切な順序で縫合を進める（図23）。以上、いずれも閉創時に、余計なテンションが生じないための配慮である。

なお、縫合で縦切開の末端部は可動粘膜上に位置するため元来の位置がズレやすい。スキンフックか有鈎ピンセットで切開末端部を切開延長線上に引っ掛けるように伸ばすことで縫合を容易にできる（図24-a～c）。

07　まとめ

本章では、手術時の配慮を、器具の使用法なども含めて提示した。これまでの成書における筆者のスタンスと異なる記述に終始したが、偶発症は総論的なファクターだけで生じるわけではなく、ここに記したような配慮が欠けたところからも生じるのが臨床である。

複数の医院でインプラント手術サポートを行った筆者の個人的な経験からも、いかに日本のインプラント手術が標準化されていないかを感じることが少なくない。手術器具が手術台上で散らかっていたり、あるいは必要なインスツルメントがなかったりすることは、一定の手術レベルを得るためにはあってはならないことである。

基本手技上、必要不可欠なベーシックな器具を、筆者が高品質のインスツルメントで有名なStoma社製品の中から選択し、コンパクトなケースにおさめたものが図25である。これにデンタルミラーと歯科用鑷子、ペリオプローブと前述のブローネマルク・ダイセクターを加えたものが、筆者の手術基本セットである。

本稿で紹介した筆者推奨の基本外科キットは、可及的に少ないインスツルメントで、かなりのレベルの手術まで対応可能なように配慮した。筆者のオフィスでは、複数のセットを用意し、数回の手術準備を、場所をとることなくストックしている。日本のオフィス環境を考えると、収納しやすいことも外科器具の必要不可欠な条件であると言えよう。

参考文献
1. 古賀剛人. 科学的根拠から学ぶインプラント外科学　ベーシック編. 東京：クインテッセンス出版, 2003.
2. 古賀剛人. 科学的根拠から学ぶインプラント外科学　応用編. 東京：クインテッセンス出版, 2004.
3. 古賀剛人. 科学的根拠から学ぶインプラント外科学　偶発症編. 東京：クインテッセンス出版, 2007.

外科基本ツール

Dr. 古賀式外科基本キット

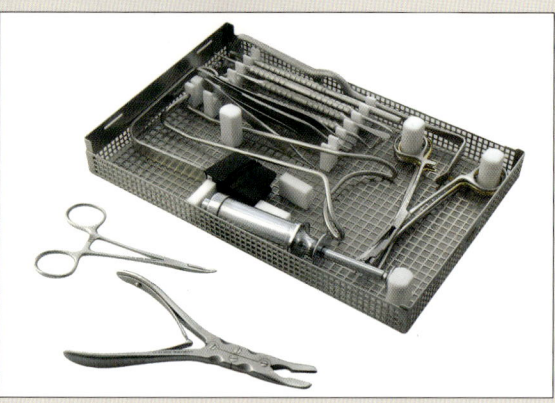

Stoma社（ドイツ）のインスツルメントのなかから、古賀剛人氏がインプラント手術のみならず口腔内の小手術に適応するものを厳選した基本キット。剥離子、止血鉗子、リトラクター、ピンセット、破骨鉗子、鋏、持針器、メスホルダー、キュレットほか16点を専用オーガナイザーに収め、スタッフの管理も容易になっている。

KII式インプラント外科基本キット

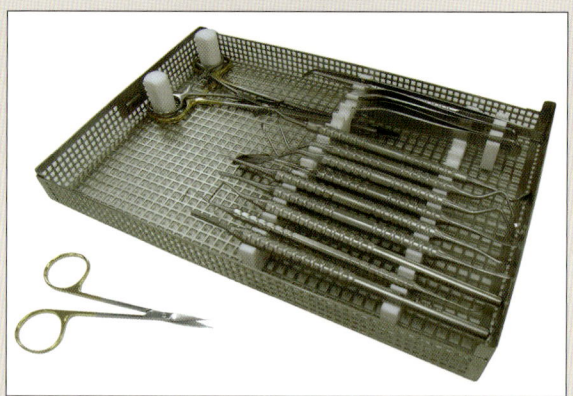

坪井陽一氏（元京都大学医学部講師）協力のもと、山上哲賢氏（京都インプラント研究所）が、Stoma社（ドイツ）のインスツルメントから厳選したインプラント手術の基本キット。剥離子、止血鉗子、メンブレン操作用ピンセット、歯肉ピンセット、プローブ、鋏、持針器、メスホルダー、キュレットほか15点を専用オーガナイザーに収め、スタッフの管理も容易になっている。

Prof. 椎貝＆武田式インプラント外科基本キット

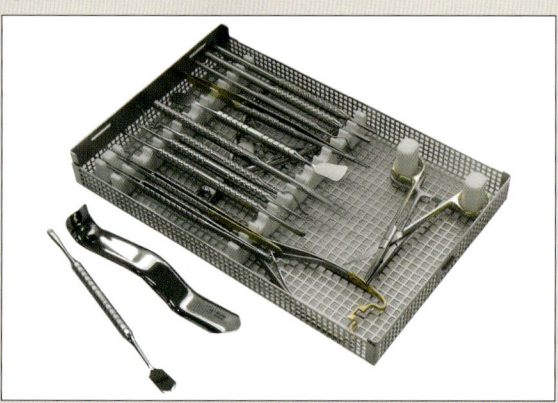

椎貝達夫氏、武田孝之氏（東京歯科大学臨床教授）がStoma社（ドイツ）のインスツルメントから厳選したインプラント手術の基本キット。剥離子、止血鉗子、破骨鉗子、リトラクター、骨ノミ、ピンセット、プローブ、鋏、持針器、メスホルダー、キュレットほか17点を専用オーガナイザーに収め、スタッフの管理も容易になっている。

針付縫合糸 ソフロン

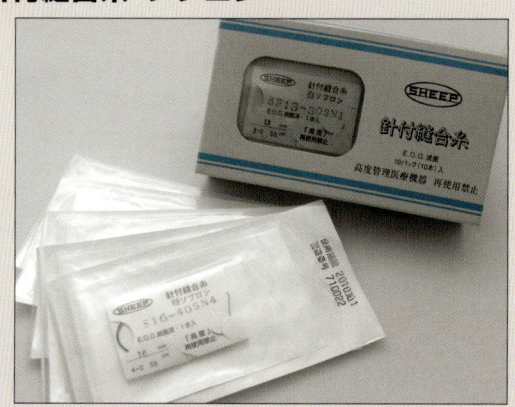

ソフトナイロン製のため柔らかくて結びやすく、ほどけにくい。また、圧迫・刺激がない。糸がモノフィラメント（単糸）のためプラークが付着しにくく、感染を防ぐことができる。各種サイズが用意されている。

問い合わせ

株式会社インプラテックス

〒116-0013　東京都荒川区西日暮里2-33-19　YDM日暮里ビル
TEL：03-5850-8555（代表）　　FAX：03-5850-8505
e-mail：itx@itx.co.jp　　URL：http://www.co.jp

第3章

インプラント埋入ツール

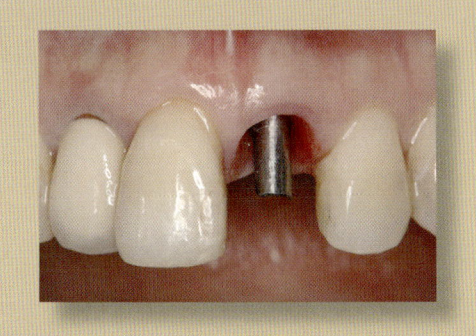

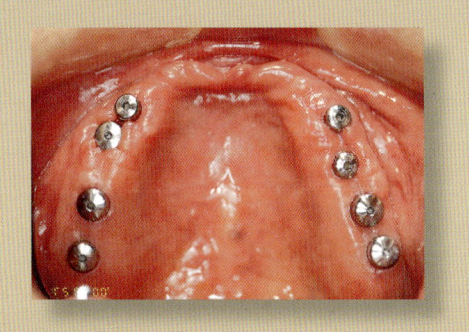

1. 上顎症例へのインプラント選択基準

小林　博
（表参道小林デンタルクリニック）

01 はじめに──インプラントの選択

　今日私たちは、いろいろな形態、表面性状、アバットメントの結合様式のインプラントを、各メーカーから選ぶことができるようになった。しかし、こうしたインプラントすべてにおいて十分な科学的評価が研究から得られ、臨床を行ううえでの正しい選択基準が存在するかというと不安も残る。

　十分な初期固定が得られる形態を持ったインプラントは、骨細胞の分化とオッセオインテグレーションのためには必要不可欠である。テーパード状の形態は一般的にストレート状より初期固定が良いとされるが、単にセルフタップの埋入を目的にしたテーパード状のインプラントは、スレッドの数が少なく、ピッチが浅いものもある。このため、強い固定や骨に対する応力の分散を得たいならば、マルチスレッドのテーパードスクリューベントインプラント（Tapered Screw-Vent Implant：以下TSV）がより有効であると思われる。

　上顎症例を考慮すると、解剖学的に頬側に陥凹が見られたり、隣在歯の根尖が傾斜したり、かつ骨質も良くないことが多い。TSVはタイプ4の骨に対しても他の形態と比較すると機械的な初期固定は得られやすいが、さらに表面性状としてHAコーティング（MP-1）も選択できる。また、抜歯後即時埋入を行う場合は、先端部においても初期固定が得られるテーパードの形態およびスレッドが有利となる。

　最近の臨床研究において、Khayatら[1]は835本のTSVを評価し、術後で99.4%、2年後で98.6%の成功率を得た。また、Ormianerら[2]は218本のTSVを埋入後、すぐにヒーリングカラーを装着し、2ピース1回法として用い、補綴装着後5年において96.3%の成功率を報告している。この中には即時荷重、抜歯後即時埋入も含まれている。また、HAコーティング処理の中でも結晶率が高く、非常に安定したHAコーティング（MP-1）インプラントの研究においても、術後5年で97%の成功率をThiererら[3]が報告している。上顎の骨質の悪い部位やGBR法が必要な部位、抜歯後即時埋入において[4,5]、TSVシステムのHAコーティングをおもに選択することも可能である。

　また、術後の骨辺縁の吸収量が平均約1mmである[3]ことを考えれば、それ以下のところからHAコーティングされているTSVは、長期的に感染のリスクに対して安心が得られる。特に、角化粘膜が少ない症例においてはなおさらである。

02 上顎前歯部の治療方針

　上顎症例のなかでも、本稿では特に前歯部の単独歯欠損についてその対応を述べることとする。

　上顎前歯部の単独欠損のおもな理由としては、根管治療の不成功、根破折、先天的欠損、外傷、根吸収、う蝕などがある。しかし、上顎前歯部における治療計画は、他の部位に比べて非常に複雑となる。高度な審美的領域では、患者の要望も高く、難しい硬・軟組織の修復が必要とされる。特にリップラインが高い患者においては、インプラントを埋入する前に理想的な状態に歯周組織を再生しなければならない。可能ならば組織を保存して抜歯後即時埋入を応用したいところであるが、単に手術回

上顎前歯部単独歯欠損症例（TSV MP-1 HAコーティングを応用）

患者年齢および性別：41歳、女性
初診日：2006年12月
現症：外傷による上顎左側中切歯の歯根破折。

治療計画：骨吸収が認められないため、上顎左側中切歯を抜歯と同時にTapered Screw-Vent Implantの埋入を計画。

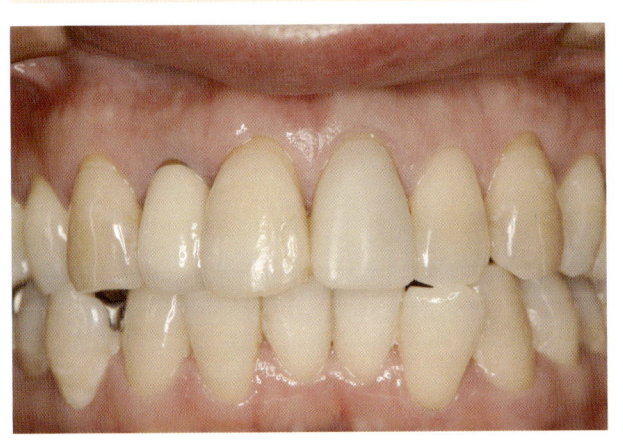

図1　術前の口腔内。患者の訴える違和感、外傷の既往から歯根破折と診断した。

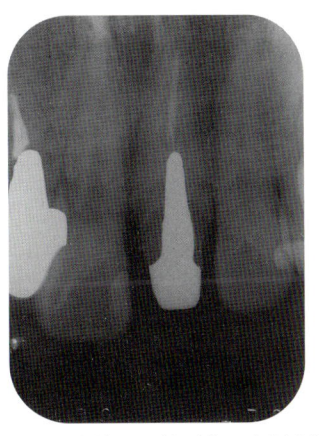

図2　術前のX線画像。左側中切歯周囲の骨吸収は認められない。

数の軽減と患者負担のみを考えて行ってはならない。それぞれの状態を的確に診断しなければ、良い治療結果は生まれない。

抜歯する場合は、その前に考慮する点を確認する必要がある。まず前もって抜歯の原因を踏まえ、プロービングや場合によってはCT検査で骨の状態を把握しておく。しかし、抜歯時に最終的に即時埋入が可能か、抜歯窩保存法[6,7]またはコラーゲンメンブレン（BioMend, Zimmer Dental社製）を用いたGBR法[8〜10]で対応するかを決めなければならない。基本的には、破折が原因で抜歯に至った場合は、抜歯窩頬側の骨の裂開が多くの症例で見られる。また、エンドが原因で抜歯に至った場合は、初期固定が得られるだけの骨量が根尖部にあるかを調べなければならない。

さらに、辺縁歯肉の位置と厚みも大事である。辺縁歯肉が同名隣在歯より歯冠側にあり、厚い歯肉であれば即時埋入を行っても術後審美的な問題は生じない[11]。もし、根尖側に位置しているならば、矯正的抜歯[12]の選択も考えなければならない。また、歯肉が薄ければ、どこかの治療段階で結合組織移植を行う必要があるかもしれない。

頬側の歯槽骨が歯冠側1/3くらい裂開している場合は、骨移植材料とコラプラグ（Zimmer Dental社製）を用いた抜歯窩保存法が有効と思われる。1/2くらい裂開している場合は、フラップレスで行うならば、コラーゲンメンブレンを用いて裂開部を覆い、骨移植を行うこともできる[13]。

一方、裂開が大きい場合は、GBR法で対応する必要がある。抜歯と同時にGBRを行った場合、歯肉弁の閉鎖のために縦切開を行い、歯冠側に移動しなければならないので、付着歯肉が少ない症例では、術後にさらに遊離歯肉移植が必要な場合がある。抜歯後、軟組織の治癒を待って改めてGBR法を試みるのも一法である。

さまざまな状況を診断し、その対応策をもって理想的なインプラント埋入部位に硬・軟組織を再生させることが重要となる。

03　上顎前歯部単独歯欠損症例

患者は41歳の女性。患者の訴える違和感、外傷の既往から上顎左側中切歯が歯根破折を起こしており、保存不可能と診断した（図1）。X線画像（図2）およびプロービングにおいて骨吸収が認められないので、抜歯と同時にインプラントの埋入を計画し、患者の承諾を得た。術前に診断用ワックスアップを行い、歯の形態、辺縁歯肉の形態・位置、咬合関係を診査し、サージカルステントを

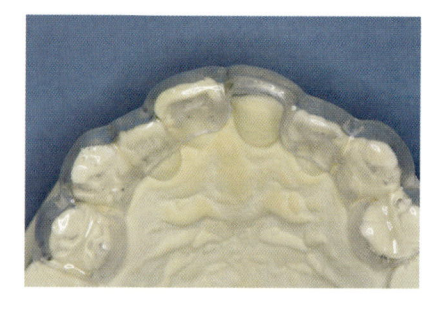

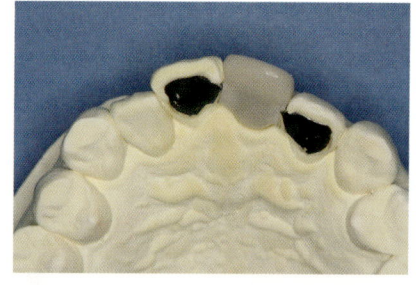

第3章 インプラント埋入ツール

図3 診断用ワックスアップの後、製作したサージカルステント。

図4 両隣在歯にメタルプレートを有するテンポラリークラウン。

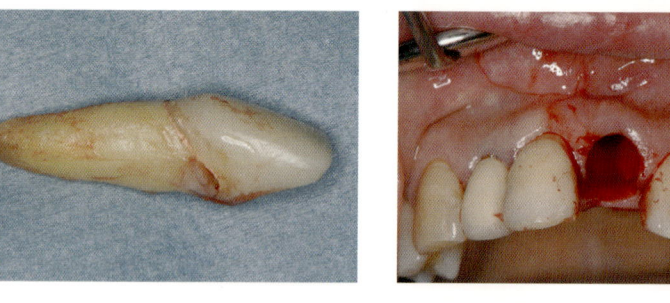

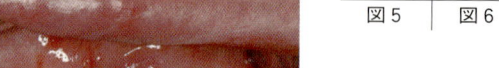

図5 抜去した歯。外傷により近遠心方向に破折線が認められる。

図6 抜歯窩をプロービングして、歯槽骨の形態・幅、軟組織の高さ・バイオタイプを調べる。

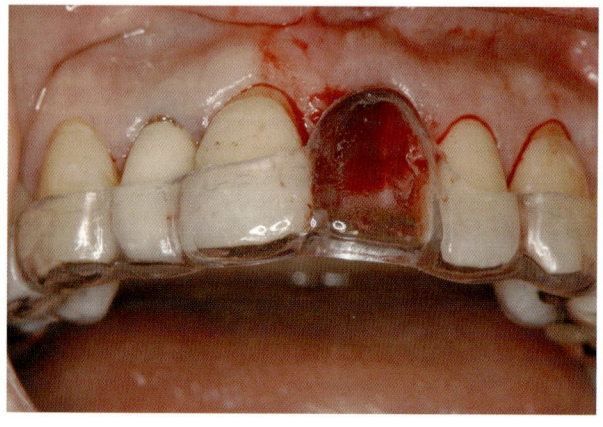

図7 サージカルステントを装着して、埋入方向を確認して最終ドリル（スペードステップドリル）まで形成。

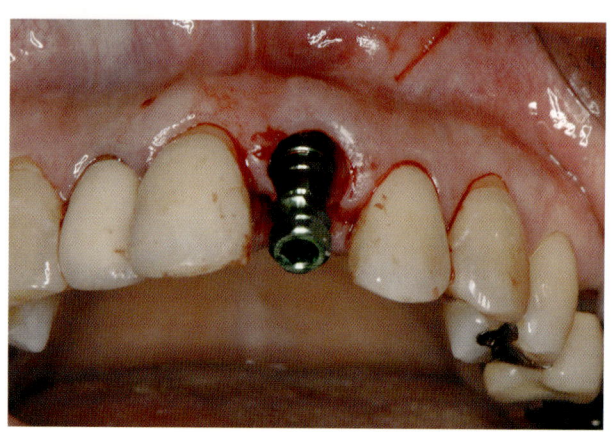

図8 ジェムロックラチェットレンチを用いてインプラント（TSV、HAコーティング、φ3.7mm×16mmを埋入。このとき、頬側に傾斜しやすいので固定をしっかりする。

製作した（図3）。

　TSVは初期固定が優れているので、手術法は2ピース1回法とし、前方運動時の咬合を考慮し、接着性のテンポラリークラウンを前もって製作する（図4）。荷重負担がない場合は、直接インプラント体にテンポラリーアバットメントとクラウンをネジ固定で装着することも可能である。

　No.15Cのメスを用い、歯肉溝にて歯周靱帯を切断する。そしてペリオトームを用いて、抜歯を試みる。このときペリオトームは、垂直的に少し力を加えながら水平的に振ると、根面と歯槽骨の間に挿入しやすい。決して頬側の歯槽骨には力を加えず、歯を回転させる要領で抜歯する。抜歯窩をよく掻爬して、プローブにて骨の形態、頬側の骨の厚み、骨からの歯肉の高さを全周調べる。また、術前に隣在歯のプロービングの深さは測定しておき、歯間乳頭の退縮傾向を予想しておく（図5、6）。

　インプラントの埋入位置は、頬側の歯槽骨は必ず吸収するので[14]、根尖側方向は口蓋側寄りになるが、歯冠側方向は最終的クラウンの切縁を目指す（図7、8）。選択するインプラントの径は、前歯部の抜歯窩は近遠心の幅は頬舌側より狭いので、隣在歯とインプラントの骨幅最低1.5mmを考慮して決める[15]。あまり近遠心の骨をインプラントの維持のために切削しすぎると、水平的骨吸収が生じ、歯間乳頭の退縮が起こる。抜去した歯のCEJ

38

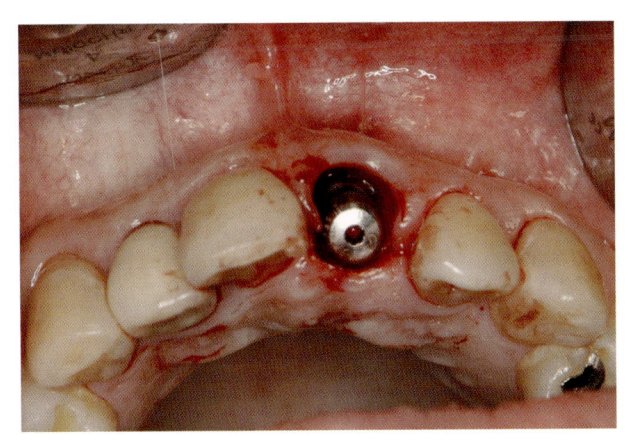

1. 上顎症例へのインプラント選択基準

図9 フィクスチャーマウントを取り外し、Hexドライバーをレンチに着け、決められた深さまでインプラントの埋入深度を調節。そして、初期固定が十分得られていればヒーリングカラーを装着し、1回法とする。

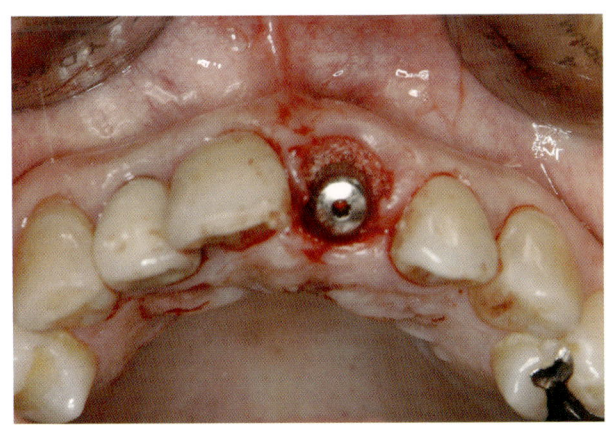

図10 頬側の骨とギャップが生じるので、骨移植材料を骨の形態に合わせて塡塞。

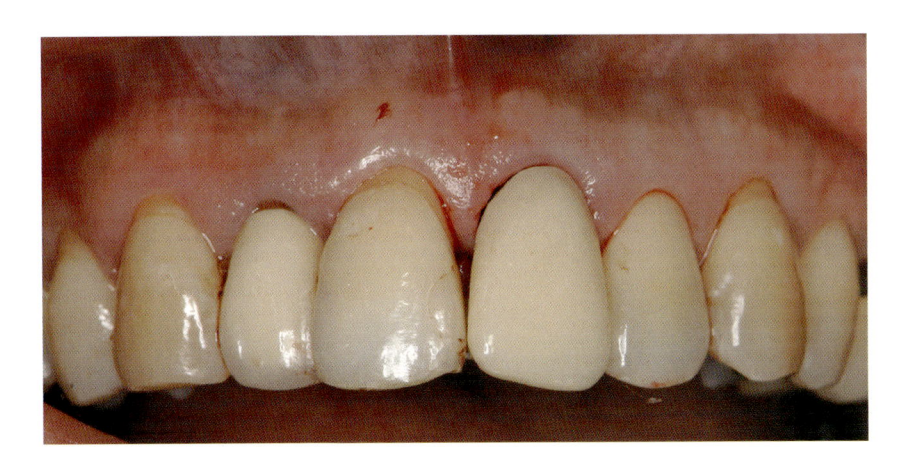

図11 テンポラリークラウンをスーパーボンドなどで固定して手術を終了した。

から2mm根尖側の近遠心幅を測定したり、抜歯窩に最終形成バーを挿入して最適なインプラント径を判断する。

インプラントの理想的な径は、天然歯のエマージェンスをただ模倣するのではなく、隣在歯の骨と歯肉の保存から決めなければならない。そのため、天然歯より小さいサイズを選択することが多い。また、頬側では抜歯窩とインプラント間にギャップが生じるので、骨移植が必要な場合が多い。頬側の皮質骨も抜歯により吸収するので、埋入深度はそのことを考慮して、頬側の皮質骨より1～2mm深くなるが、術後辺縁歯肉の退縮が1～2mmとなるので[11]、生物学的幅径は保たれる。通常、ヒーリングカラーの径が広くなるため、近遠心および口蓋側のカウンターシンクをSVボーンプロファイルドリルで形成する場合は、特に近遠心の骨幅に注意する。マニュアル通りにインプラント窩を最終形成バーで形成し、インプラントを埋入する。続いてフィクスチャーマウントを除去し、頬側の骨の高さを確認しながら、最終埋入深度を調整する（図9）。

ヒーリングカラーを装着し、頬側のギャップに骨移植を行う（図10）。テンポラリーアバットメントとクラウンを装着できる場合は、頬側の豊隆は最低限として、決して頬側歯肉を圧迫しないように調整する。この時、辺縁歯肉の位置は、反対側同名歯より1～2mm歯冠側にする。天然歯の形態を模倣する方法もあるが、歯肉を圧迫するとそれにより退縮してしまうので、注意が必要である。また、天然歯の辺縁歯肉と同じ位置にすると、結果的に歯肉は退縮する。テンポラリークラウンの準備ができたら、インプラントにカバースクリューを装着し、骨移植を行い、再度カバースクリューを外して、テンポラリークラウンをスクリュー固定する。この症例において

第3章 インプラント埋入ツール

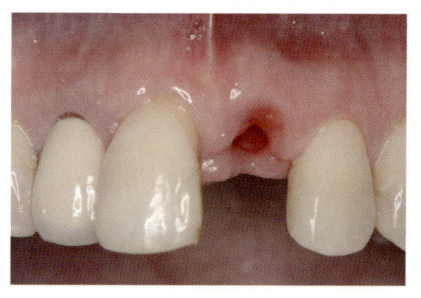

図12 5ヵ月の治癒期間を経て、軟組織の形態修正を行う。ヒーリングカラーをはずした状態。

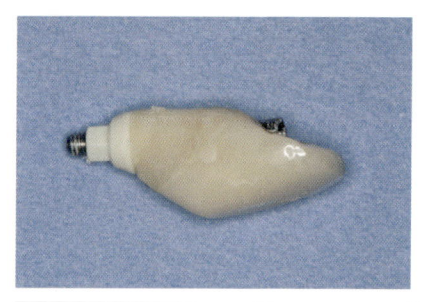

図13 図14

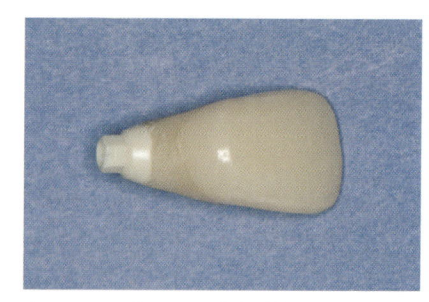

図13、14 テンポラリーアバットメントと既製のテンポラリレストレーションを用いて、辺縁歯肉の位置と形態を調整して、新しいテンポラリークラウンを製作。

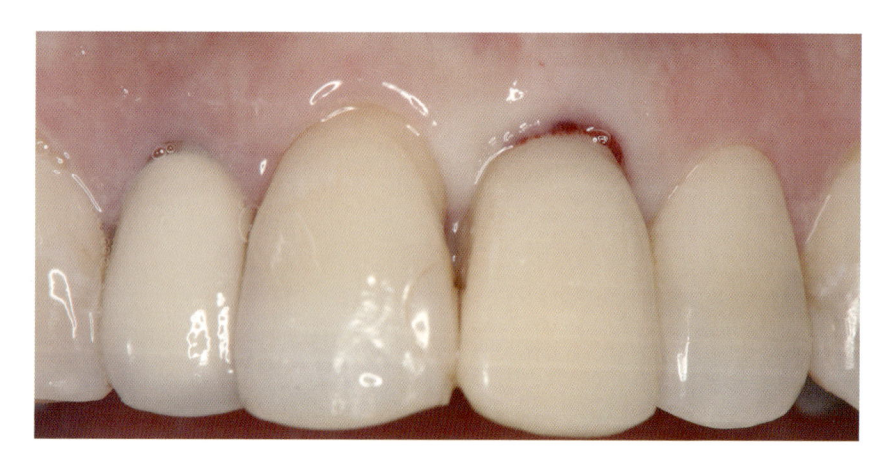

図15 少し疼痛が生じるので、コントロールしてスクリューで固定。辺縁歯肉の位置は1〜2mm歯冠側とする。

は、歯肉縁上となる高さのヒーリングカラーを装着し、テンポラリークラウンを接着セメントで固定した（図11）。

ヒーリングカラーを装着した場合、手術後4〜5ヵ月の治癒期間を経て、軟組織の形態、エマージェンスプロファイルの調整を行う（図12）。頬側の辺縁歯肉の退縮が生じた場合は、結合組織移植を行い増大を試みる。特に問題がなければ、テンポラリークラウンを製作して軟組織の形態を整える。このとき、印象を採って歯科技工所で既製のアバットメントを形成し、テンポラリークラウンを製作してもらっても、辺縁歯肉の位置が決まらず、マージンの再調整が必要となる。そこで、テンポラリーアバットメントをチェアサイドで装着し、テンポラリークラウンを製作し、サブジンジバルカントゥアを調整する（図13、14）。そして、歯肉をクラウンのカウンターで圧迫することにより、1〜2mm歯冠側になるように辺縁歯肉の位置を決め、ネジで固定する（図15）。このとき、クラウンのエマージェンスプロファイルにより10分ほど軟組織が白くなり、周囲に広がることが確認できる。ただ、軟組織が10分以内に正常な色に戻ってこなければ、

圧迫しすぎなので、再度調整して、段階的に形態を作らなければならない。そうしないと、過度の圧迫により組織の退縮を引き起こす。

最終補綴物を製作する前に、軟組織が補綴物の理想的なカントゥアとともに完全に成熟してから（図16、17）、最終印象を行う。テンポラリークラウンを外し、インダイレクトタイプのインプラントトランスファーを挿入しする（図18）。同時にテンポラリークラウンも根尖部方向から容器に入れて印象を採っておくと、歯肉縁下のエマージェンスプロファイルが歯科技工所で確認できる。

歯科技工所で通常通りガム模型を製作し、Hex-Lockアバットメントあるいはアングルドアバットメントを選択する（図19）。そして、マージンを調整し、最終クラウンを製作する（図20、21）。試適時に、色・形態はもちろん、辺縁歯肉の位置、歯間乳頭の高さをチェックし、問題がなければ装着する（図22、23）。もし、ブラックトライアングルがわずかに生じた場合は、少し経過を観て、回復しなければ歯肉縁下の近遠心の歯頸部の幅をわずかにオーバーカントゥアにして閉鎖できるか試みる。しか

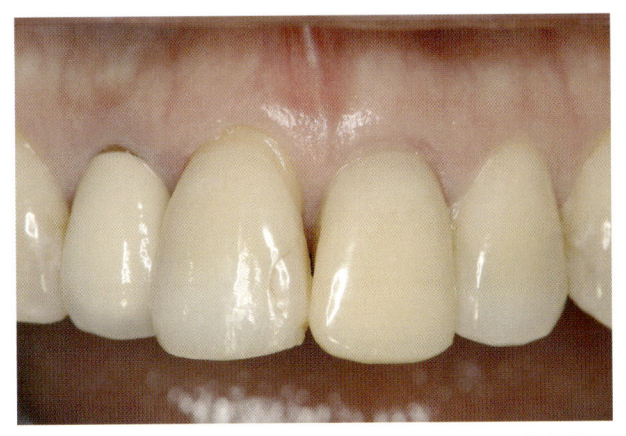

図16 調整したテンポラリークラウンを装着して、軟組織の安定を待った状態。

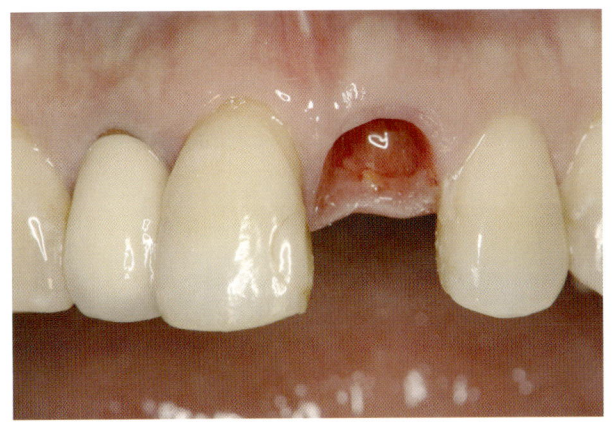

図17 テンポラリークラウンを外して、軟組織の形態を確認。

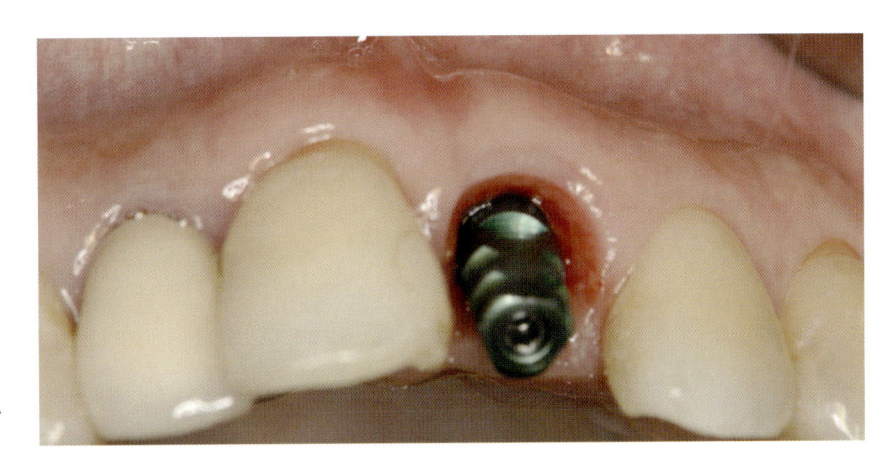

図18 通法に従いインダイレクトタイプのインプラントトランスファーを挿入し、印象採得。

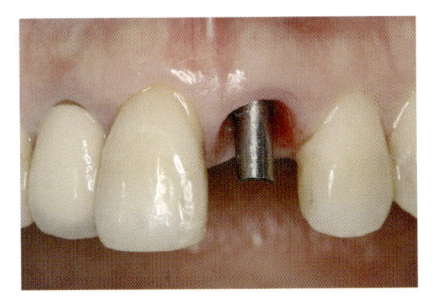

図19 歯科技工所で調整されたHex-Lockアバットメントを装着。

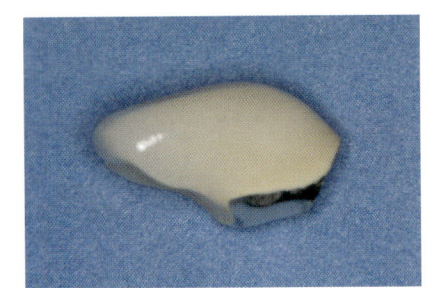

図20　図21

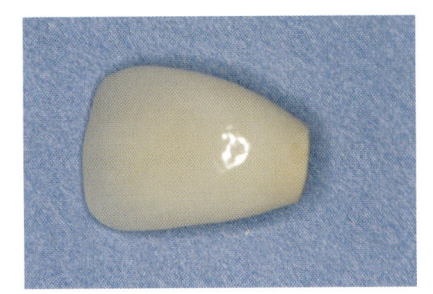

図20、21 最終補綴物は歯肉の形態と調和させる。

し、生物学的ルール[16]があるので、患者のリップラインの高さも含めてどの程度で妥協できるか考える。周囲組織の変化に注意しながらメインテナンスを続けていく（図24〜26）。

　上顎前歯部における単独歯インプラントは、審美性、発音、機能、咬合に関する要件に加えて、軟組織に対する要求水準が高いため、非常に難しい症例となる。抜歯後には硬・軟組織が失われる。抜歯後即時インプラント埋入は、歯周組織の保存を目的としたテクニックと言える。したがって、病理的な問題がなく、軟組織および硬組織の状態が比較的良好な場合は、積極的に選択されるべき術式であろう。

第3章 インプラント埋入ツール

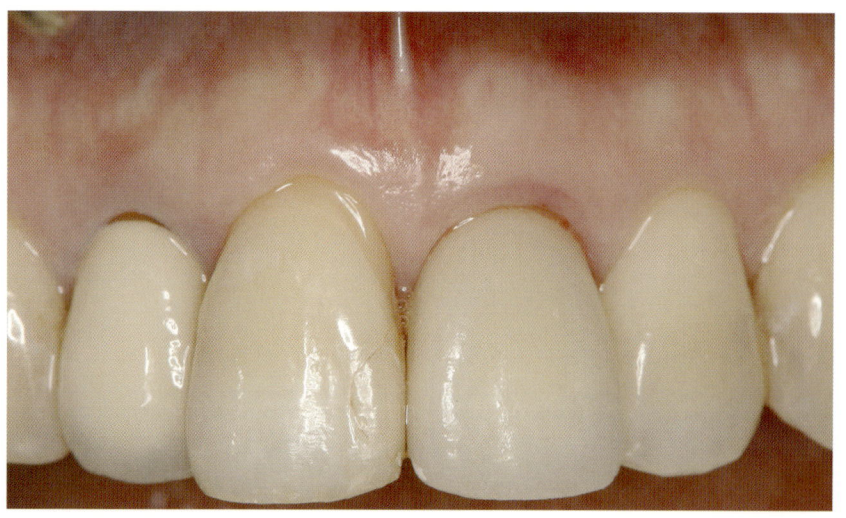

図22 最終補綴物であるメタルセラミッククラウンを装着。経時的な歯肉退縮を考慮して隣在歯より約1mm歯冠側とする。(技工担当：ケン・デンタリックス㈱)

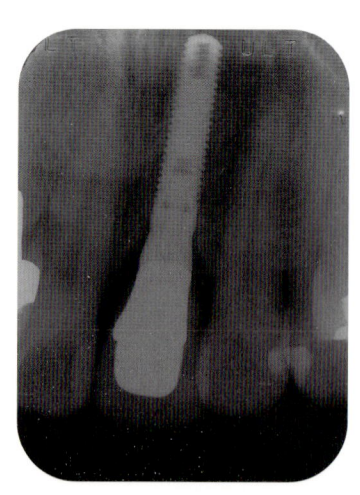

図23 最終補綴物装着時のX線画像。

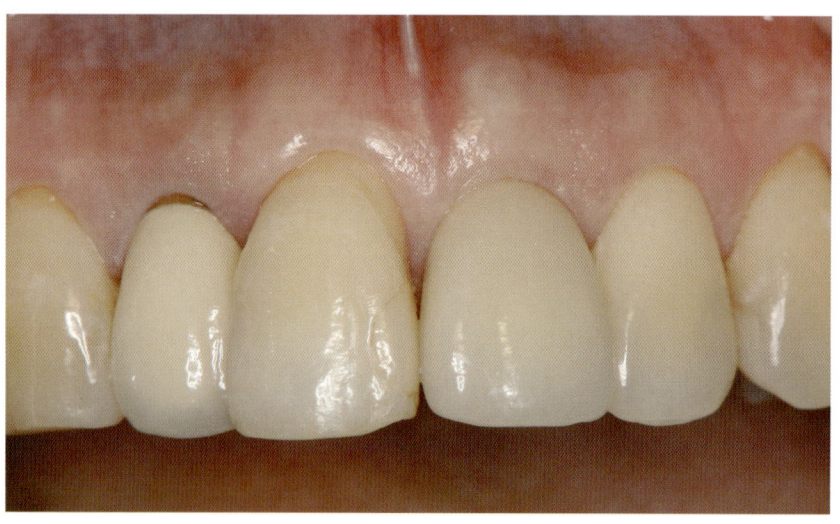

図24 インプラント即時埋入1年後の正面観。歯肉形態・歯間乳頭も安定している。

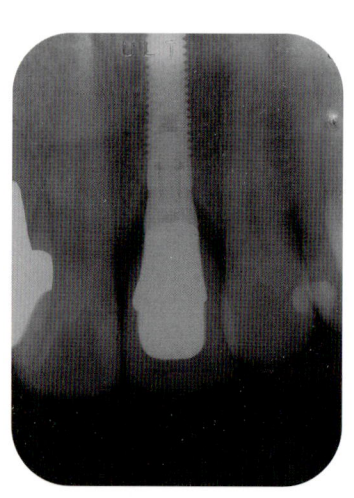

図25 術後1年経過時のX線画像。

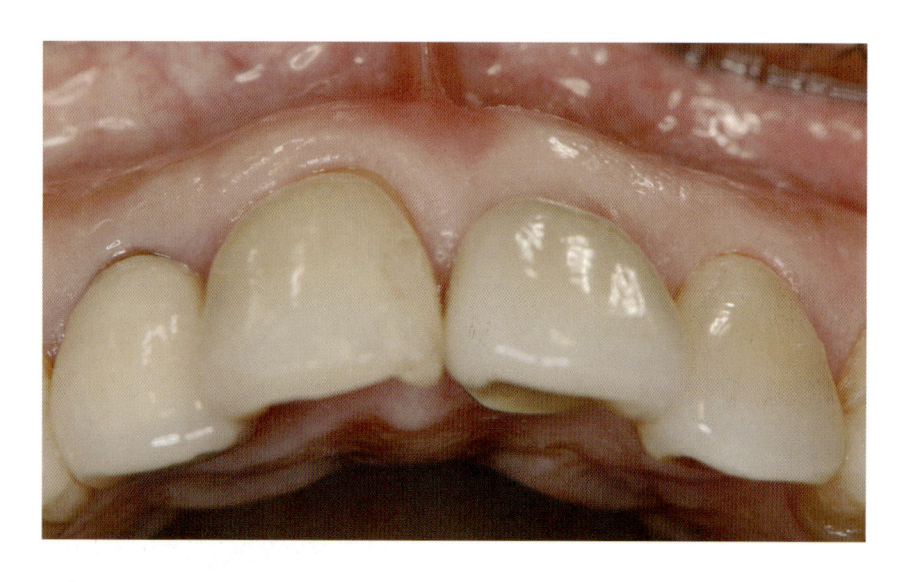

図26 同咬合面観。頰側の歯肉形態も調和している。

42

04 まとめ

本稿では紙面の都合上、上顎症例の中から前歯の抜歯後即時埋入を行った1症例のみを提示させていただいた。抜歯窩の骨形態を考慮すると、おもに根尖部数ミリがインプラントの初期固定部となる。TSVは根尖部においても高い初期固定が得られる形態で、さらにテーパー状なので、近遠心・口蓋側の骨に対する維持も期待できる。さらに中間部がHAコーティングされているため、抜歯窩の骨再生・伝導に優位に働く。また、ネック部は生物学的幅径を考慮して、メタルカラーとMTX（ブラスティング）処理になっているので、もし軟組織が変動しても感染の危険性は少ない。

上顎にどのようなインプラントを選択すべきかは、対象となる骨の形態・質を考えて判断しなければならない。基本的に上顎は下顎に比べて骨質が良くないので、骨接触率の高いHAコーティングのインプラントが有効であると考える。また、抜歯後即時埋入やGBR法、サイナスフロアエレベーションなど、骨の造成が必要なときも、表面性状として骨伝導能があるTSVのHAコーティングが選択されるべきであると思われる。

参考文献

1. Khayat PG, Milliez SN. Prospective clinical evaluation of 835 multithreaded tapered screw-vent implants: results after two years of functional loading. J Oral Implantol. 2007;33(4):225-231.
2. Ormianer Z, Palti A. Long-term clinical evaluation of tapered multi-threaded implants: results and influences of potential risk factors. J Oral Implantol. 2006;32(6):300-307.
3. Thierer T, Davliakos JP, Keith JD Jr, Sanders JJ, Tarnow DP, Rivers JA. Five-year prospective clinical evaluation of highly crystalline HA MP-1-coated dental implants. J Oral Implantol. 2008;34(1):39-46.
4. Block MS, Kent JN. Placement of endosseous implants into tooth extraction sites. J Oral Maxillofac Surg. 1991;49(12):1269-1276.
5. Yukna RA. Clinical comparison of hydroxyapatite-coated titanium dental implants placed in fresh extraction sockets and healed sites. J Periodontol. 1991;62(7):468-472.
6. Sclar AG. Preserving alveolar ridge anatomy following tooth removal in conjunction with immediate implant placement. The Bio-Col technique. Atlas Oral Maxillofac Surg Clin North Am. 1999;7(2):39-59.
7. Wang HL, Kiyonobu K, Neiva RF. Socket augmentation: rationale and technique. Implant Dent. 2004;13(4):286-296.
8. Sevor JJ, Meffert R. Placement of implants into fresh extraction sites using a resorbable collagen membrane: case reports. Pract Periodontics Aesthet Dent. 1992;4(3):35-41.
9. Park SH, Wang HL. Mucogingival pouch flap for sandwich bone augmentation: technique and rationale. Implant Dent. 2005;14(4):349-354.
10. Wang H, Boyapati L. "PASS" principles for predictable bone regeneration. Implant Dent. 2006;15(1):8-17.
11. Kan JY, Rungcharassaeng K, Lozada J. Immediate placement and provisionalization of maxillary anterior single implants: 1-year prospective study. Int J Oral Maxillofac Implants. 2003;18(1):31-39.
12. Salama H, Salama M. The role of orthodontic extrusive remodeling in the enhancement of soft and hard tissue profiles prior to implant placement: a systematic approach to the management of extraction site defects. Int J Periodontics Restorative Dent. 1993;13(4):312-333.
13. Elian N, Cho SC, Froum S, Smith RB, Tarnow DP. A simplified socket classification and repair technique. Pract Proced Aesthet Dent. 2007;19(2):99-104.
14. Araujo MG, Sukekava F, Wennstrom JL, Lindhe J. Ridge alterations following implant placement in fresh extraction sockets: an experimental study in the dog. J Clin Periodontol. 2005;32(6):645-652.
15. Tarnow D, Elian N, Fletcher P, Froum S, Magner A, Cho SC, Salama M, Salama H, Garber DA. Vertical distance from the crest of bone to the height of the interproximal papilla between adjacent implants. J Periodontol. 2003;74(12):1785-1788.
16. Tarnow DP, Magner AW, Fletcher P. The effect of the distance from the contact point to the crest of bone on the presence or absence of the interproximal dental papilla. J Periodontol. 1992;63(12):995-996.

第3章　インプラント埋入ツール

2. 無歯顎症例へのScrew-Ventの応用

藤関雅嗣
（藤関歯科医院）

01 はじめに

　Screw-Ventインプラントは、1994年に登場して以降、世界的に高い評価を受け、広く臨床に応用されている。

　その特長としては、まずインプラントフィクスチャーとアバットメントの接合がインターナルヘックスの嵌合形態であり、フリクションフィット機構という堅牢で緩まない構造になっているため（図1）、臨床応用するにあたって安心感がある。

　また、二次手術後に使用するヒーリングカラーから印象用トランスファー、アバットメントまで、粘膜貫通部の形態が同じものを使用できるため、インプラント周囲粘膜に対して非侵襲的であり、安定性も高い。

　さらに、補綴設計のバリエーションに対応するさまざまなパーツが用意されているため、補綴が行いやすいインプラントシステムであると言える。

　本稿では、こうした特長をもつScrew-Ventインプラントを無歯顎患者に応用した症例を供覧し、臨床上のポイントを解説する。

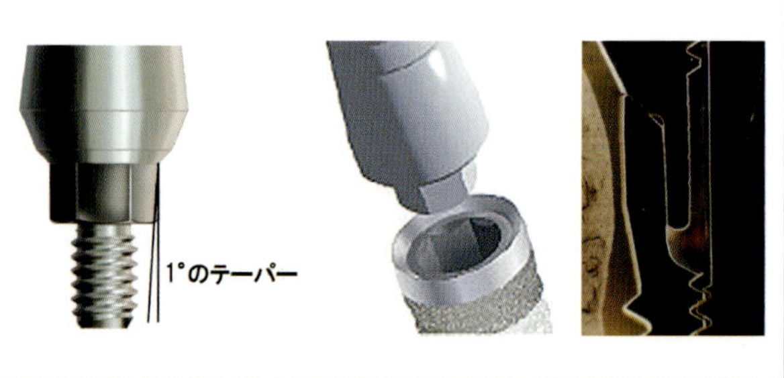

図1　Screw-Ventインプラントのフリクションフィット機構。フィクスチャーとアバットメントが緩まない構造になっている。

02 無歯顎患者にScrew-Ventインプラントを応用した症例

　患者は68歳の男性。初診時、金属床総義歯が上下顎に装着されていた（図2）。口腔内は、上顎前歯部顎堤および下顎両側臼歯部顎堤の吸収が著しい。上顎前歯部粘膜はフラビー状態であり、粘膜下はすぐに鼻腔底で、顎堤の高さはほとんどなかった。また、下顎臼歯部では骨吸収によりオトガイ孔が顎堤直上に開口しており、上下顎義歯の動揺および疼痛で咀嚼が困難な状態であった。上顎義歯は前歯部方向へ沈下し、下顎義歯は臼歯部方向に沈下する。その動きに相対するように凹凸に吸収した顎堤形態を示していた。

　下顎の残根は、加圧因子となるため抜歯した（図3）。患者は今まで他院にて、いくつも義歯を製作したが、いずれもよく噛むことができなかったり、装着当初は噛めたが時間の経過とともに疼痛が発現して噛めなくなった経緯があった。また、患者は飲食業のため、しっかり噛めることを強く希望していた。

　インプラント治療に同意が得られたので、プロビジョナルデンチャー製作と同時に、CT画像診断ならびにインプラント埋入手術時に使用する診断用およびサージカルステントを製作した（図4）。

　CT画像診断の結果、上顎は7654|4567部、下顎はオトガイ孔間に4本のインプラントを既存骨内に埋入できることがわかった（図5）。また、下顎前歯部はインプラント埋入時に顎骨形態修正を行い、平坦にするよう計画した。

　ここで補綴設計を考えるわけであるが、本症例では失われた歯周組織の量が非常に多いため、インプラントに

2. 無歯顎症例へのScrew-Ventの応用

症例の概要

患者年齢および性別：69歳、男性
初診日：1999年7月28日

全身所見：特記事項なし。
現症：上下顎総義歯不適合による咀嚼障害。

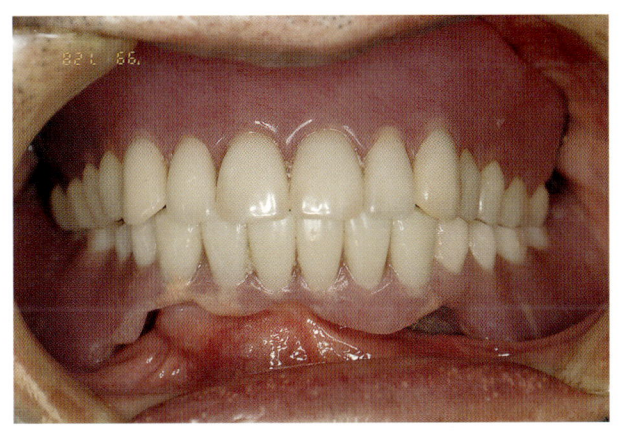

図2　初診時使用の上下顎総義歯。義歯が動いてしまい、うまく嚙めないとのことであった。

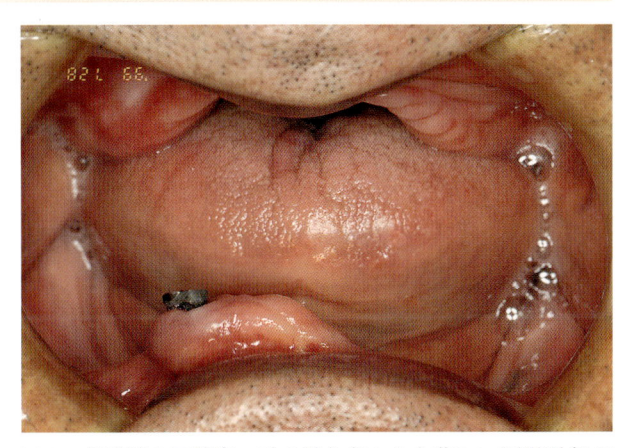

図3　初診時の口腔内。舌の見え方からも著しい顎堤吸収がみてとれる。特に上顎前歯部下顎臼歯部で吸収が顕著である。下顎残根は抜去した。

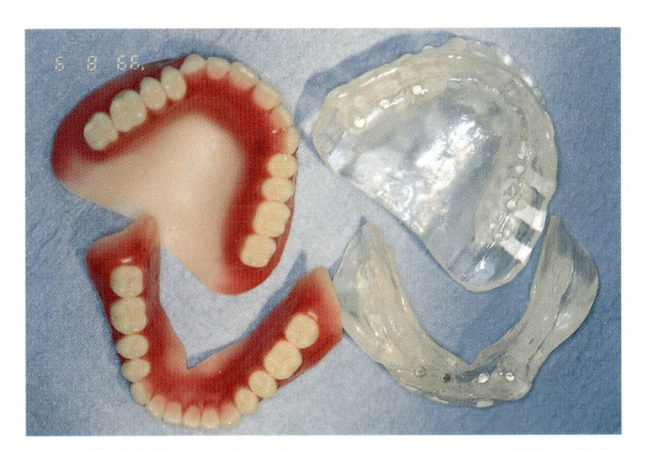

図4　排列試適時のプロビジョナルデンチャーと同時に製作したCT画像診断用サージカルステント。この時にバーのクリアランスを確認し、インプラントの埋入位置を想定して、CT画像診断にて骨形態を把握し、インプラントの最終埋入位置を決定する。

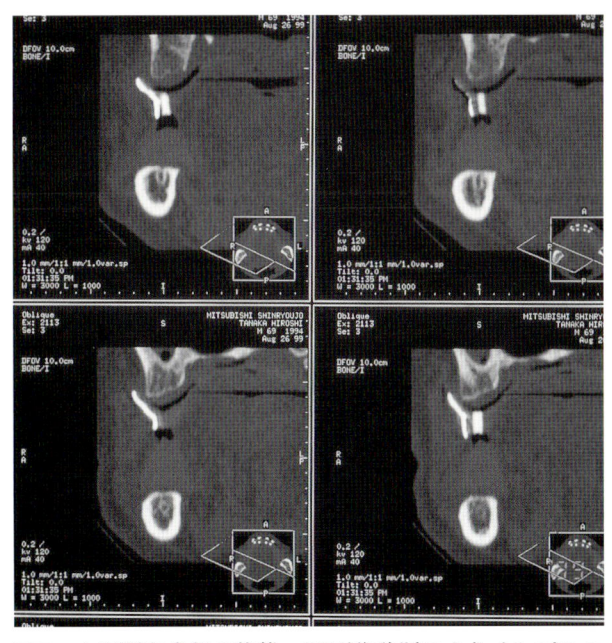

図5　上下顎臼歯部の状態。CT画像診断によりインプラントサイズを決定する。

よる歯冠部のみの再建では、リップサポートならびにスムーズな食物の流れによる自浄作用や口腔諸筋の機能回復は図れないと判断した。

そこで、義歯床によるプロセテーゼの役割を持った患者可撤性義歯を計画した。

上顎は、4｜部：φ3.7×8 mm、5｜部：φ4.7×10mm、6｜部：φ4.7×10mm、7｜部：φ4.7×13mm、｜4部：φ3.7×8 mm、｜5部：φ3.7×10mm、｜6部：φ4.7×10mm、｜7部：φ4.7×13mm、下顎 3 1｜1 3 部：φ3.7×10mmのScrew-Ventストレートインプラント（SBM）をそれぞれ埋入した（図6-a、b）。この症例では、CT画像診断により上顎臼歯部の骨量は比較的多く、φ4.7mm×10mmやφ4.7mm×13mmのインプラントを使用することができた。下顎前歯部は幸いなことに吸収が中等度であった

第3章 インプラント埋入ツール

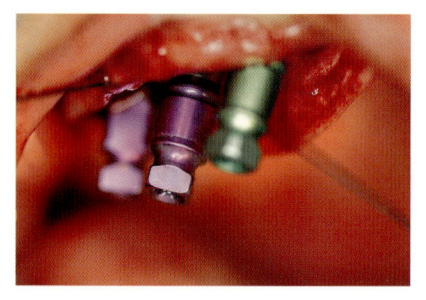

図6-a Screw-Ventストレートインプラントを埋入した。

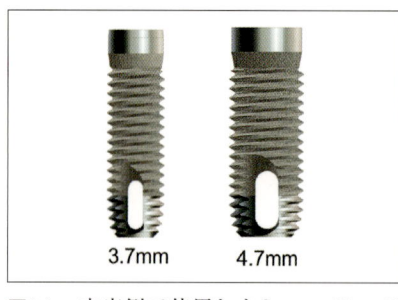

図6-b 本症例で使用したScrew-Ventストレートインプラント。ストレートタイプはこのほかにφ3.3mmのインプラントがラインナップされている。

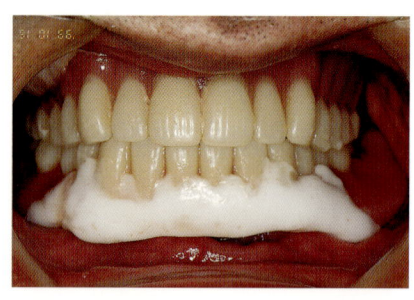

図7 治癒期間のプロビジョナルデンチャーは、インプラント埋入相当部位の内面を大きく削り、ティッシュコンディショナーを使用してインプラントの安静を図る。

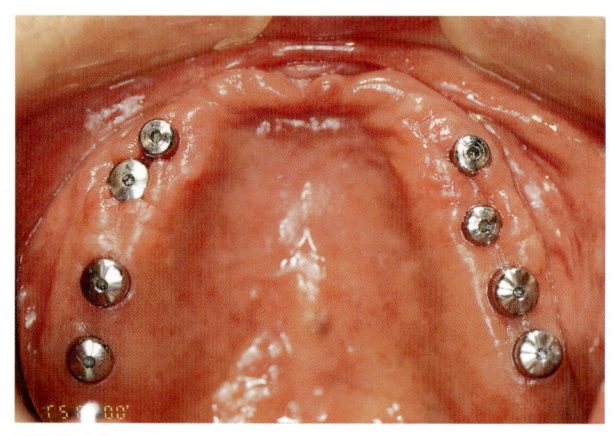

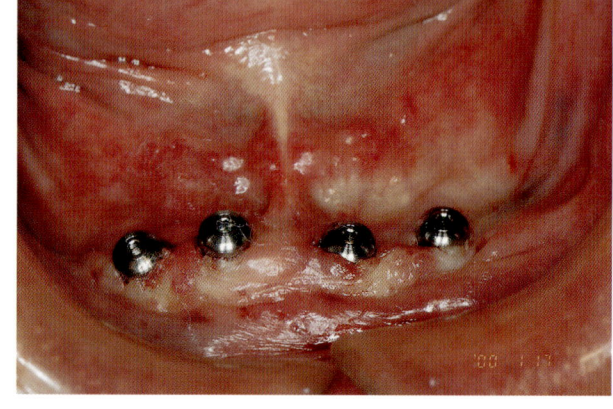

図8-a │ 図8-b 　図8-a、b 二次手術後のヒーリングカラー装着状態。この時点ではインプラントは安定しており、荷重をかけることができる。

が、骨形態は水平的に唇側が吸収しており、舌側寄りの埋入位置となる。無歯顎の下顎では天然歯の方向とインプラントの埋入方向が骨吸収の影響で異なることが多く、注意が必要である。インプラントを天然歯と同じ歯軸方向で埋入した場合、舌側の皮質骨を穿孔して舌下動脈を損傷する可能性が高くなり、たいへん危険である。そのリスクを回避するため、本症例では必要以上に長いインプラントは使用せず、長さ10mmのインプラントを使用した。

埋入直後、患者にはできるだけ義歯の使用を避けていただき、抜糸後の治癒期間中は、はじめに製作したプロビジョナルデンチャーの内面を大きくくり抜き、ティッシュコンディショナーを使用してインプラント埋入部位の粘膜への加圧を軽減するよう配慮した(図7)。

患者には栄養価が高く軟らかいものを食べるように指示した。この期間が、患者にとっては義歯が安定せず、摂食も思うようにならず、さらに術者は粘膜の裂開による二次感染を危惧しつつ義歯調整を頻繁に行わなくてはならないため、患者・術者ともに辛い時期である。上顎は約6ヵ月、下顎は3ヵ月の免荷期間後、二次手術を行い、ヒーリングカラーTHC 5/4、THC 3/4、THCW 3/5を装着した(図8)。

二次手術後、ヒーリングカラー周囲粘膜の安定を待ち、フィクスチャーマウントを使用してインダイレクト印象(クローズドトレー法)を行った(図9)。

作業用模型を製作して、ゴシックアーチ採得と側方チェックバイトにより半調節性咬合器の顆路調整を行ったのち、作業用模型を咬合器に付着した(図10)。

上下顎はそれぞれバージョイントの可撤性義歯を計画したが、インプラントの埋入位置が上下顎ともに加圧因子となっていること、さらに上顎前歯部の骨欠損ならびに歯周組織の喪失量が多いことなどから、上顎のデザイ

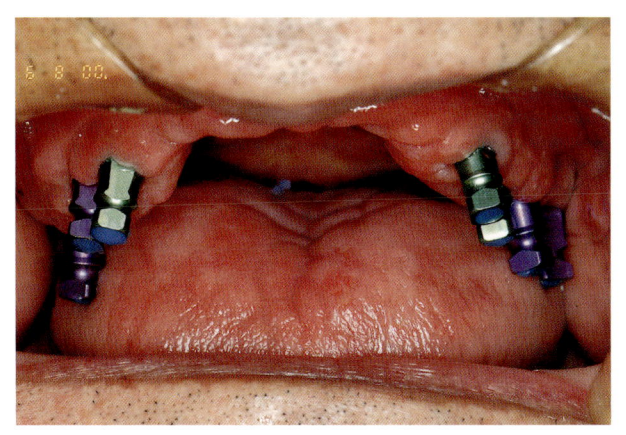

2．無歯顎症例へのScrew-Ventの応用

図9 フィクスチャーマウントを使用して、インダイレクト印象（クローズドトレー法）を行う。

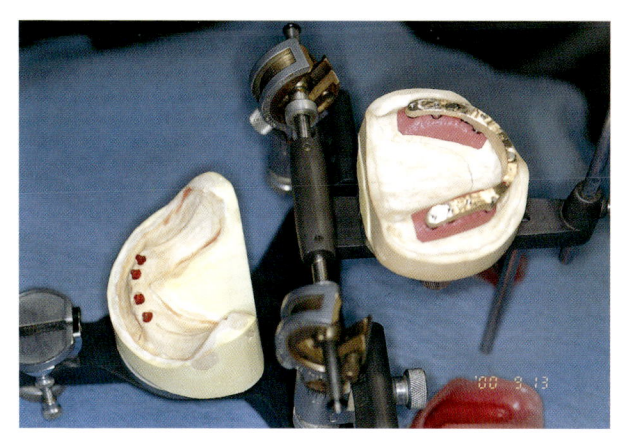

図10 咬合器上での製作作業。

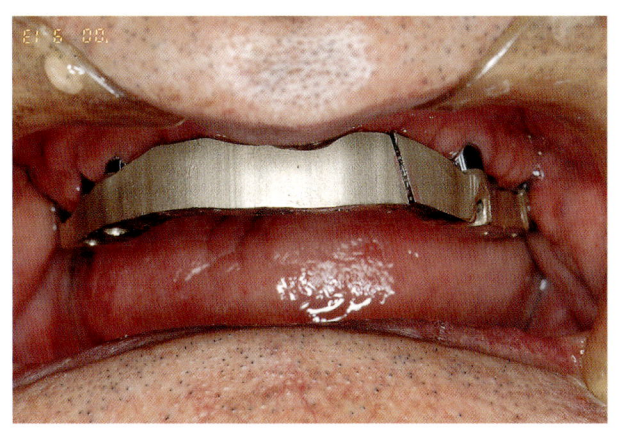

図11 上顎バーの適合確認の状態。このカスタムバーはワンピースキャストでは無理なため、口腔内で位置決めして鑞着した。

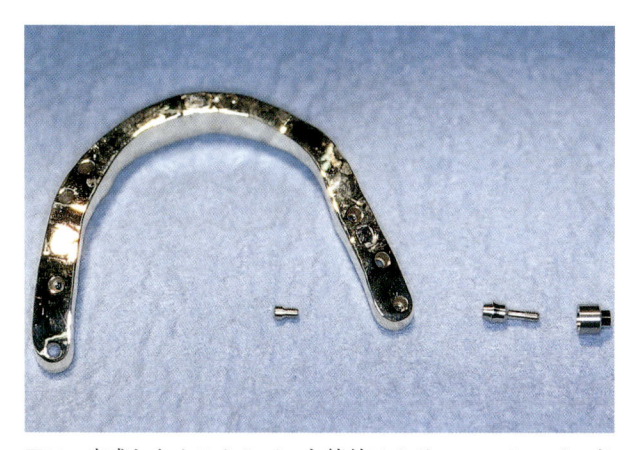

図12 完成したカスタムバーと締結スクリュー。テーパードアバットメントカラーを示す。

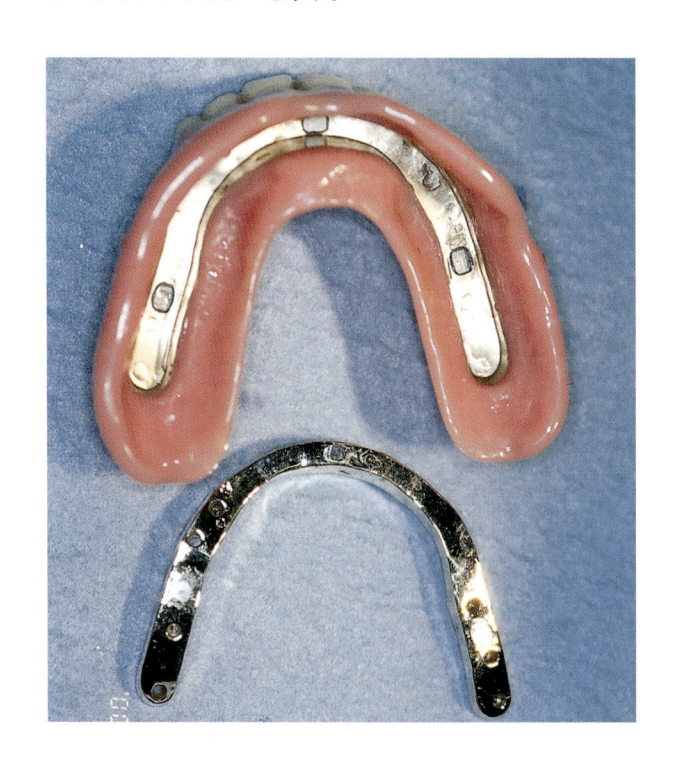

図13 上顎義歯内面のスリーブとマグネットの状態とカスタムバーを示す。

47

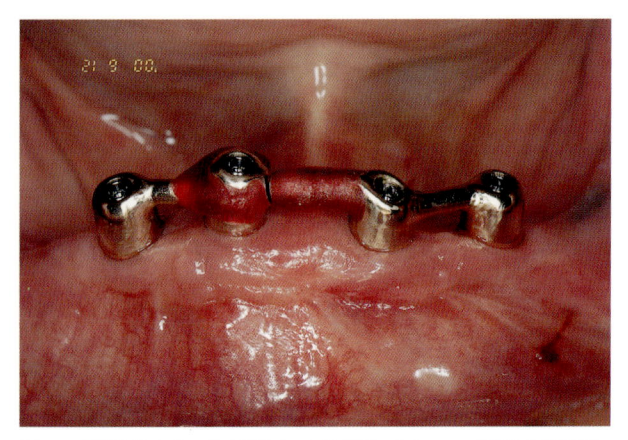

第3章 インプラント埋入ツール

図14 下顎CMバーも口腔内で位置決めし、1箇所を鑞着した。

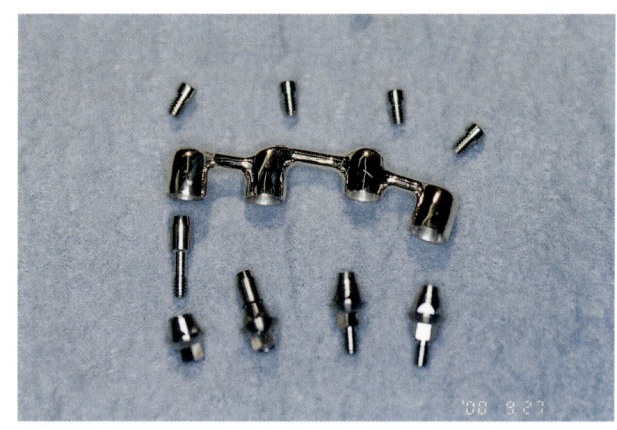

図15 スペクトラコーン・ストレートアバットメントとバーゴルドコーピング上に鋳接、鑞着されたCMバー。

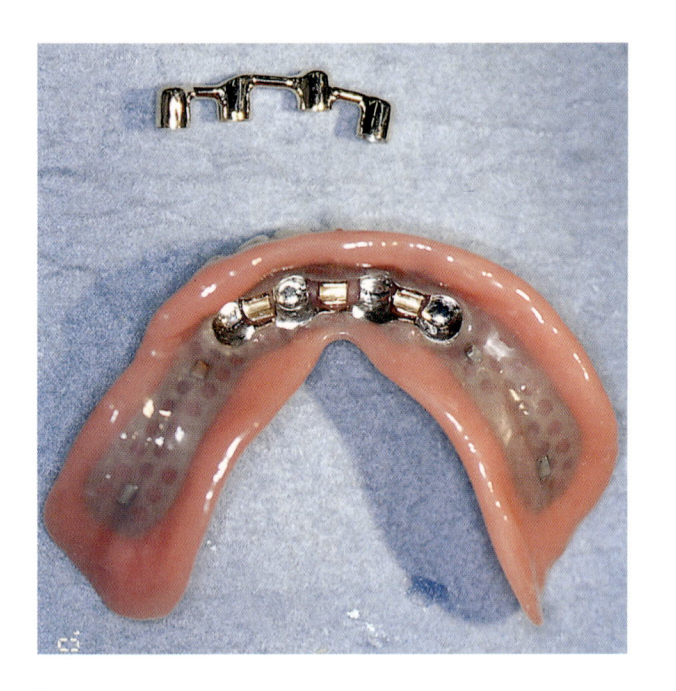

図16 バーと下顎義歯内面の状態。3箇所のクリップとバー部分をカバーするメタルハウジングが確認できる。

ンはカスタムバーにより左右インプラントを連結して、動きの少ないリジッドサポートが得られる可撤性義歯とした。バーはパラレルな軸面を形成し、マグネットキーパーを左右臼歯部に2個、前歯部に1個配し、義歯内面のスリーブで義歯の挙動を制限しつつマグネットで維持力を得る設計にした。これにより、支台装置と義歯咬合面が一体化したリジッドなワンユニットデンチャーとなり、下顎前歯部インプラントと上顎臼歯部インプラントの加圧因子を相殺できると考えた（図11～13）。

下顎はCMバーに3個のクリップで維持力を発揮する設計にした。この義歯の遠心方向への後方沈下は防げないが、バーにより下顎義歯の挙動を制限でき、また上顎義歯の安定と相まって咀嚼効率が向上することを期待し

た（図14～16）。

さて、バータイプの補綴設計で義歯を製作する場合、義歯の人工歯や床とバーのスペースをあらかじめ確認しておく必要がある。この症例の場合、プロビジョナルデンチャーでバーの入るスペースを確認し、それをサージカルステントに反映させてインプラント埋入ポジションを決定している。バー部分が完成したのち、義歯部分の人工歯排列試適を行い義歯床も含めて審美的・機能的な義歯形態の確認を行った。いわゆるトップダウントリートメントである。

上部構造完成後、上顎はテーパードアバットメントカラーを20Ncmのトルクでインプラントフィクスチャーに締結した（図17）。下顎はスペクトラコーン・ストレー

48

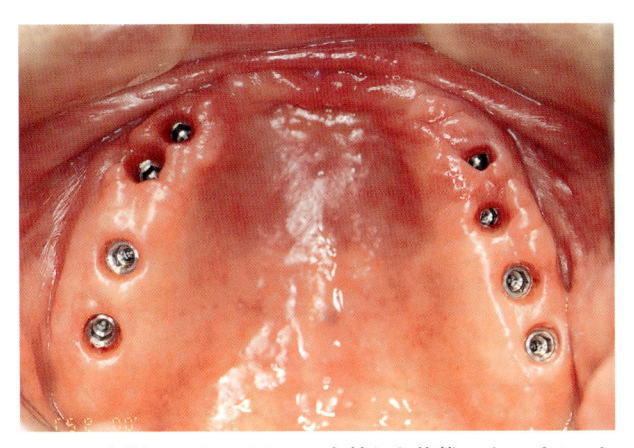

2. 無歯顎症例へのScrew-Ventの応用

図17-a　上顎ヒーリングカラーを外した状態。インプラント周囲内縁上皮は出血点もなく、良好な状態である。

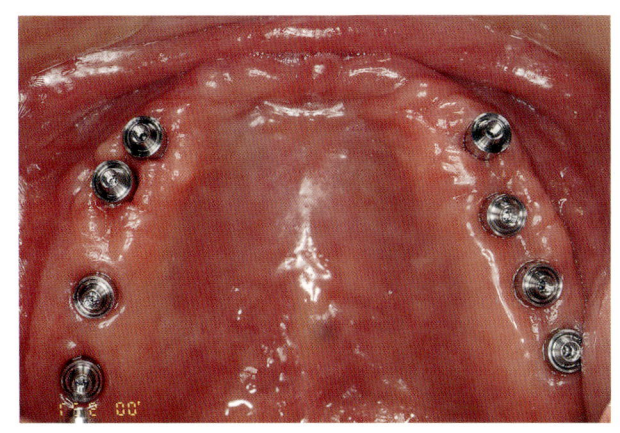

図17-b　テーパードアバットメントカラーを20Ncmのトルクをかけて装着した状態。

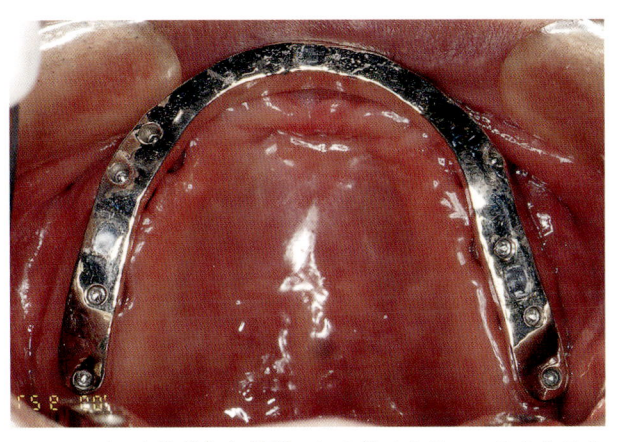

図17-c　バーを装着した状態。この後スクリューアクセスホールはレジン充填で閉鎖した。

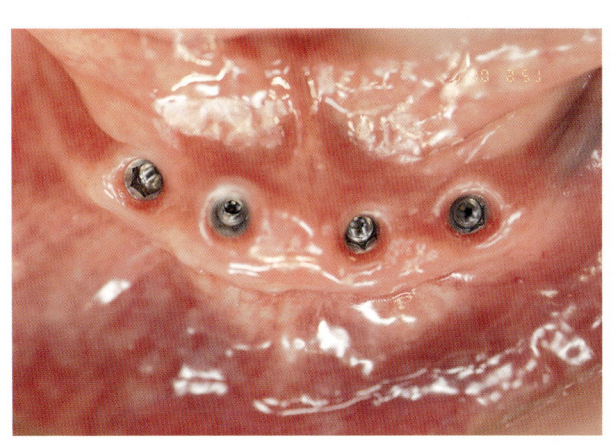

図18-a　下顎ヒーリングカラーを外した状態。この状態で何時間経過しても、インプラント周囲内縁上皮の形態は崩れることがなく、アバットメント装着時に歯肉の挟み込みもない。

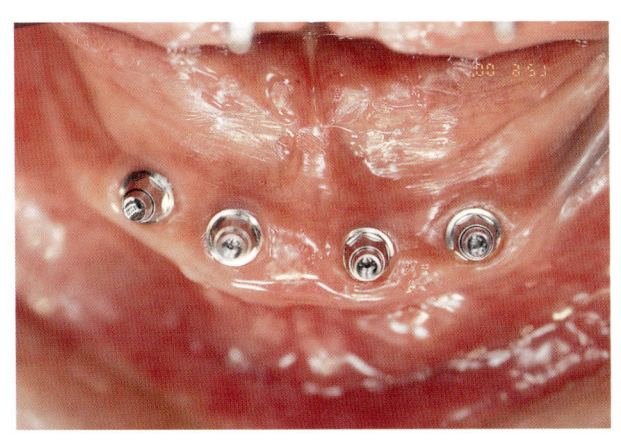

図18-b　スペクトラコーン・ストレートアバットメントを30Ncmで締結した。

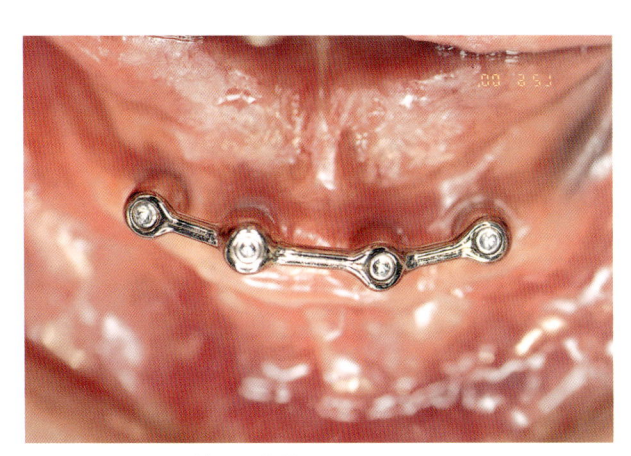

図18-c　バーを装着した状態。

第3章　インプラント埋入ツール

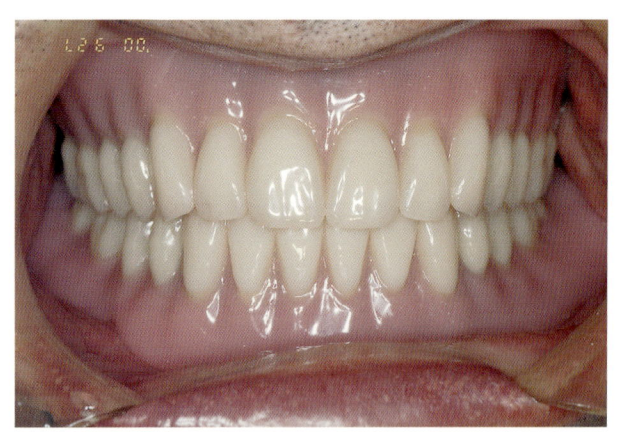

図19-a　上部構造装着時の正面観。

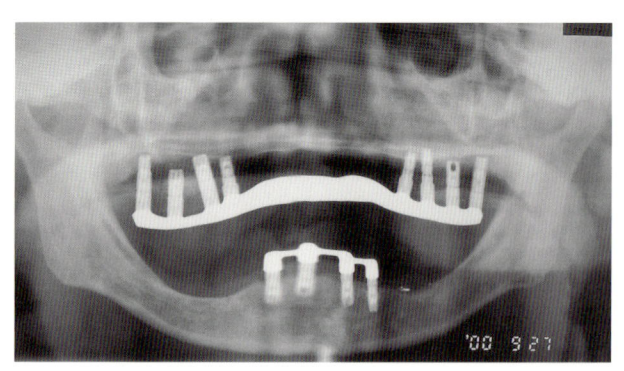

図19-b　上部構造装着時のパノラマX線写真。著しい顎骨の吸収がみられる。

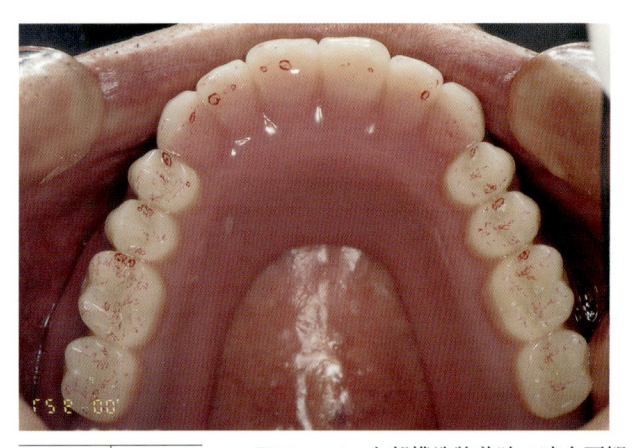

図19-c｜図19-d　図19-c、d　上部構造装着時の咬合面観。

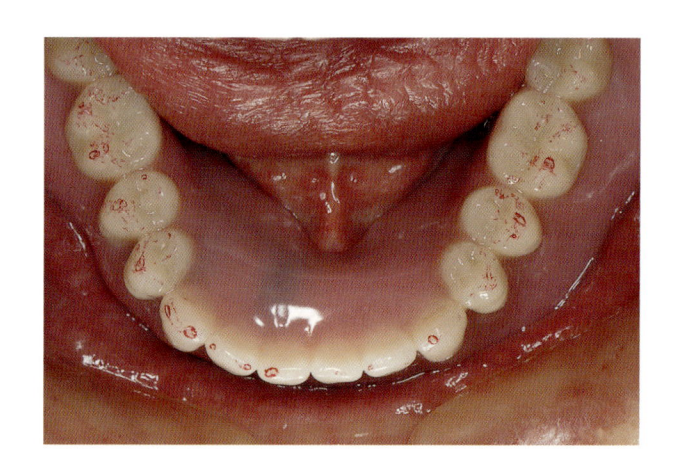

トアバットメントを30Ncmで締結した（図18）。

その後、上下ともバー部分をアバットメント上に15Ncmで締結し、装着した。

義歯装着後、咬合調整を行いメインテナンスへ移行した。患者は義歯がほとんど動かなくなったことによりとてもよく噛めるようになり、また上顎口蓋部の床をなくしたことで、違和感も軽減し、たいへん喜んでいる（図19）。

義歯装着後のパノラマX線写真からも、顎堤の条件の厳しさがうかがえる（図19-b）。現在、初診から約9年が経過し、患者は78歳になった。上部構造装着後約8年経過しているが（図20、21）、上下顎ともリベースは一度も行っていない。下顎義歯のクリップを1つ交換しただけである。

患者は3ヵ月に1度のメインテナンス来院を継続しており、現在は老人ホームからの通院となっているが、足が少し悪くなった程度で、非常に元気でよく食べることができている。患者にとって、この義歯の満足度は高い。

メインテナンス時には、バー周囲のPMTCはもちろんのこと、クリップの緩み、破折、義歯の動揺度、咬合調整、義歯の洗浄、などを行っている。また患者自身のホームケアのサポートとしてTBIを適宜行っている。

03　まとめ

インプラント治療は、1歯欠損から無歯顎まで幅広い欠損形態に対応できるわけであるが、その使用目的は、

50

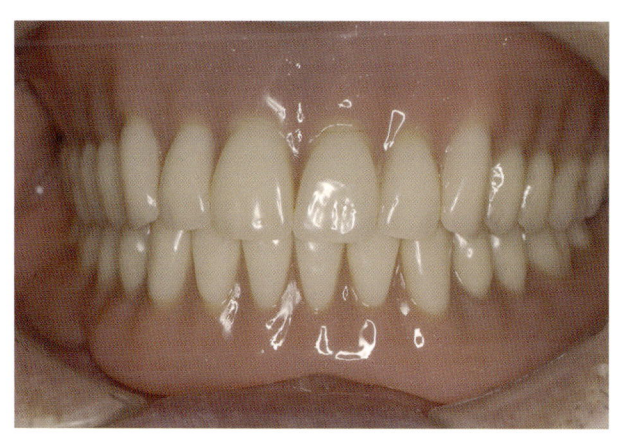

2. 無歯顎症例へのScrew-Ventの応用

図20-a 上部構造装着後約8年の義歯装着時の状態。義歯はきわめて安定している。

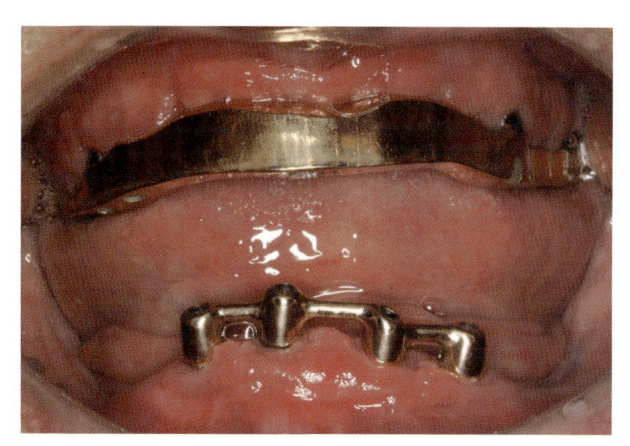

図20-b 上部構造装着後約8年の口腔内。バー周囲粘膜はわずかな炎症が認められるが、排膿や出血はなく、ほぼ安定している。

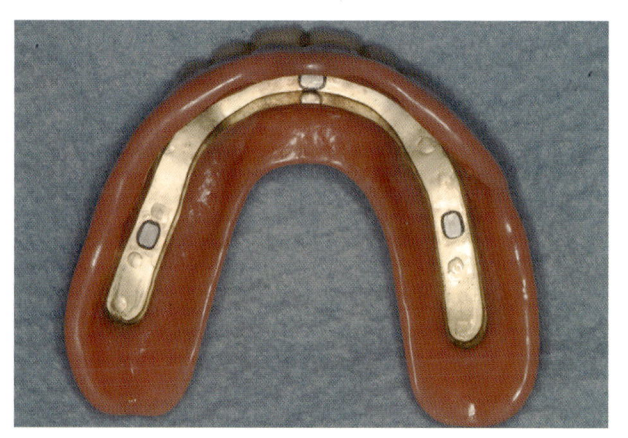

図20-c 上顎義歯内面。維持力は衰えず、破折もなく機能している。

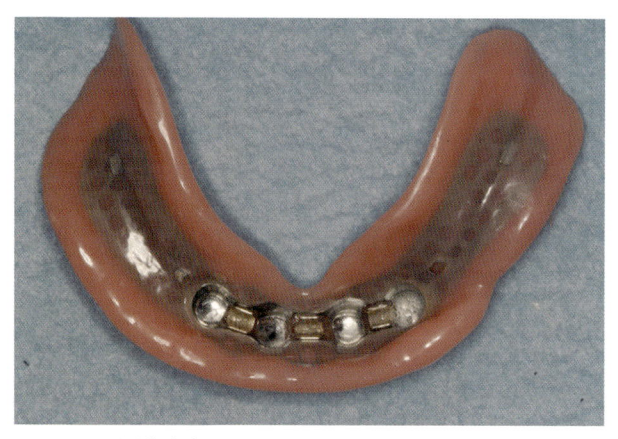

図20-d 下顎義歯内面。1つのクリップが破折して交換した。

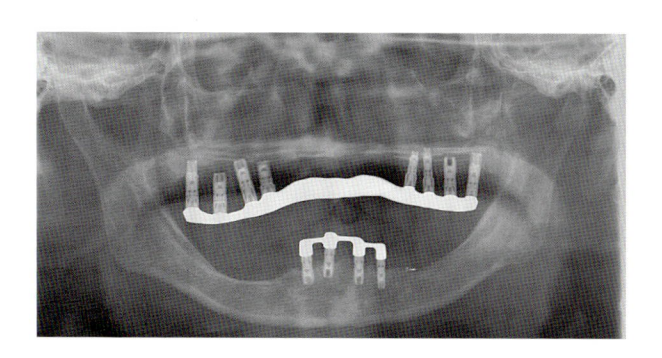

図21 上部構造装着後約8年のパノラマX線写真。インプラント頸部は第1スレッド付近までの骨吸収が認められる。さらなるメインテナンスの強化と、患者が高齢のため通院できなくなったときの対応が今後の課題である。

前歯部欠損では臼歯部咬合支持前提での審美性回復と咬合ガイド付与が目標となり、臼歯部欠損では強固な咬合支持獲得が目的となると考えている。

本稿では無歯顎にScrew-Ventストレートインプラントを応用した症例を供覧したが、多様な欠損形態に対するScrew-Ventインプラントの応用に関しては、筆者は、現在ではテーパードScrew-Ventがほとんどであり、上顎ではHAコーティング（MP-1）、下顎ではMTXサーフェイスをおもに使用している。

ちなみに、2002年から2007年の5年間で上顎54本、下顎26本、合計80本のHAサーフェイスのインプラントを使用したが、除去に至ったのは0本で、いずれの症例も経過は良好である。

第3章　インプラント埋入ツール

インプラント埋入ツール

Screw-Ventインプラントシステム

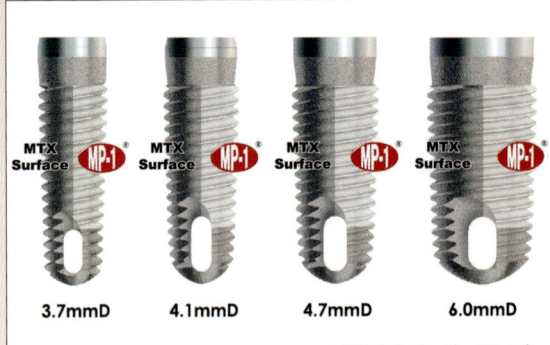

3.7mmD　4.1mmD　4.7mmD　6.0mmD
※図はすべてテーパードタイプ

Zimmer Dental社（米国）の完全埋入型2回法スクリュータイプインプラントで、テーパードとストレートの2種類がある。その最大の特長は、Friction-fit（クサビ嵌合）と呼ばれるフィクスチャーとアバットメントの連結様式であり、アバットメントスクリューの緩みを最大限に抑えることができる。

SwissPlusインプラントシステム

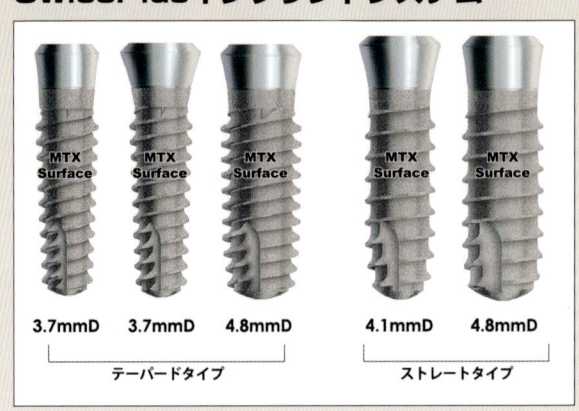

3.7mmD　3.7mmD　4.8mmD　4.1mmD　4.8mmD
テーパードタイプ　　　　　ストレートタイプ

Zimmer Dental社（米国）の歯肉縁上型1回法スクリュータイプインプラントで、テーパードとストレートの2種類がある。付属のフィクスチャーマウントはさまざまな用途に活用でき経済的であるほか、補綴コンポーネントも広く用意されており、可撤式などあらゆる補綴形態にも対応できる。

インプラント用マイクロモーター サージックAP

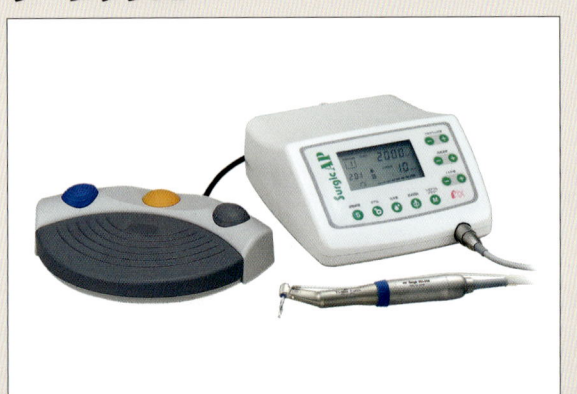

口腔インプラント外科手術に必要となるすべてのパワーと性能を搭載しているモーター。回転速度、トルク値、注水量、正逆の回転は、それぞれの術式に合わせて8種類までプログラミングが可能である。また、高性能ブラシレスマイクロモーターの採用により、高負荷によるインプラント術中の発熱を抑え、長時間にわたる外科手術を安全に行うことができる。ライト付きハンドピースの選択肢も用意されている。

ドリリングセキュリティシステムDSS

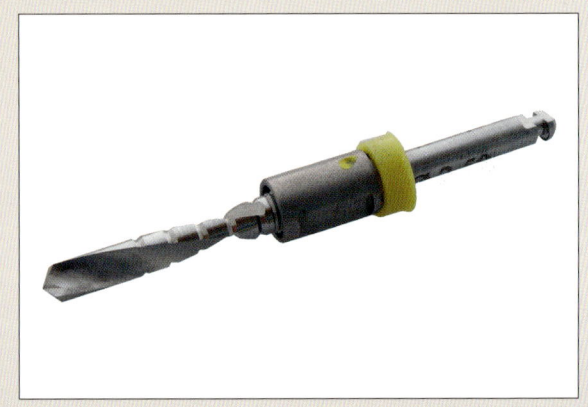

専用ストッパーにより、インプラント窩形成時に予定深度以上の穿孔を防止できる器具。サイズのラインアップが豊富で、ほとんどすべてのインプラントシステムに使用可能である。スレッド構造でドリル本体に装着されるため微調整が容易であり、使用中に位置がズレることもない。

問い合わせ

株式会社インプラテックス

〒116-0013　東京都荒川区西日暮里2-33-19　YDM日暮里ビル
TEL：03-5850-8555（代表）　FAX：03-5850-8505
e-mail：itx@itx.co.jp　URL：http://www.co.jp

第4章

ティッシュマネージメントツール

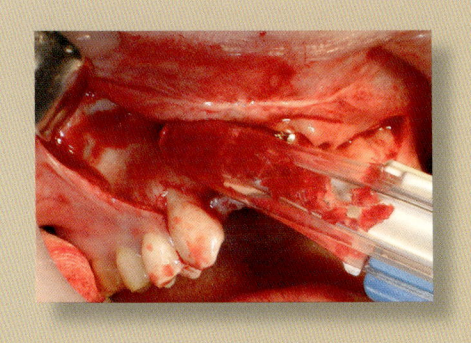

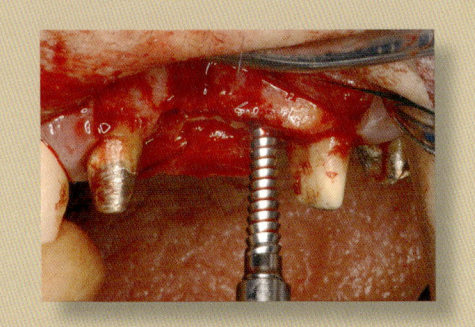

第4章 ティッシュマネージメントツール

1. セーフスクレイパーおよびK-トレフィンドリルシステムを用いた骨採取

嶋田 淳
(明海大学歯学部病態診断治療学講座口腔顎顔面外科学分野1・教授)

01 はじめに

「骨を制する者は歯科を制する」とは、筆者がつねに抱いてきた口腔外科医としての目標であり、歯を支持する歯槽骨や顎骨を自在に再生できれば、それは患者にとっても医療者にとっても理想的かつ夢の方法である。

欧米でBMPとコラーゲン担体を用いて容易に骨が造れる時代が訪れたとはいえ、日本においてその夢が現実になる日はまだ遠い。また、細胞増殖因子を高濃度で回収するPRPにより骨形成を加速させる方法や、ティッシュエンジニアリングの手法で培養骨を生体に戻す手法は、期待されるほどのコストパフォーマンスと確実性があるかというと、疑問の声もある[1]。さらに、欧米の論文で優れた成績を示しているBio-Oss®などの異種骨[2]は、日本では薬事未認可の骨補填材料であり、現状ではそれに勝る歯科領域で使用可能な人工骨も見あたらない。したがって、もっとも確実で安価な骨形成の方策としては、やはり自家骨採取とその移植に頼らざるを得ないのが現状であろう。

腸骨や肋骨、頭蓋骨、脛骨など口腔領域以外の部位からの移植骨採取は、腫瘍や囊胞などの口腔外科的疾患で顎骨の切除を余儀なくされた場合には頻繁に行われている。しかしながら、インプラント治療に付随する骨欠損に対して身体他部位を骨採取のドナーサイトとすることには、抵抗がある医療者も多いだろう。

例えば患者にとっても、歯の欠損に対する治療を求めて訪れた医療機関で、入院下全身麻酔での腸骨移植の必要性を求められることは、想像を超えたオーバートリートメントとして捉えられるのではないだろうか。加えて時代は、患者本位のminimal interventionやlow invasive surgeryが求められるトレンドにある。

インプラント周囲の骨欠損の修復のための自家骨採取は、口腔内ではオトガイ部、臼後部、下顎枝部、下顎大臼歯部、上顎結節部などがドナーサイトとされている。患者の苦痛を軽減するためには、できればインプラント処置の行われるプライマリーの術野かその周辺、あるいは隣接部位において自家骨が採取可能ならば、それが望ましいと思われる。

オトガイ部からは、中等度の大きさのブロック骨や4〜6 mlの粉砕骨、下顎枝部からは20mm×6 mm程度の大きさの短冊状のブロック骨やこれよりやや大きい板状骨、臼歯部頰側皮質骨からは15mm×15mm程度の大きさで2 mm程度の厚さの板状骨やこれを粉砕した骨が採取可能である(図1)。また、臼後部からもトレフィンバーで皮質骨を採取し、1〜1.5mlの粉砕骨が採取できる。

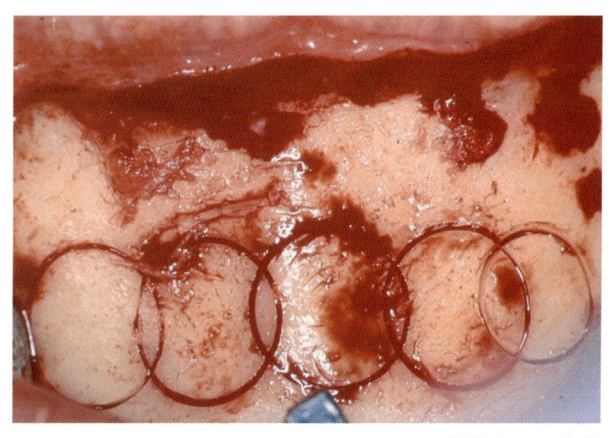

図1 トレフィンバーによるオトガイからの骨採取。口腔前庭切開で粘膜および口輪筋、下唇下制筋、オトガイ筋などを切離する必要がある。オトガイ神経損傷の危険があるため、骨は皮質骨を採取する。深く取りすぎると下歯神経叢を損傷し、下顎前歯の打診痛や歯髄壊死の可能性が生じてくる。

1. セーフスクレイパーおよびK-トレフィンドリルシステムを用いた骨採取

セーフスクレイパー

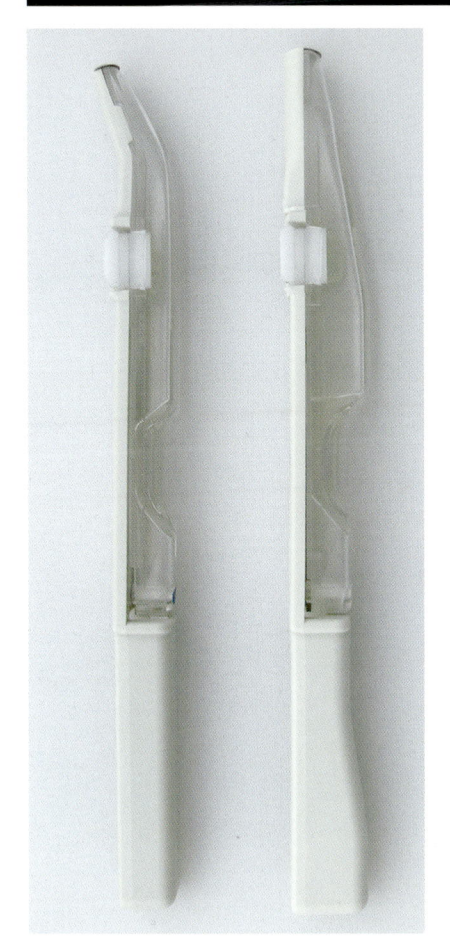

図2　左：セーフスクレイパー（曲型）、右：セーフスクレイパー（直型）。

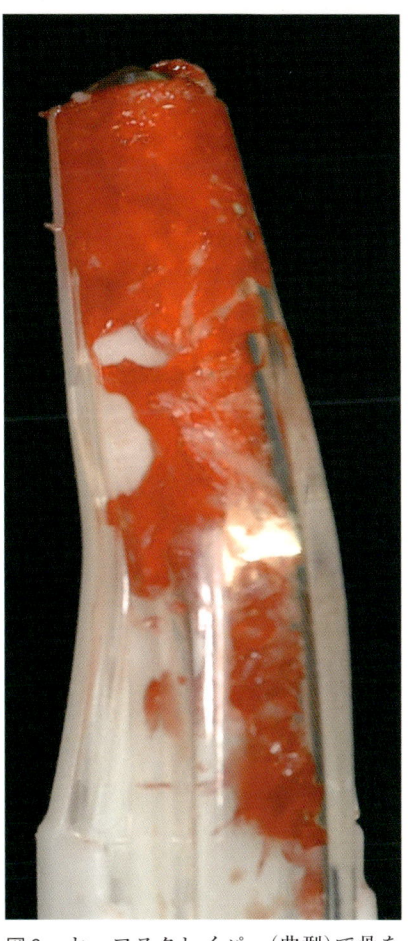

図3　セーフスクレイパー（曲型）で骨を採取した状態。採取した骨がプラスチック製のチャンバー内に集積している。骨は血液で湿潤している。

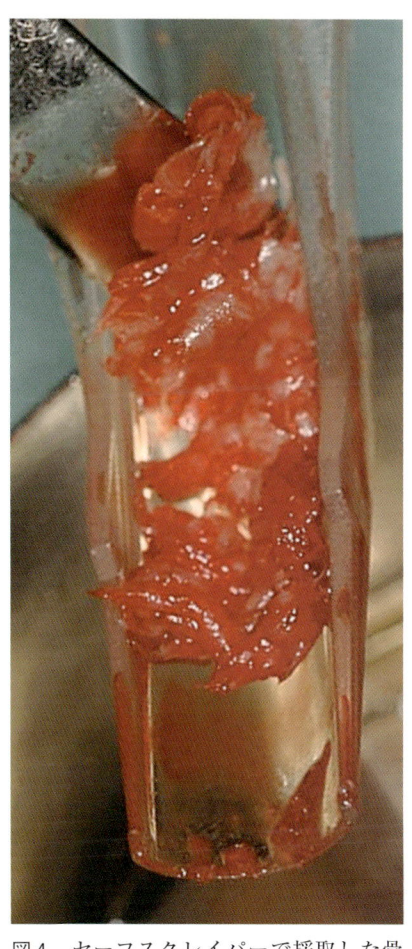

図4　セーフスクレイパーで採取した骨。細片化され血液で湿潤しており、粘着性があるので操作性がよい。

しかし、たとえ口腔内といえども、下顎遊離端欠損症例の場合を除いて、これらの採取部位は、インプラント埋入手術野以外の新たな部位に術野を求めることになる。

一方、特殊に工夫された採骨器材を用いることにより、切開線の延長は必要となるものの、同一術野からGBRや骨造成に必要な量の骨を採取できる。不足分は、採取した自家骨に非生物材料からなる人工骨を添加することで補うことができる。

筆者の大学のインプラント外来において、インプラントのスレッド露出程度の小さな骨欠損から、2～3mlの自家骨が必要な上顎洞底挙上術に至るまで、頻繁に自家骨採取に用いている器具に、セーフスクレイパーとK-トレフィンがある。以下では、これらの器具の特長と、使用する際のポイントを解説する。

02 セーフスクレイパーの特長と使用時のポイント

セーフスクレイパーはペン型の骨採取器具で、先端に円盤状の刃が付いている。この刃で骨表面を引いて掻爬することにより、皮質骨表面が鉋をかけたように切削され、プラスチック製のハンドル内に骨が採集される仕組みになっている（図2、3）。採取される骨は削片状であるので、ボーンミルを使用する必要はない。ハンドル部分は直型と屈曲したタイプがあるが、力のかけやすさは曲型が勝ると思われる。直型は手元が口唇や歯に当たってしまうので、うまく骨表面を掻爬できないことがある。採取された骨は血液で湿潤しており、互いに粘着するので扱いやすい（図4）。

第4章　ティッシュマネージメントツール

K-トレフィンドリルシステム

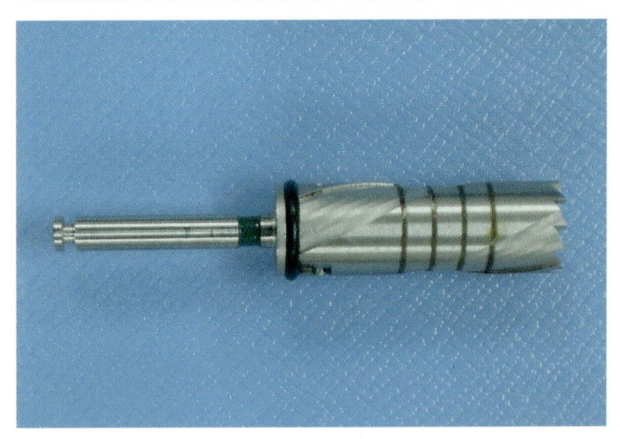

図5　K-トレフィン（トレフィンドリル）。φ6.2mmのもので、臼後部に使用しやすい。細すぎると採取骨は少なくなってしまう。太すぎると周辺組織への侵襲が大きくなる。深さはトレフィンバー表面の黒線で判る。5、7、9、11mmの深さに線が記されている。下歯槽管を損傷しないためにも重要な目印である。

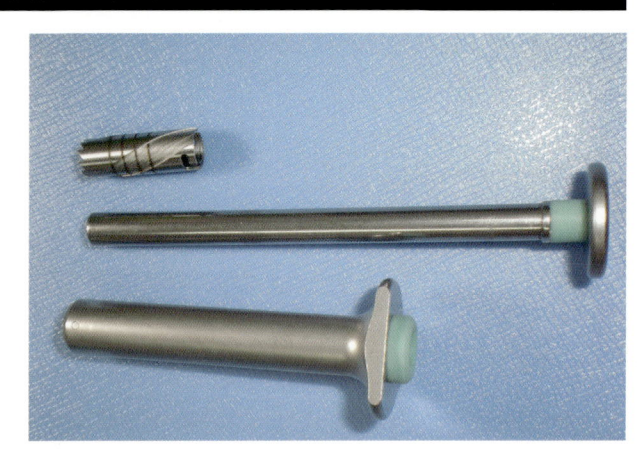

図6　K-トレフィンの構成。上からトレフィンチューブ、プランジャー、シリンジ。

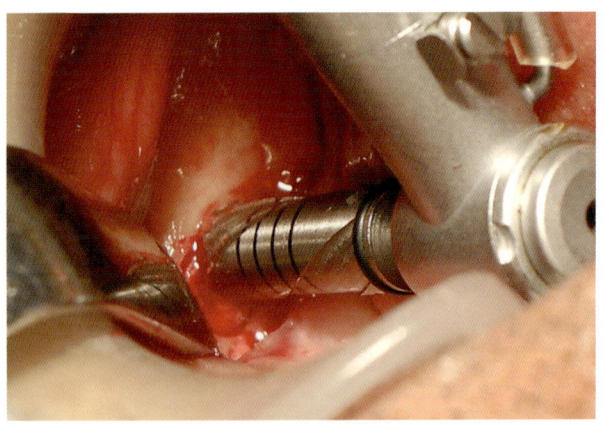

図7　左下顎臼歯部頬棚での採骨。K-トレフィンを注水下で骨に押し当てながら回転させる。骨が軟らかければ、低回転としたほうが熱損傷による骨のダメージは少ない。周辺組織を巻き込まないよう軟組織の展開を十分に行う。回転数は、上顎骨で500rpm、下顎骨で800〜1,000rpmが推奨されている。

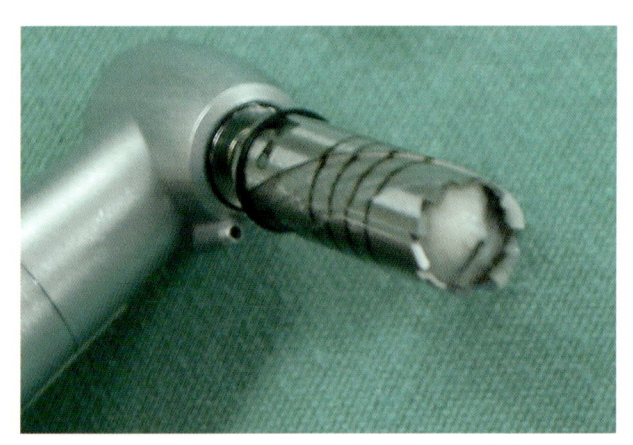

図8　採取された骨。トレフィンバーの内部に堆積している。粉砕骨は粉末状である。

　人工骨を追加するときは、生理食塩水で湿潤させるか、自己血を採取して攪拌し、凝固させると使用しやすくなる。採取された骨は十分に骨芽細胞を含み、骨形成の能力を有している。採取できる骨容量は0.5〜1.0ml程度である。筒内が採取骨で満たされる頃には刃部の切削能力が落ちるので、新しいものに変えたほうが効率的である。皮質骨を掻爬していって海綿骨が露出した段階で、骨採取の限界がきたことになる。骨面から微小な血管を通じて出血が持続するときは、骨蝋を薄く骨表面に塗って止血する。

03　K-トレフィンドリルシステムの特長と使用時のポイント

　K-トレフィンは、コントラエンジンハンドピースに付けて骨を採取する器具である。トレフィンバーの内部で骨を切削する薄い刃が組み合わされており、円筒状に骨を粉砕しながら採取できる（図5、6）。トレフィンバーで採取した骨を粉砕するためにはボーンニッパやボーンミルが必要だが、K-トレフィンは一つで採取・粉砕の二役をこなすことができる優れものであり、特に臼後

1. セーフスクレイパーおよびK-トレフィンドリルシステムを用いた骨採取

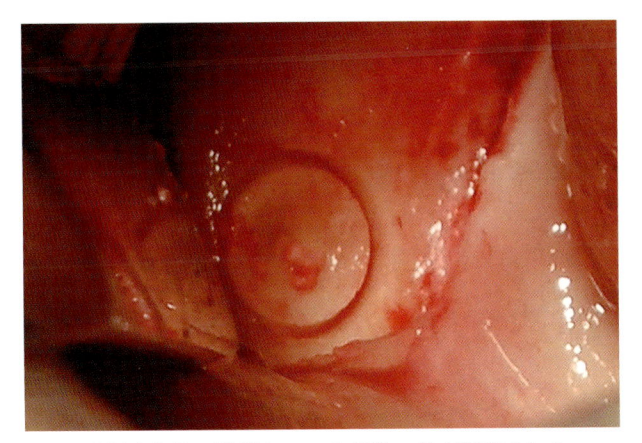

図9 骨採取部位。陥凹している部分の骨が採取された。

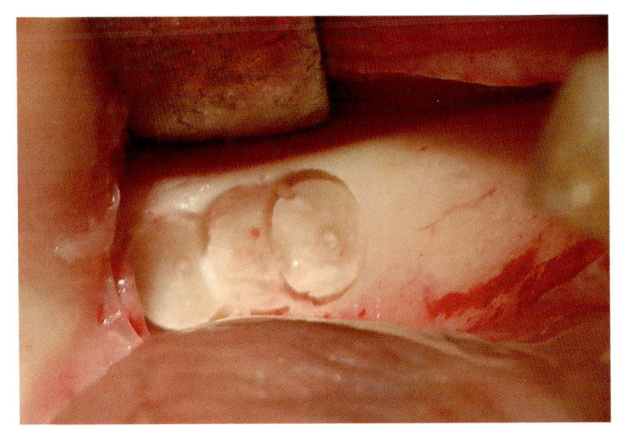

図10 K-トレフィンによる採骨。採骨部位を移動して採骨を進める。採骨部の頬側は外斜線である。

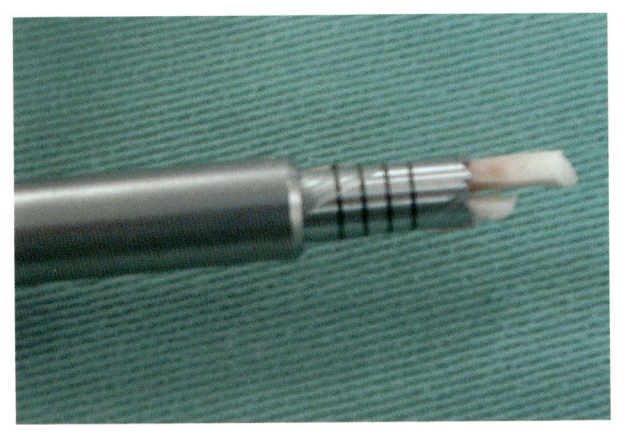

図11 押し出された粉砕骨。粉末状の骨細片で、湿潤はしているが血液は付着していない。

表1 セーフスクレイパーとK-トレフィンの比較

	セーフスクレイパー	K-トレフィン
動力	手動	電気エンジン
採取骨の量	比較的多い	比較的少量
血液の混入	有	無（少量）
骨片の大きさ	適度（削片状）	小さい（粉末状）
採取の難易	容易	容易
適用可能部位	薄い皮質骨部も可能	厚い皮質骨のある部位
コスト	ディスポーザブル	繰り返し使用可能
ボーンミルの必要性	無し	無し

部や頬棚付近の皮質骨が厚い部位に適用される（図7）。

また、K-トレフィンには、直径により3.2mm、4.2mm、5.2mm、6.2mmなどの種類があり、当然太いほうが骨の採取量は多くなる。800回／分以下の回転で注水下に回転させると深く掘り進み、トレフィンの内部に粉砕された骨が蓄積される（図8）。

採取された骨は皮質骨が粉砕されたものなので、血液の湿潤はない。トレフィンバーの部分で円柱形に骨が切削され、その内部の骨は板状の刃で細かく削合されながらトレフィンバー内部の空洞内に堆積する。したがって、ドナーサイトの骨表面には円形の溝とディンプル状の陥凹が残ることになる（図9）。K-トレフィンを少しずらして再度回転させると、再び骨が採取される（図10）。採取が終了したら、内部の刃を外してからトレフィンバーの部分を専用のアプリケーターに装着してプランジャーで押し出すと、採取された粉砕骨が出てくる（図11）。

セーフスクレイパーとK-トレフィンを比較すると、どちらも使用は容易であるが、適用可能部位がセーフスクレイパーのほうが広く、血液に湿潤した骨が採取可能であり、より使用範囲が広いと考えられる（表1）。

第4章 ティッシュマネージメントツール

セーフスクレイパーを用いて骨造成を行った症例（症例1-a〜p）

患者年齢および性別：60歳、女性
初診日：2008年2月
現症：交通事故により上顎前歯部の歯と歯槽骨を欠損。

治療計画：一度ブロック骨移植を施行されたが移植骨の吸収が著しいため、再度split ridge techniqueと骨移植、GBRを併用して歯槽堤の幅と高さの造成を図る。

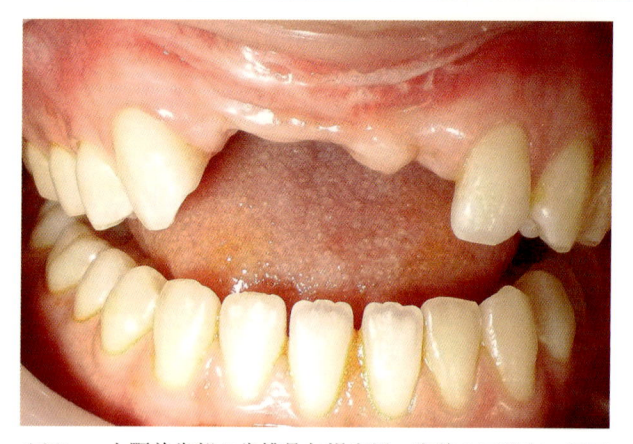

症例1-a　上顎前歯部の歯槽骨欠損症例。術前の口腔内。初回手術の瘢痕がみられる。

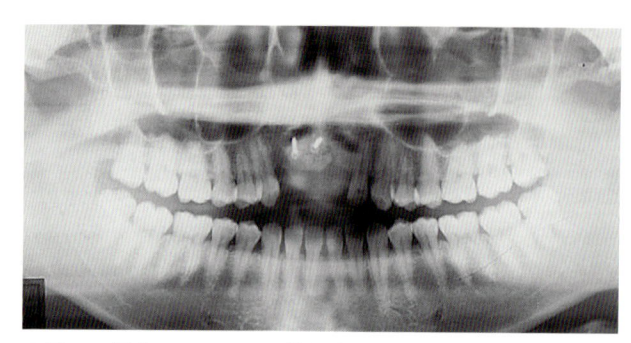

症例1-b　術前のパノラマX線写真。ブロック骨固定のためのスクリューが見られるが、骨造成量は少ない。

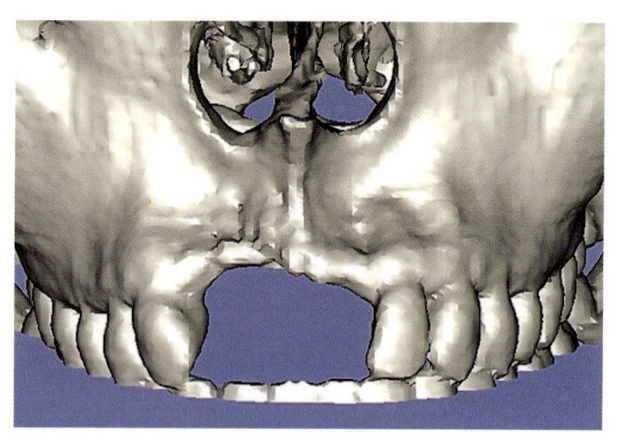

症例1-c　術前の三次元再構成画像。著明な骨欠損を認める。

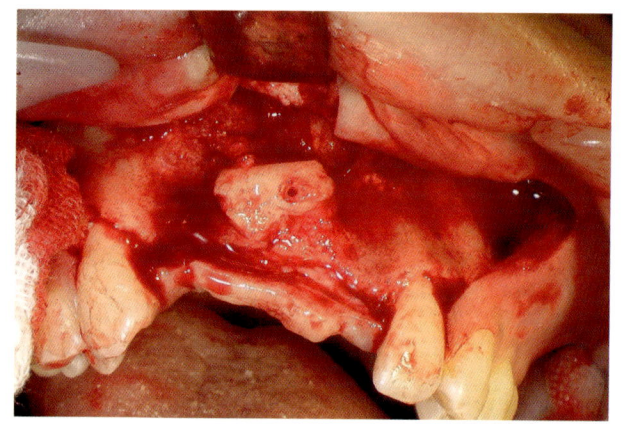

症例1-d　骨欠損の状態。吸収されたブロック骨の一部と非常に菲薄な骨がみられた。歯槽縁の唇舌幅は1mm程度しかなかった。

04 セーフスクレイパーを用いて骨造成を行った症例

　セーフスクレイパーを用いて骨造成を行った症例を供覧する。患者は若い女性で、交通事故により上顎前歯部の歯と歯槽骨の欠損を生じた。一度ブロック骨移植を施行されたが移植骨の吸収が著しいため、再度split ridge techniqueと骨移植、GBRを併用して歯槽堤の幅と高さの造成を図ることになった（症例1-a〜c）。
　必要とされる骨の造成量が多く、縫合時の粘膜の強度の緊張が予測されたので、隣在歯の遠心に縦切開を設定したremote flapを作成した。歯槽頂切開はやや唇側に設置し、縫合時にちょうど歯槽頂に位置するよう考慮した。局所麻酔は鼻腔底近くや頬骨顔面壁部に至るまで広範に実施した。骨採取部位の無痛を確保するためである。remote flapにより粘膜骨膜弁を剥離挙上すると（症例1-d）、非常に薄い歯槽骨が観察された。split ridge techniqueを施行するためには、歯槽縁の唇舌幅が3mm以上あり、かつ歯槽骨の断面形状が三角形である必要があるが、本症例ではスプリットコントロールプラス（Meisinger

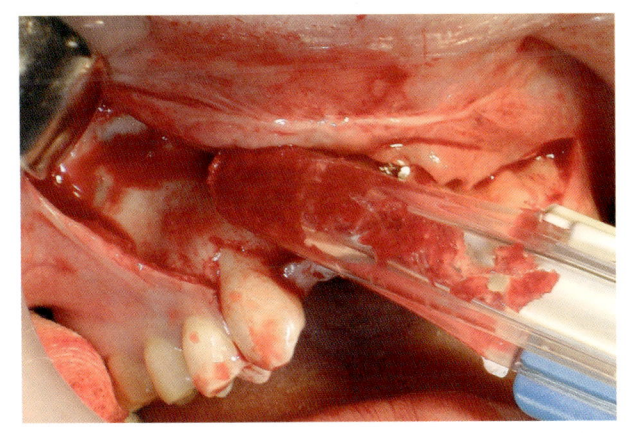

1. セーフスクレイパーおよびK-トレフィンドリルシステムを用いた骨採取

症例1-e　セーフスクレイパーによる骨採取。縦切開を遠心に延ばし、骨膜を剥離して頬骨体下稜を明示。顔面壁と頬骨下稜部から骨を採取した。

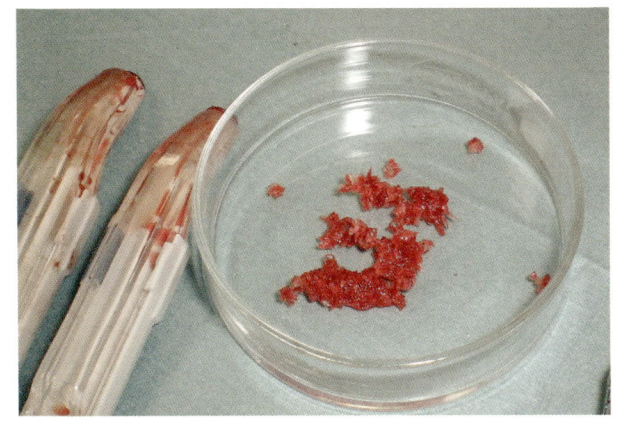

症例1-f　スクレイパーで採取した骨。粉砕された細片骨で扱いやすい大きさの血液で湿潤した骨が採取できる。

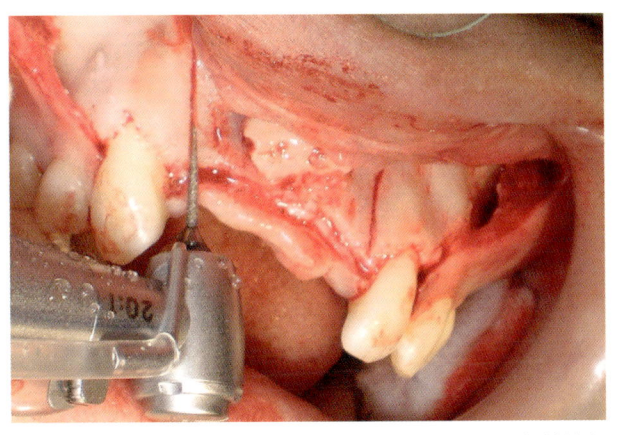

症例1-g　ダイヤモンドバーによる皮質骨の骨切り。皮質骨を完全に切っておかないと、分割時に骨が破折する。

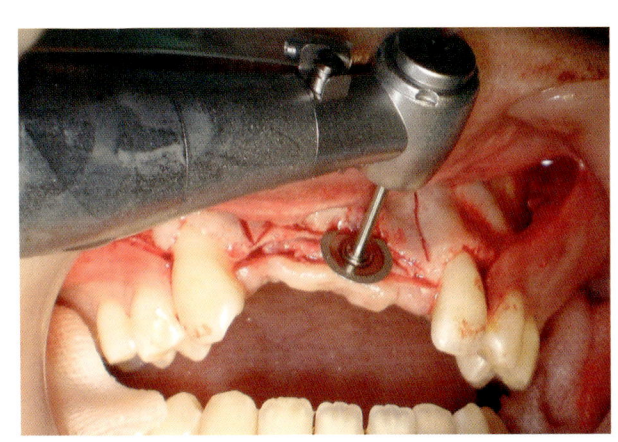

症例1-h　ダイヤモンドディスクにより歯槽頂の唇舌的分割面を作成する。

社製)を使用してスプリットクレストを行い、生じた骨間隙にセーフスクレイパーで上顎骨顔面壁と頬骨下稜から採取した自家細片骨を移植する術式を計画した。

　縦切開を犬歯部の口腔前庭からさらに小臼歯部に延長して上顎骨顔面壁を露出し、遠心の頬骨下稜部までは骨膜をトンネル状に剥離し、頬骨体下方の骨の厚い部分を明示した(症例1-e)。顔面壁部は内部に上顎洞が存在し、骨が薄いことが多いので、過度にスクレイパーで骨を開削すると、上顎洞粘膜が広範囲に露出することになる。したがって、必ず直視下で行い、上顎洞粘膜がわずかに露出した段階で、骨採取がそれ以上深くならないように他部位に移る必要がある。スクレイパーを強く押し込まなければ上顎洞粘膜が破れることはない。

　頬骨下稜部は骨が厚いので、丁寧にスクレイパーを往復させるとかなりの量の骨を採取することができる。速く動かしすぎると、滑脱して軟組織の擦過傷を生じさせる可能性があるので、丁寧にゆっくり引いて動かすとよい。スクレイパーの内部がほとんど骨で満たされるまで採取を行うと、2 ml程度の採骨量が得られる(症例1-f)。ただし、細片骨がふんわりと重なっているので、圧縮すると量は減ってしまう。採取した骨は血液が付着しており、粘着しやすいので操作性がよい。

　骨幅が薄い場合のスプリットクレストは、細く靱性のあるダイヤモンドバーで行うと、骨の喪失を最小限に抑えることができる。はじめは、隣在歯近心に2 mm程度の安全域を残して唇側皮質骨に骨切りを行う。深さは皮

59

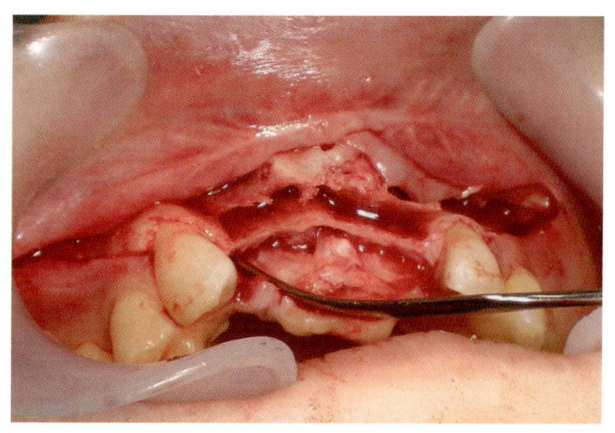

第4章 ティッシュマネージメントツール

症例1-i 骨ノミで骨切り面が広げられた状態。分割は徐々に行い、基底部では若木骨折を生じさせて骨片を完全に遊離させないよう注意する。

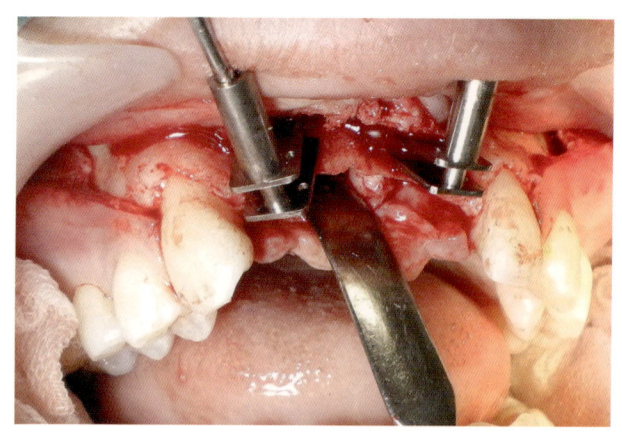

症例1-j Horizontal spreaderを骨間に挿入してからネジを回して金属板を広げると徐々に骨が解離してくる。スプレダーは深くまで挿入しておかないと歯槽縁で骨が破折する。

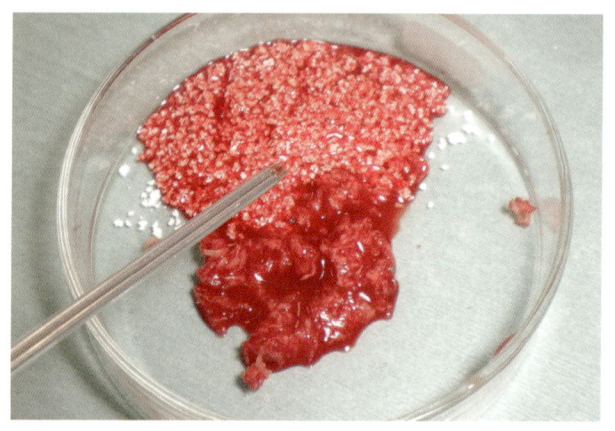

症例1-k 移植材料の準備。セーフスクレイパーで採取した自家細片骨2mlに非生物材料からなる人工骨2mlとPRPを加えた。

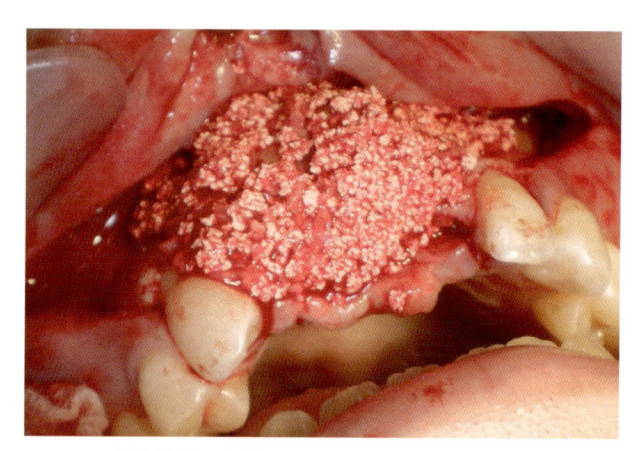

症例1-l 移植材料の調整。セーフスクレイパーで採取した自家骨に吸収性の骨補填材料とPRPを加えた。

質骨を貫通するまでとし、歯槽突起を超えて上顎骨骨体部の十分に骨幅が厚い部分までの高さを骨切りする(症例1-g)。次いで、同じダイヤモンドバーで歯槽頂に近遠心的骨切りを行ったのち、薄刃のダイヤモンドディスクで唇舌方向に骨に切れ込みを入れていく。湾曲した歯槽縁の形態に合わせてダイヤモンドディスクの向きをコントロールしながら、ゆっくりと切っていく(症例1-h)。

皮質骨が歯槽縁および近遠心とも切れて歯槽基底部のみが骨体と結合している状態になったら、両刃の薄い骨ノミを分割面に挿入してマレットで槌打し、分割を進めていく(症例1-i)。骨片が可動化し始めたら、Horizontal spreaderを骨間に挿入して、スクリューを回転させるこ

とで徐々に骨を離開させていくと、骨の破折を防止できる(症例1-j)。

両側の顔面壁と頬骨下稜からセーフスクレイパーで採取できた骨の量は、およそ2mlであった。4ml程度の骨移植材料が必要と思われたので、非生物材料からなる人工骨を2mlと、さらにPRPを加えた(症例1-k)。

Splitした歯槽頂の唇舌幅が6mm以上になることを確認したのち、骨間隙に緊密に移植材料を充填し、さらに周囲になだらかな形状のインプラント埋入に適した歯槽骨形態が形成されるまで、残りの移植材料を積層した(症例1-l)。緊張のない創縁の十分な接合が可能になるまで、骨膜減張切開を剝離・挙上した粘膜骨膜弁に施行してか

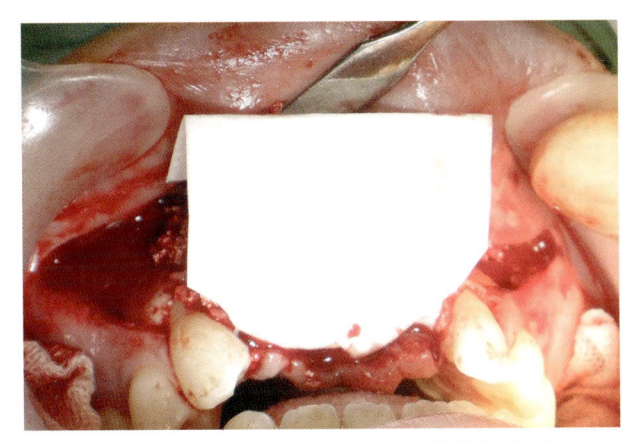

症例1-m 吸収性メンブレンで広範に移植材料を覆った。

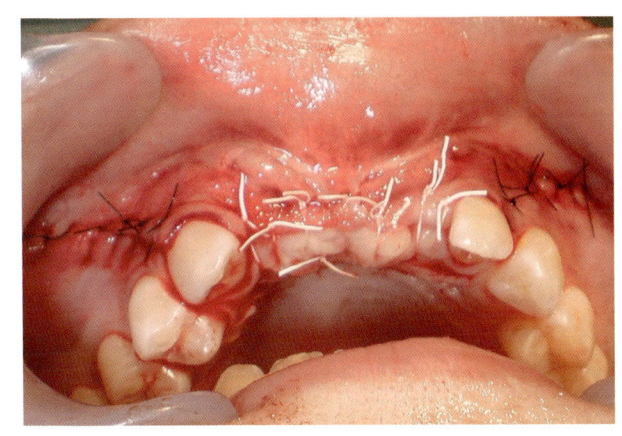

症例1-n 骨膜減張切開ののち、創を縫合・閉鎖した。

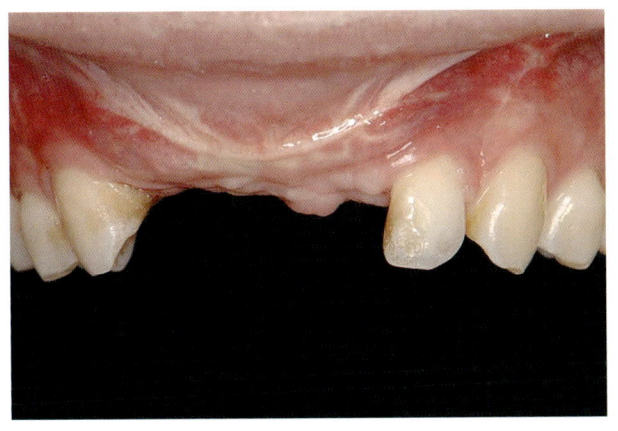

症例1-o 術後30日の口腔内所見。著しい骨の増大が得られている。

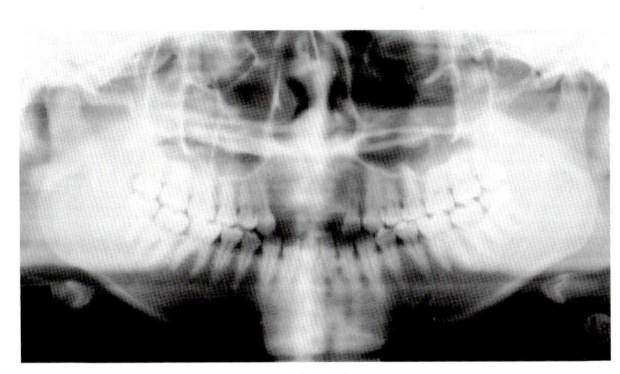

症例1-p 術後のパノラマX線写真。

ら吸収性のメンブレンを、移植材料を広く覆うように設置し（症例1-m）、創を縫合・閉鎖した（症例1-n）。手術時間は約60分であり、術後経過は良好で（症例1-o、p）腫脹は軽微であった。

このように、セーフスクレイパーによって骨移植部位の周囲に自家骨のドナーサイトを求めることが可能となった。自家骨の採取は縦切開をわずかに延長することで容易にでき、患者の負担と手術時間の短縮が図られた結果である。

05 まとめ

　セーフスクレイパーやK-トレフィンなどの骨採取器具は、容易に粉砕された自家骨を採取できるという利点を有している。

　また、さらに優れているのは、ドナーサイトを他部位に求めることを必要としない点である。患者にとっても術者にとっても手術の負担を軽減することができる器具なので、今後も使用する機会が増えていくであろう。

参考文献
1. 朝比奈 泉. 培養骨による骨造成の現状と今後. 季刊・歯科医療. 2008；22（4）：59-66.
2. Al Ruhaimi KA. Bone graft substitutes：a comparative qualitative histologic review of current osteoconductive grafting materials. Int J Oral Maxillofac Implants. 2001；16（1）：105-114.

2. クレストコントロールおよびスプリットコントロールを用いた骨幅増大術

白鳥清人
（白鳥歯科インプラントセンター）

01 はじめに

インプラント治療は、新しいインプラント技術の開発とインプラント関連器材の発達により、その適応症はますます拡大し、審美部位においても積極的にインプラント治療が選択されるようになってきた。そして同時に、患者のインプラント治療への期待も、さらに大きくなってきている。

われわれ歯科医師はこのような中、患者の要望に最大限に応えるべく、さまざまな治療技術を身につけていかなければならない。

そこで本稿では、骨幅が少ない症例に対しての応用が有効である、クレストコントロールおよびスプリットコントロールを用いた骨幅拡大術（split-ridge technique）について紹介する。

02 骨幅拡大術（split-ridge technique）の概要

骨幅拡大術（split-ridge technique）は、外科的に骨を分割するか、またはオステオトームを径の小さいものから大きいものへと順に使用することによって、狭い残存顎堤の幅を拡大させる造成術式である。

この手法は、同時にインプラント体を埋入することも可能である。適応症は、抜歯後の経過が長い皮質骨の成熟した顎堤で、インプラントを理想的な位置に埋入する場合、歯槽骨の高さは十分であるが骨幅が2～3mm程度不足しているという症例である。したがって、術前に最終補綴の形態をCT画像上に組み込んだ三次元画像上での診断が不可欠となる。

歯槽骨をしならせて、あるいは若木骨折させて拡大することから、原則的には歯槽骨の中央部に骨切りを行い、両側方に拡大する。

意図的に骨切り部分を頬側あるいは舌側にする、または、縦の骨切りを加えて拡大方向をコントロールすることも可能であるが、薄い部分から骨折する危険性があるので注意を要する。

骨折により骨片が動いてしまう場合は、骨片の吸収、腐骨化を起こす場合があるので、スクリューなどで動かないように固定をする必要がある。

03 クレストコントロールおよびスプリットコントロールの概要

Meisingerボーンマネジメントシステムには、ボーンスプリッティング用のクレストコントロール（Crest-Control Bone Splitting System）（図1）と、骨幅増大・骨圧縮用のスプリットコントロール（Split-Control Bone Spreading & Condensing System）（図2）がある。また、両方のキットが一つになったスプリットコントロールプラスというセットもある（図3）。

ボーンスプリッティング用のクレストコントロールは、骨頂から分割して側方に拡大するためのシステムであり、骨幅増大・骨圧縮用のスプリットコントロールは、骨の幅を押し広げる、あるいは骨をコンデンスするシステムである。

以下では、この2つのシステムを用いて骨幅拡大術を行った症例を供覧する。

2. クレストコントロールおよびスプリットコントロールを用いた骨幅増大術

図1　クレストコントロール。骨頂から骨を分割して側方に拡大するためのシステムである。

図2　スプリットコントロール。骨の幅を押し広げる、または骨を圧縮するためのシステムである。

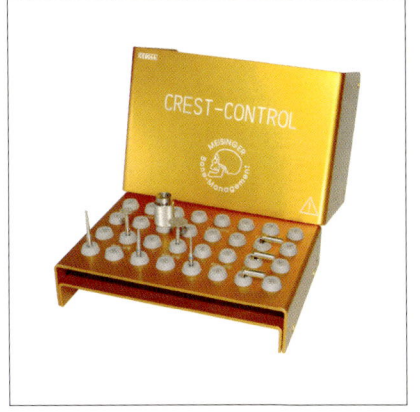

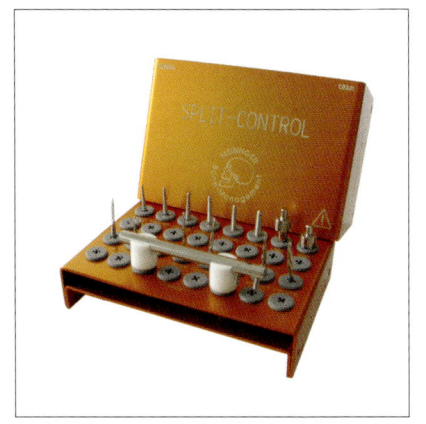

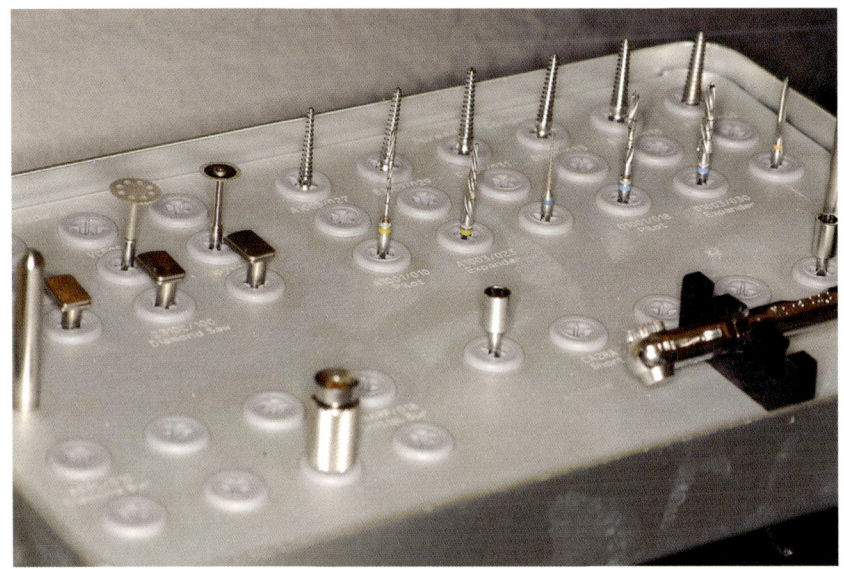

図3　クレストコントロールとスプリットコントロールの両方のキットが一つになったスプリットコントロールプラス。

04 クレストコントロールおよびスプリットコントロールを用いて骨幅拡大術を行った症例

　患者は初診時65歳の女性。|3 4欠損部のインプラントによる補綴治療を希望して来院した。紹介医により、|3を1年ほど前に抜歯、|4部はかなり以前から欠損しており、|3抜歯前までは③④⑤のブリッジが装着されていた。|3が歯根破折したため抜歯となり、右側の遊離端部を含めた仮義歯を装着したが、嘔吐反射が強く使用していないとのことであった。両隣在歯が失活歯であり、2歯欠損に対するブリッジでは予知性が低いとの診断から、紹介医よりインプラント埋入の依頼を受けた。当医院初診時は、インプラント治療を前提として、右側の欠損は放置したまま、左側に仮のブリッジが装着されていた（症例1-a、b）。

　パノラマX線写真から、インプラントを埋入するための解剖学的垂直的高さは十分であるが、|3部は歯槽頂がやや吸収していた（症例1-c）。CT撮影後インプラント埋入のシミュレーションでは、2mm程度骨幅が不足している（症例1-d）。口腔内に装着されているテンポラリーブリッジの|3部ポンティックの歯冠長が長かったが、患者はローリップラインで、審美的には受け入れられる範囲であった。それよりも早期に固定性のインプラント補綴が入り咀嚼できることを希望したため、歯槽頂のスプリットを行い、同時にインプラント埋入手術を行うこととした。

　歯槽頂切開を行い、歯槽骨の唇側と舌側の偶角部まで観察できるように十分に剝離する縦切開は、術野から遠い側の偶角部からフラップが台形になるように外開きに切開をする（症例1-e）。スプリットテクニックにおいては、骨折させてはならないことと、基底部まで正確に歯

63

第4章 ティッシュマネージメントツール

クレストコントロールおよびスプリットコントロールを用いて骨幅拡大を行った症例（症例1-a～s）

患者年齢および性別：65歳、女性
初診日：2006年9月26日
現症：7 6 5｜3 4 欠損。嘔吐反射が強く義歯は他医院にて製作したが、使用していない。

治療計画：患者は早期に固定性のインプラント補綴が入り咀嚼できることを希望したため、｜3 4 部歯槽頂のスプリットを行い、同時にインプラント埋入手術を行う。

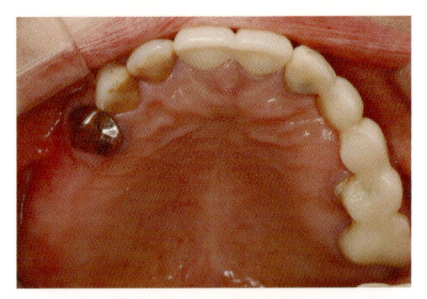

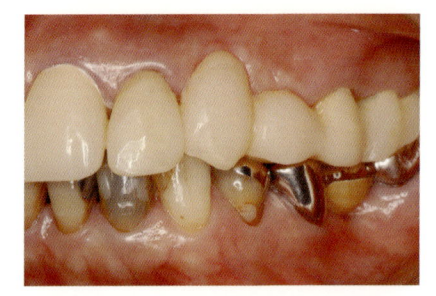

症例1-a①｜症例1-a②

症例1-a①、② 初診時の口腔内。インプラント治療を前提として、左側に仮のブリッジが装着されていた。

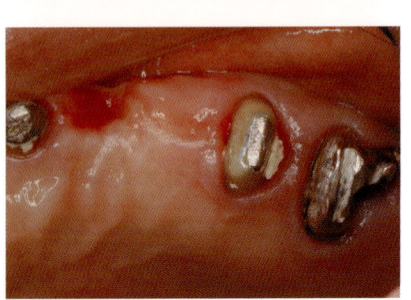

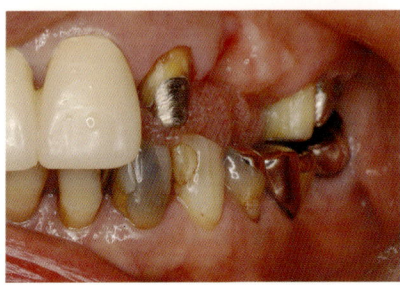

症例1-b①｜症例1-b②

症例1-b①、② 術前の口腔内。両隣在歯である｜2 と 5｜が失活歯であるため、ブリッジを用いた治療では予知では低いと思われる。

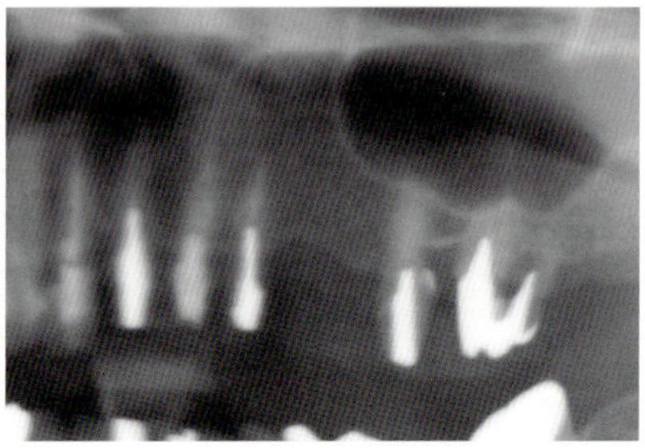

症例1-c 術前のパノラマX線写真。 3 部の歯槽頂の骨吸収が認められる。

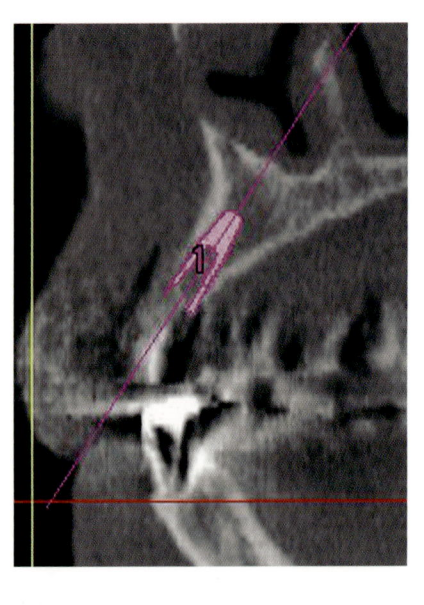

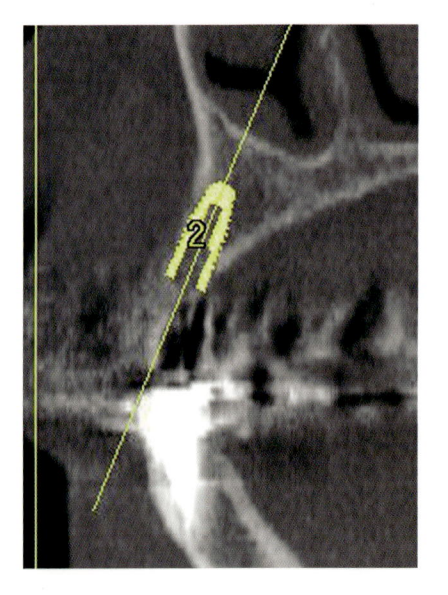

症例1-d①｜症例1-d②

症例1-d①、② ｜3 部(d①)および｜4 部(d②)のインプラント埋入シミュレーション。いずれも 2 mm程度の骨幅が不足していた。

槽骨を 2 分割するために十分な視野を確保することが必要条件である。骨切りの部分が、唇側、あるいは舌側に偏ると、その薄い部分から、歯槽骨は、骨折する危険性がある。
　次に、MEISダイアモンドソーディスク（φ10mm）を用いて、歯槽頂部の中央部より近遠心方向へ隣在歯を傷つけないように注意しながら骨の切開を行う（症例1-f）。MEISダイアモンドソーディスクは直径10mmの円形であるため、半径である 5 mm以上の深さが必要の場合に用い、あるいは隣在歯の歯根の近くまでの深いスプリットが必要な場合は、MEISイニシャルバー（φ1.8mm）を用いて形成する（症例1-g）。

64

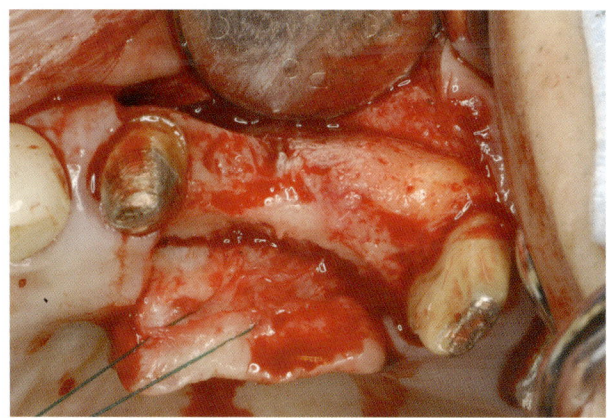

2. クレストコントロールおよびスプリットコントロールを用いた骨幅増大術

症例1-e 十分な術野が確保できるよう歯槽頂切開、縦切開を行う。

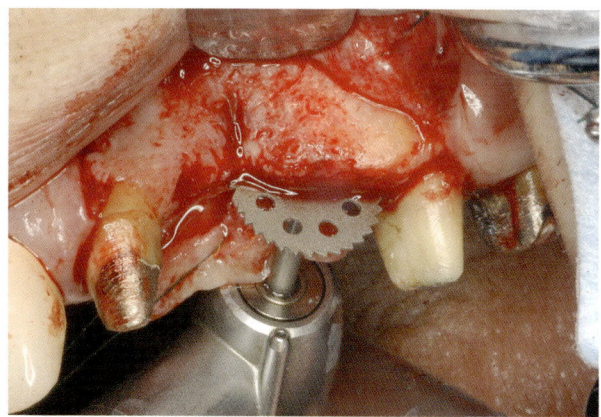

症例1-f MEISダイアモンドソーディスク（φ10mm）を用いて骨を切除する。

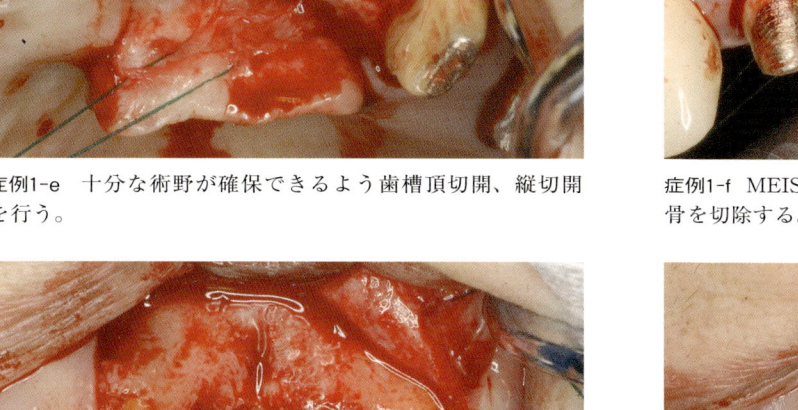

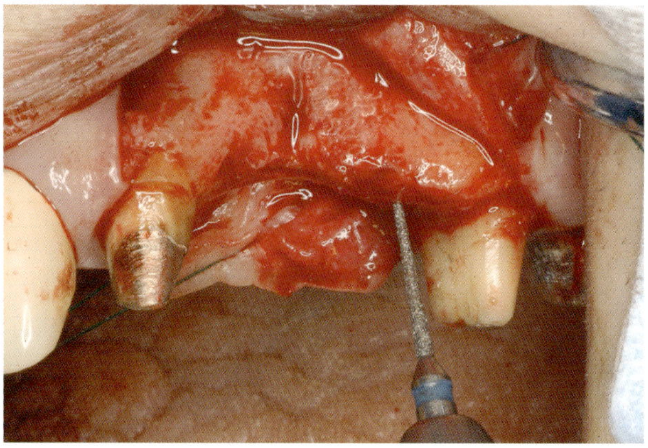

症例1-g MEISイニシャルバー（φ1.8mm）を用いて形成を行う。

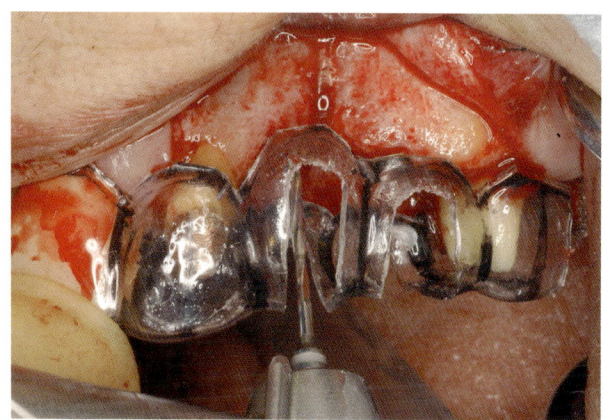

症例1-h 最初にMEISパイロットバー（φ1mm）で埋入窩を形成する。

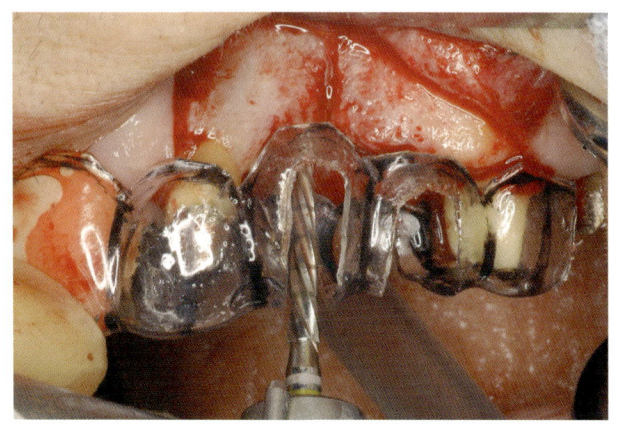

症例1-i 続いてエクスパンジョンバー（φ2.3mm）で形成を行う。

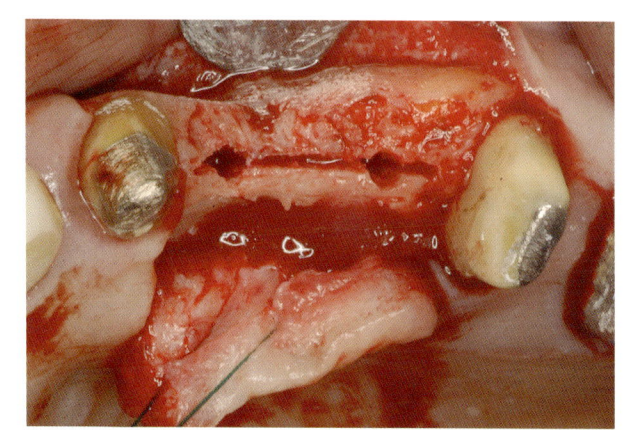

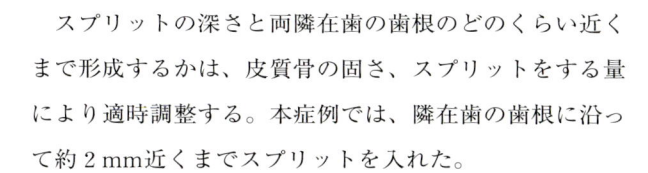

症例1-j 骨切除および埋入窩形成が終了したところ。

　スプリットの深さと両隣在歯の歯根のどのくらい近くまで形成するかは、皮質骨の固さ、スプリットをする量により適時調整する。本症例では、隣在歯の歯根に沿って約2mm近くまでスプリットを入れた。
　サージカルガイドをセットしてスタートドリルを使い、インプラント埋入部位をマークし、所定の深さまでドリリングする。MEISパイロットバー（φ1mm）の後、エクスパンジョンバー（φ2.3mm）を使用した（症例1-h〜j）。S-Cスプレッダーを用いて順次拡大していき、埋入するインプラントが入る大きさまでインプラント床を慎重に

65

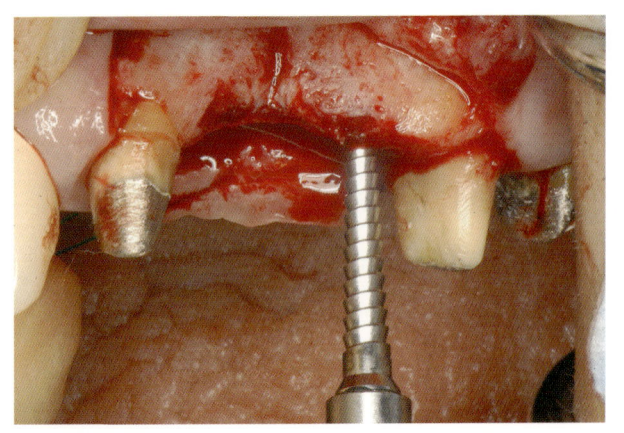

第4章 ティッシュマネージメントツール

| 症例1-k① | 症例1-k② |

症例1-k①、② S-Cスプレッダー φ2.7mm（k①）、φ3.1mm（k②）を用いて慎重にインプラント床を拡大する。

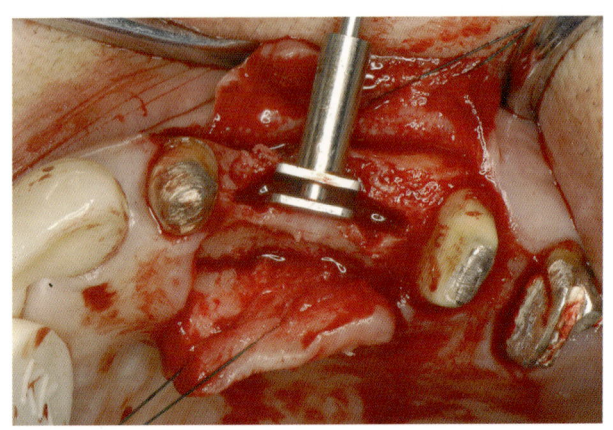

症例1-l ホリゾンタルスプレッダーを用いて拡大部を維持する。

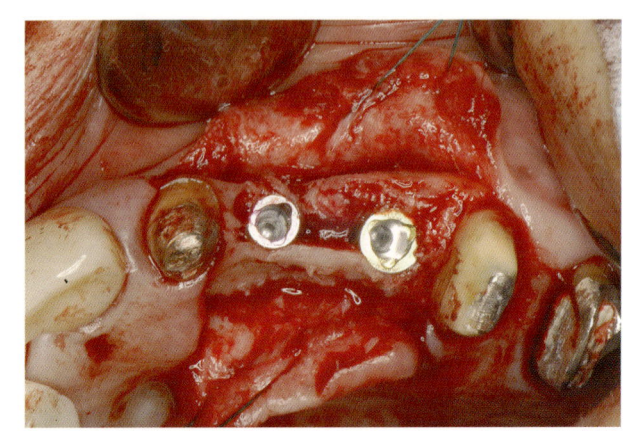

症例1-m 骨幅が増大した部位にインプラントを埋入する。

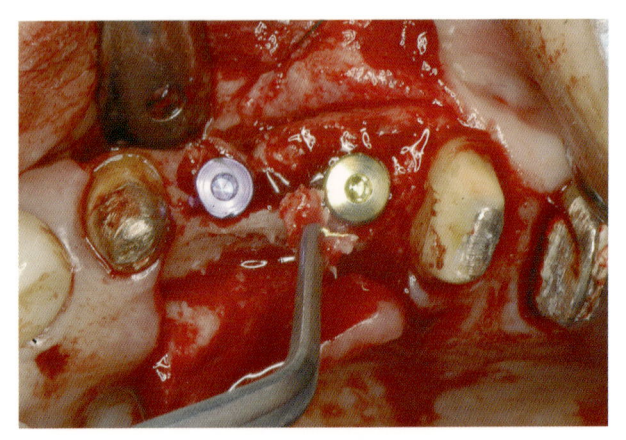

症例1-n 反対側より採取した自家骨を填入する。

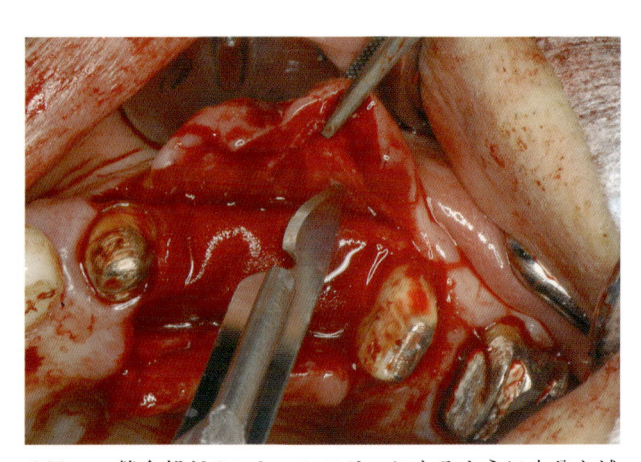

症例1-o 縫合部がテンションフリーになるように十分な減張切開を行う。

少しずつ拡大する（症例1-k）。この段階でインプラント床の拡大が不十分であると、インプラント埋入ができないばかりか、無理に埋入しようとすると歯槽骨骨折などの偶発症を引き起こすことになる。拡大が終わったら、ホリゾンタルスプレッダーを用いて拡大部を維持しインプラントを埋入する（症例1-l、m）。

スプリットした部分には、この症例では、反対側の埋入部位より自家骨を採取して填塞した（症例1-n）。拡大部は、血餅が維持されれば、内側性の欠損であるので骨の再生は起こるであろうが、拡大部が大きい場合は、骨

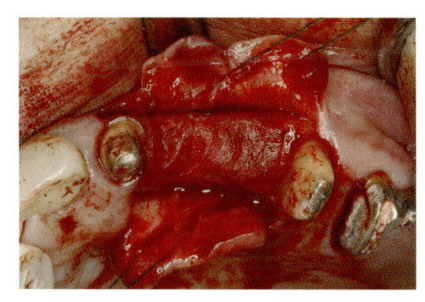

症例1-p 吸収性メンブレンを設置し、縫合する。

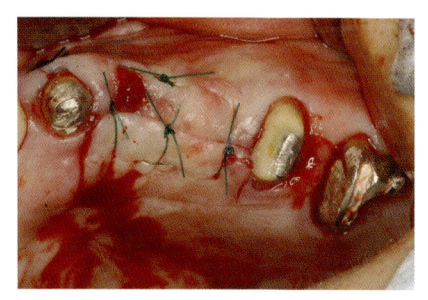

症例1-q 術直後の状態。

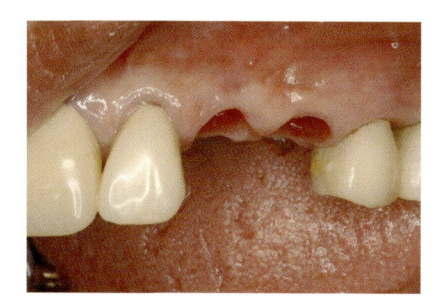

症例1-r 術直後の状態。粘膜の十分な成熟がみられる。

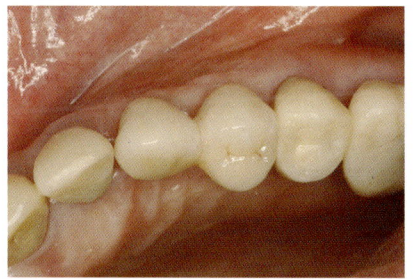

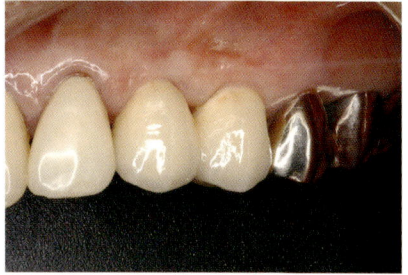

| 症例1-s① | 症例1-s② | 症例1-s③ | 症例1-s①〜③ 最終補綴物装着後の口腔内およびパノラマX線写真。頬側の十分なボリュームが確保された。

吸収量を抑制する意味からも何らかの骨補塡材料を補塡したほうが良い。

最後の縫合がこの術式の成功の大きなカギとなる。歯槽骨が拡大されたことにより粘膜は不足するため、縫合部はテンションフリーになるように十分な減張切開を行う(症例1-o)。続いて吸収性メンブレン(コーケンティッシュガイド：株式会社高研製)を置き、縫合する(症例1-p、q)。

二次手術後、プロビジョナルクラウンを装着し、粘膜の成熟を待って(症例1-r)、最終上部構造物を装着する(症例1-s)。欠損部は、術前の状態から比べて頬側のボリュームが確保されたことが確認できる。

05 まとめ

骨造成のテクニックは、1990年代から非吸収性のメンブレンを用いたGBRあるいは口腔外科領域などで行われてきた骨移植などから始まり、現在では、さまざまな術式、材料、そしてそれに伴いさまざまな器材が臨床応用されている。われわれインプラント治療に携わる歯科医師は、これらのテクニックや器材の特徴を広く理解し、身につけて、さらに綿密な診査・診断のもと、最適な治療方法を患者に提供していかなくてはならない。

本症例のような骨幅の足りないケースでは、ベニアグラフトに比べ、骨幅増大術を行うことで骨再生の場を内側性に確保できること、また、埋入と同時に行うことができるため、時間の短縮が図れるなどメリットが多い。しかし、安易にスプリットを行うと、歯槽骨骨折、あるいは予想外の骨吸収、術後感染などにより失敗する危険性もある。

本法の基本原則を理解し、適正な診断のもと、スプリットコントロールプラスのようなシステム化された器材を正しく使用することで、その成功率は確実に上がるだろう。

第4章　ティッシュマネージメントツール

ティッシュマネージメントツール

ボーンスクレイパー
（セーフスクレイパー、ミクロス）

セーフスクレイパー

ミクロス

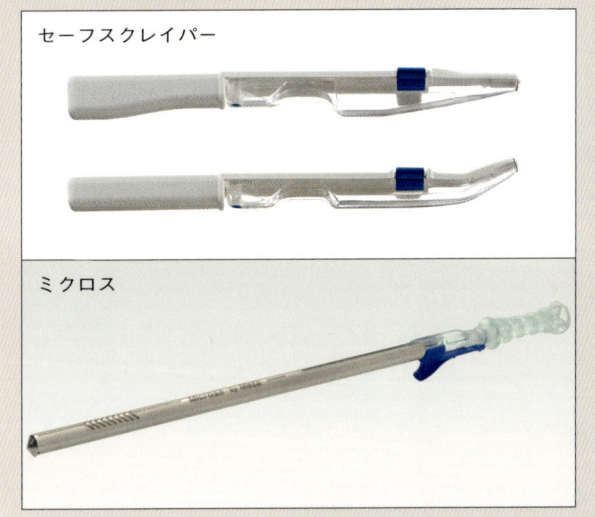

インプラント手術などにおける自家骨採取に使用する器具。自家骨はサクションなどで採取することなく皮質骨表層部を剃るように削り、新鮮な血液とともに採取されるため、採取部位に病的な欠損状態を残すことがない。

K-トレフィンドリル

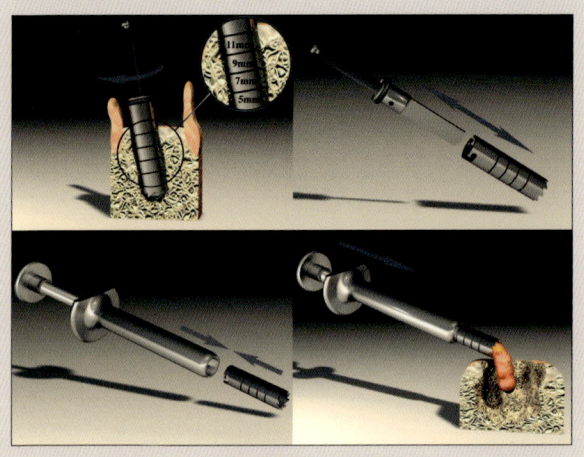

トレフィンチューブで骨採取し、内蔵のドリルで採取骨を同時に破砕する器具。骨破砕装置を必要としないため、シンプルな術式を可能とする。各種サイズが用意されている。

スプリットコントロールプラス

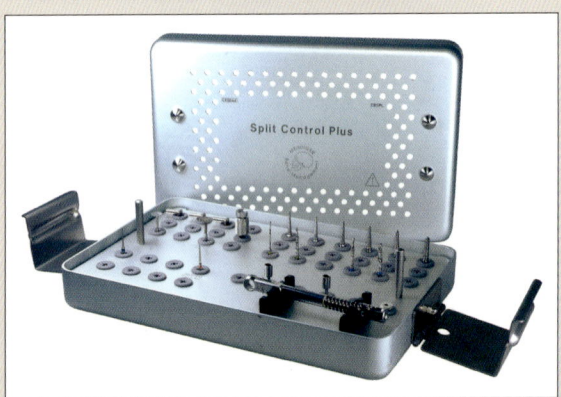

水平的骨幅を最大5mmまで増幅させるボーンスプリッティングシステム「クレストコントロール」、水平的に吸収された歯槽骨を制御された状態で拡大する「スプリットコントロール」、さらにはラチェットラチェットトレンチとしても、トルク調整式のトクルレンチとしても使用できる「アジャスタブルトルクレンチ/ラチェット」が一つになった器材である。

アールケチンボーンミル／
ボーンミルKM3／STMボーンミル

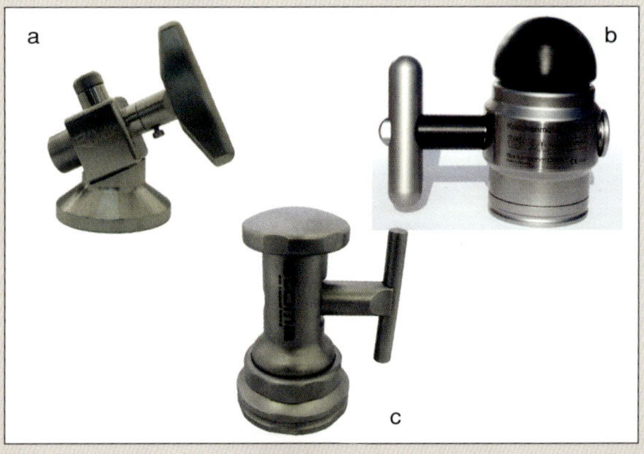

a：アールケチンボーンミル：多様な骨質の骨片、特に緻密な硬固質も強い力をかけずに容易に破砕することができる。また、指の圧加減で破砕する粒子の大きさを変えられる。b：ボーンミルKM3：口腔インプラント、歯周外科、口腔外科分野での使用を主目的に開発された砕主骨片破砕装置。硬い皮質骨でもスピーディーかつ容易に破砕が可能ある。c：STMボーンミル：2種類の回転式ミリングシリンダーがあり、骨の粉砕の度合いを用途に合わせて選択できる。また、付属のアプリケーターや破砕骨が収縮されるボールはテフロンコートされているため傷が付きにくく、洗浄も確実・容易に行える。

ティッシュマネージメントツール

オストウィル

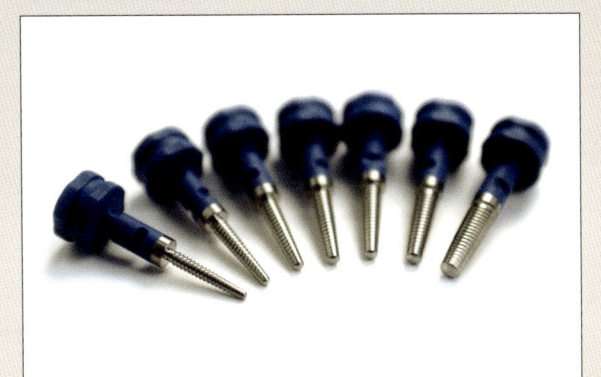

微細なスレッドのテーパースクリュー型オステオトームを骨にねじ込み、脆弱な骨質の際、インプラント埋入窩周囲の骨密度を増加させ、歯槽骨幅径を広げることも可能なオステオトームシステムである。ほとんどのタイプのインプラントシステムに対応でき、埋入するインプラントの直径についても、3.3、3.75、4.0、5.0mmの術式すべてに対応している。

ACEボーンタック

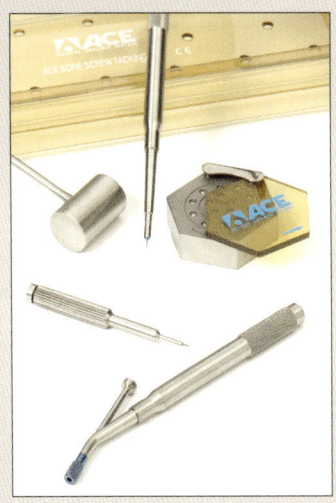

タックの針部にスクリューが付与されており、骨の中で強固に固定される。タックはマレッティングにて骨に挿入する。また、エクスターナルヘックスドライバーで緩めれば、ヘッド部が浮き上がり除去が容易になる。

ACEサイトディレーター

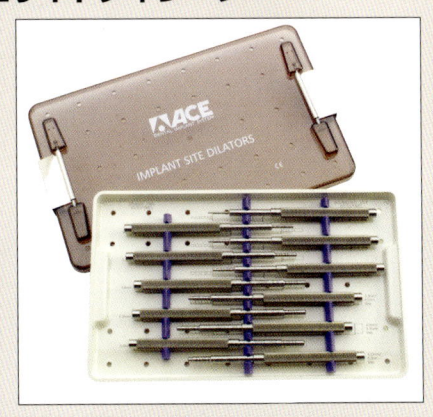

おもに骨質が脆弱な上顎において、ドリルを使用しないで骨孔を形成する場合に用いる器具。サイトディレーターを徐々に太くして使用することにより、骨孔周囲の脆弱な骨を緻密化させ、インプラントの初期固定を高める。また、狭小な歯槽骨において、リッジエキスパンディングの目的で使用することも可能である。

ACEリッジエキスパンディングチゼル

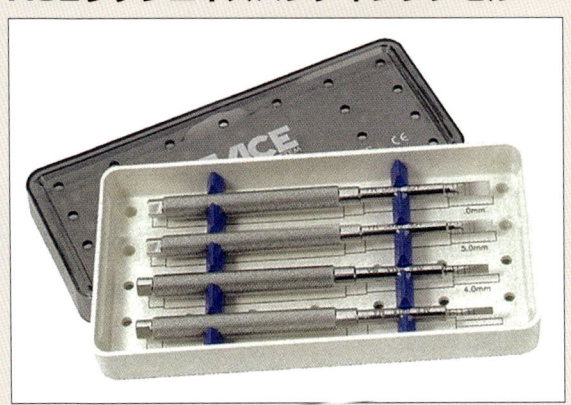

おもに上顎において、頬舌的に骨幅が狭く通常のインプラント埋入が困難な場合に、このリッジエキスパンディングチゼルで骨をスプリット拡大することができる。その後、自家骨などを補填してインプラントを埋入する。

第4章　ティッシュマネージメントツール

ティッシュマネージメントツール

ACEボーンエクスパンダー

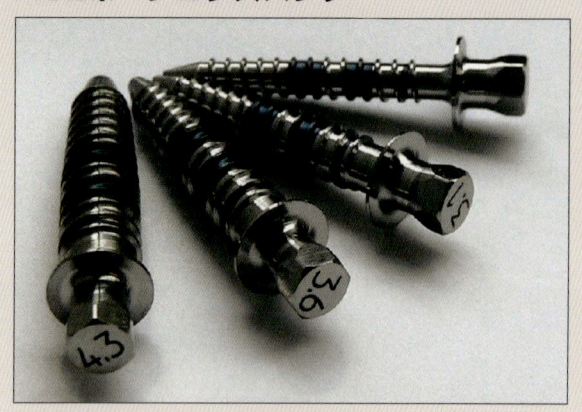

幅径の小さい顎堤にインプラント治療行う場合に行う骨幅の拡大法（リッジスプリッティングテクニック）に用いる器具。直径2.5mm、3.1mm、3.6mm、4.3mmのボーンエクスパンダーを順次使用し、頬側骨プレートを外側に若木骨折させていくため、衝撃を与えずに骨幅を拡大していくことができる。

T'sボーンスプレッディングキット

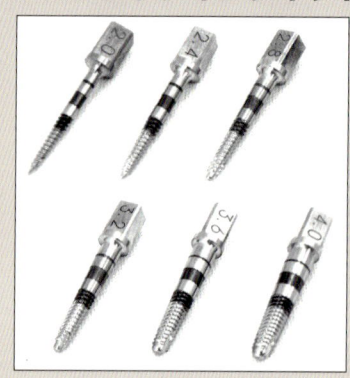

椎貝達夫氏が開発した、スクリュー型ボーンエクスパンダー。インプラントの埋入窩を形成しながら、骨の幅径を増大、あるいは骨密度を高める。一番細いタイプは先端が直径1mmで、8種類の直径が用意されており、かなり幅径のない症例にも対応可能である。頭部は4mm四方のスクエア規格でScrew-Vent、SwissPlusで使用するレンチ、または規格が合えば他社のレンチでも使用可能である。また、必要があればエクステンションツールとしてScrew-Ventシステムの2.5mmのHexドライバーが使用可能である。

Prof. 申式歯周外科キット

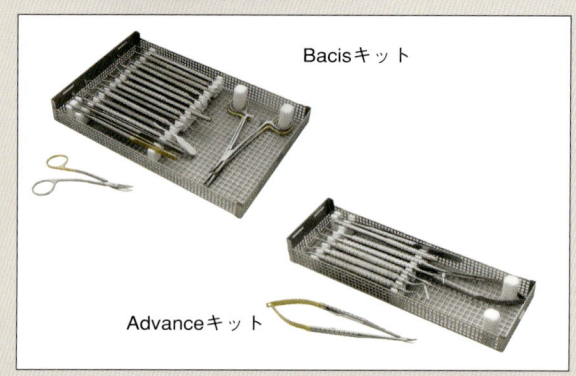

Basicキット

Advanceキット

申 基喆氏（明海大学教授）が、Stoma社（ドイツ）のインスツルメントから厳選した歯周外科手術のキット。基本的な歯周外科手術に用いるBasicキットは、ブレードホルダー、剥離子、歯間ナイフ、ティッシュプライヤー、探針付プローブ、持針器、歯肉鋏など17点を専用オーガナイザーに収めている。また、より高度な術式を行うためのAdvanceキットは、ペリオ・プラスチックサージェリーや再生療法における繊細なインスツルメンテーションや縫合操作に適した剥離子や持針器、さらに骨移植操作用の器具など9点を専用オーガナイザーに収めた。

パルチリッジプリザベーションキット

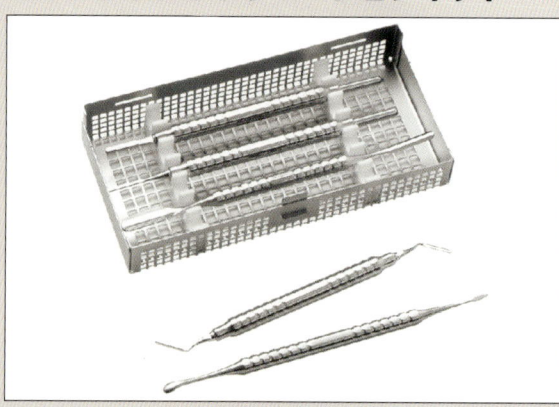

Dr. Ady Palti（ICOI会長、ドイツ口腔インプラント学会会長）がStoma社（ドイツ）と提携し、プロデュースした抜歯後の周囲骨保全を目的としたキット。歯槽骨の確保を行い、インプラントの埋入を可能にする。ペリオトームや剥離子、ブレードホルダーなど5点を専用オーガナイザーに収めた。

問い合わせ

株式会社インプラテックス

〒116-0013　東京都荒川区西日暮里2-33-19　YDM日暮里ビル
TEL：03-5850-8555（代表）　FAX：03-5850-8505
e-mail：itx@itx.co.jp　URL：http://www.co.jp

第5章

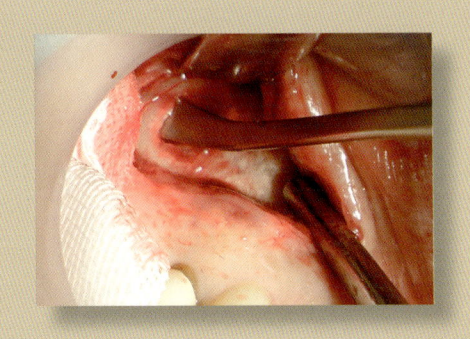

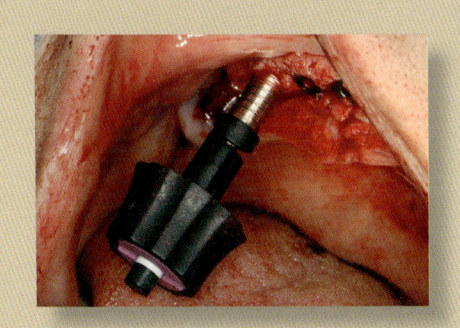

上顎洞底挙上ツール

1. サイナスリフティングエレベーターを用いた側方アプローチ

嶋田 淳
(明海大学歯学部病態診断治療学講座口腔顎顔面外科学分野1・教授)

01 はじめに

　上顎臼歯部欠損症例では、上顎洞底線が低位にあり歯槽頂との距離が短いために、インプラント埋入のための骨高径が不足する場合が多い。その理由は、上顎洞などの副鼻腔は外気の加湿・加温や粉塵・微生物の除去という生体にとって重要な呼吸機能の一端を担っているので、容積は大きく発育しているほうが生体にとって合目的であるからである。

　このような症例で予知性のあるインプラント治療を行うためには、上顎洞底挙上術(サイナスフロアエレベーション)が必要である。サイナスフロアエレベーションには、上顎洞顔面壁を骨開窓して上顎洞粘膜を顔面壁と上顎洞底骨から剥離・挙上し、挙上した上顎洞粘膜と上顎洞底骨との間に骨などを移植する側方アプローチと、歯槽頂側からインプラント窩の形成を兼ねてオステオトームで盲目的に上顎洞粘膜を挙上する歯槽頂アプローチがある。

　歯槽頂アプローチで挙上可能な量は3～4mmとされており、また上顎洞底部に存在する母床骨の高さが4～5mm以上でないと、インプラントの成功率が低下しやすいとされている[1]。したがって、サイナスフロアエレベーションの歯槽頂アプローチにおける適応症には限界がある。ただし、インプラント埋入と同時に行うため、術式は簡便で手術侵襲が少ないという利点もある。

　一方、側方アプローチでは、上顎洞底骨の高径が1mm以下の場合でも移植材料を十分に準備すれば、10mm以上の挙上も確実に行え、適応症の制限は少ない。しかし、術式は不慣れな術者にとって難易度が高く、患者にとっても侵襲が大きい類の手術に分類される。したがって、側方アプローチ(開窓法)によるサイナスフロアエレベーションを行うには、訓練と準備が必要である。

02 上顎洞粘膜損傷の予防と発生時の対処

　サイナスフロアエレベーションの側方アプローチにおける準備のうち、もっとも基本になるものが専用の器具である。特に上顎洞粘膜を骨壁から剥離・挙上する際に使用するサイナスリフティングエレベーターは、専用のものを多種類用意しておいて、あらゆる角度から上顎洞の内面に到達できるように備えておくことが重要である。専用でかつ最適のエレベーターを使用しないと、上顎洞粘膜を損傷してしまい、その結果、移植材料の固有上顎洞腔への溢出や感染を惹起しかねない。上顎洞粘膜の損傷は穿孔程度なら適切に対処すれば問題ないが、大きな断裂はサイナスフロアエレベーションの失敗を意味することにもなる。

　上顎洞粘膜は多列円柱上皮からなり、口腔粘膜を構成している重層扁平上皮と異なり、薄くて破れやすい。ただし、破れても上皮組織であるため当然増殖して再生されるので、上顎洞粘膜に大きな穿孔をさせてしまった場合は、移植をせず思い切って中止し、数ヵ月後に再度トライするといった勇気も必要である。

　300例以上のサイナスフロアエレベーションの経験のある筆者でも、穿孔する率は7～8％程度である。ただし、専用の器具を使用して注意深く実施しているので、大きな断裂を生じさせてしまい結果として移植の中止を招いた症例はない。

1. サイナスリフティングエレベーターを用いた側方アプローチ

上顎洞粘膜の穿孔と修復（図1、2）

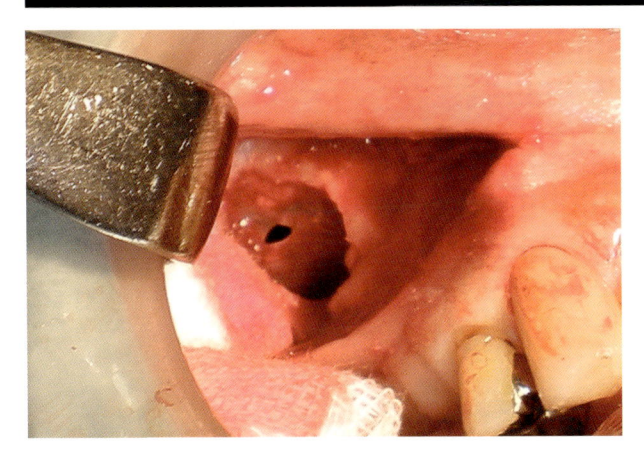

図1　上顎洞粘膜の穿孔。骨開窓時、ラウンドバーの滑脱により生じた穿孔である。穿孔部から粘膜の断裂が生じないよう慎重に剥離を進め、移植床を作成した。

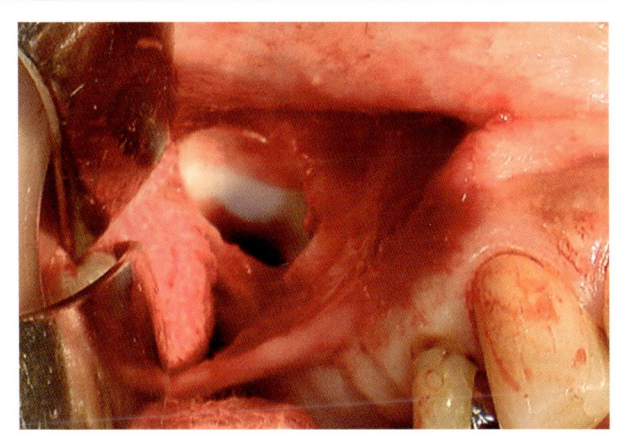

図2　吸収性メンブレンによる修復。吸収性のコラーゲンメンブレンを穿孔部周囲まで十分に広く覆う大きさに調整し、上顎洞下方から粘膜にあてがい、暫間的な上顎洞粘膜の天蓋を作成する。

　上顎洞粘膜の損傷は、骨開窓時に使用する骨切削器具、すなわちラウンドバーを上顎洞内に穿通させて生じる穿孔と、骨開窓後、上顎洞粘膜を上顎洞内面から剥離子で剥離・挙上する際に生じるものとがある。

　バーによるものは、始めは小さな穿孔であるから、その部位の粘膜に触れないように剥離を進めることで、大きな断裂に発展することを防止できる。穿孔部の縫合を試みたり、剥離時に穿孔部周囲の粘膜を牽引したりすると、穿孔が広がり断裂が広がっていく。上顎洞粘膜の損傷が生じた場合は、移植材料を填入する前に吸収性のメンブレンを上顎洞粘膜下方からあてがって修復し、上顎洞粘膜が再生するまで暫間的に移植材料が上顎洞内に溢出しないように対処する（図1、2）。バーによる穿孔を防止するために、筆者は上顎洞の骨開窓を、自家骨採取を兼ねてセーフスクレイパーにより行っている。

　一方、上顎洞粘膜の上顎洞内壁からの剥離時に生じる粘膜損傷は、剥離の起始点で剥離子を骨と粘膜の間に挿入しようとするときに、剥離子を誤って上顎洞内に粘膜を突き破って挿入してしまい生じる場合と、上顎洞粘膜を開窓部から鼻腔に向かって、すなわち遠心方向から近心方向に向かって剥離を進める際に、剥離子の到達性と操作性が悪くて生じる場合が多い。また、骨開窓が小さすぎて上顎洞底後方部の視野確認が不十分な場合には、上顎洞底部後方の粘膜剥離や後壁部の剥離時に盲目的操作の結果生じることもある。いずれの場合も、適切なサイナスリフティングエレベーターを選択し、注意深く使用することで防止可能である。

03　側方アプローチに用いる専用器具

　筆者が日常サイナスフロアエレベーションの側方アプローチに使用している器具は、①ボーンコンプレッサー（後壁用）、②粘膜剥離子（先端鋭）、③両頭骨膜起子（スプーン状のほうを移植材料の搬送に使用）、④粘膜剥離子（上顎洞粘膜用で狭幅強弯）、⑤ボーンコンプレッサー（グラフトパッカーとも言う、両頭のバイアングル、上顎洞底部と鼻腔側壁方向への骨填入用）、⑥サイナスリフティングエレベーター（強弯）、⑦サイナスリフティングエレベーター（弱弯）などである（図3）。

　②の先端鋭な粘膜剥離子は、口腔粘膜切開後に粘膜骨膜弁を挙上する際に先端を一気に骨膜下まで挿入できるので、剥離が迅速で確実になる。

　③の骨膜起子の幅広は、骨膜剥離にも使用できるが、先端のスプーン状の部分を移植材料の搬入に使用することもできるので便利である。

　ボーンコンプレッサー（グラフトパッカーともいう）には、①ストレートタイプと⑤両頭のバイアングルタイプがある。開窓部から洞内に移植材料を填入する際は、まず後壁から次いで歯槽突起方向へと空隙が生じないよう

73

第5章　上顎洞底挙上ツール

側方アプローチに用いる専用器具（図3～6）

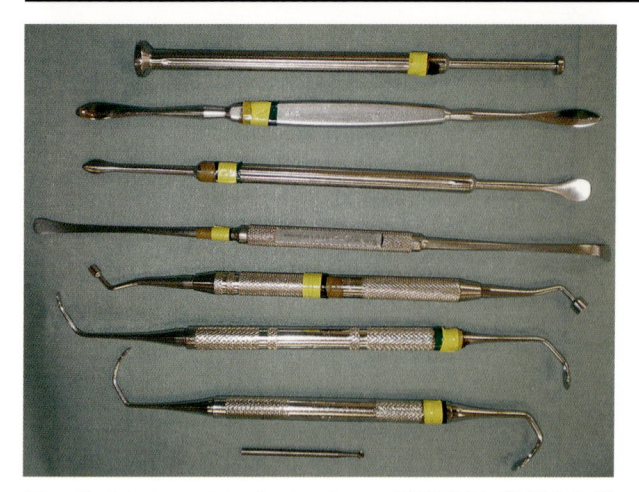

図3　サイナスフロアエレベーション（開窓法）に使用する器具（筆者が日常使用しているものの一部で使用頻度の高いもの）。上からボーンコンプレッサー（後壁用）、粘膜剝離子（先端鋭）、両頭骨膜起子（スプーン状の方を移植材料の搬送に使用）、粘膜剝離子（上顎洞粘膜用で狭幅強弯）、ボーンコンプレッサー（グラフトパッカーとも言う、両頭のバイアングル、上顎洞底部と鼻腔側壁方向への骨塡入用）、サイナスリフティングエレベーター（弱弯）、サイナスリフティングエレベーター（強弯）、スティールラウンドバー（ストレートエンジンハンドピース用＃8あるいは10）。

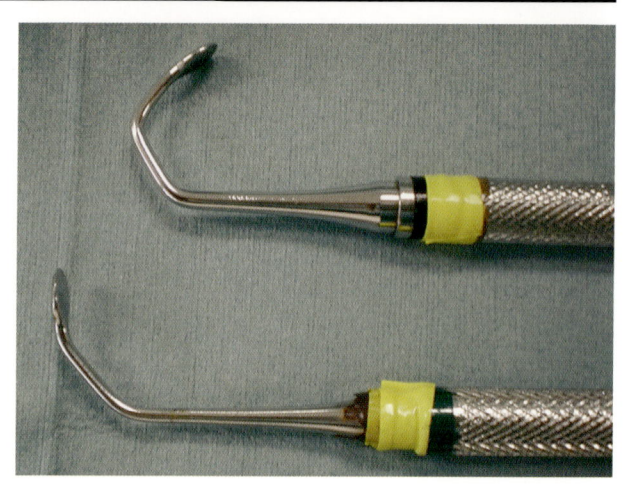

図4　サイナスリフティングエレベーター（強弯と弱弯）の先端。この両者はサイナスフロアエレベーションを行う場合になくてはならない器具である。強弯は開窓部から前方部すなわち梨状孔方向へ上顎洞粘膜を剝離する際に使用し、弱弯は開窓部から歯槽突起部と後方部へ上顎洞粘膜を剝離する際に使用する。先端は両頭で7mm径と5mm径で1本であるが、さらに小さいサイズのものもある。

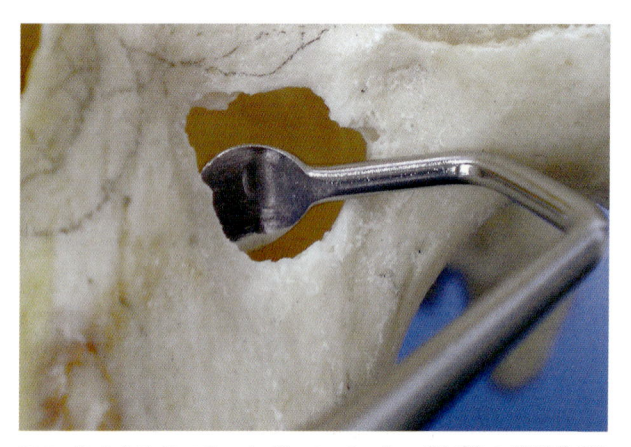

図5　サイナスリフティングエレベーター（強弯）の使用法（乾燥頭蓋骨左側での例示）。開窓部から梨状孔方向へ上顎洞粘膜を剝離する際に使用する。後方から前方へ粘膜を剝離する操作は難しいので注意を要する。剝離子の先端を上顎洞粘膜と骨壁との間に正確に挿入し、決して粘膜のみに先端を当てないようにする。さもないと粘膜の穿孔が生じてしまう。先端は常に上顎洞顔面壁の骨の内面に接触させておき、押すように進めて粘膜を剝離する。

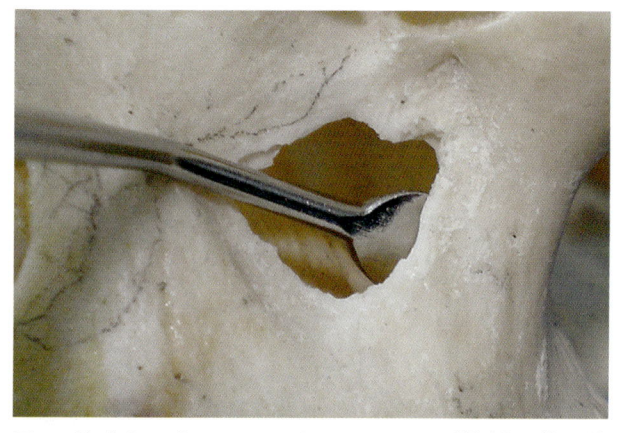

図6　サイナスリフティングエレベーター（弱弯）の使用法（乾燥頭蓋骨左側での例示）。開窓部から歯槽突起部方向と後方への上顎洞粘膜の剝離に使用する。骨面に先端を接触させておくという原則は必ず守る。

に積層していく必要があるが、①は後壁の方向への塡入に、⑤は歯槽突起方向や鼻腔側壁方向に圧縮しながら移植材料を詰めていくときに重宝する。バイアングルでも、パッキング部分が長いものは屈曲部が頰粘膜に当たり、操作の妨げになるので使いにくい。

サイナスリフティングエレベーターには多種あるが、筆者が頻繁に使用しており、かつ欠かせない器具が⑦強弯と⑥弱弯のサイナスリフティングエレベーター（図4）、

1. サイナスリフティングエレベーターを用いた側方アプローチ

サイナスリフティングエレベーターを用いて側方アプローチを行った症例（症例1-a～s）

患者年齢および性別：54歳、女性
初診日：2008年3月
現症：右側上顎遊離端欠損。上顎洞粘膜に異常所見なし。

治療計画：上顎洞底の母床骨の高径は5mm以下の部分もあったため、サイナスフロアエレベーションの側方アプローチの適応症と判断した。

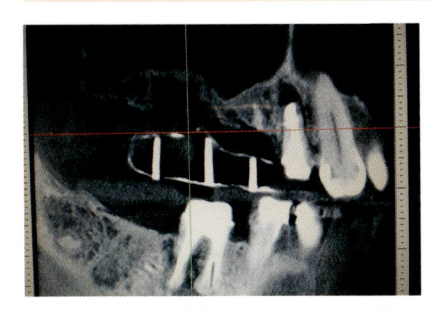

症例1-a　術前の断層X線写真。母床骨の高径は5mm以下の部分もあり、側方アプローチの適応と判断した。上顎洞粘膜に浮腫や嚢胞などの異常所見はない。

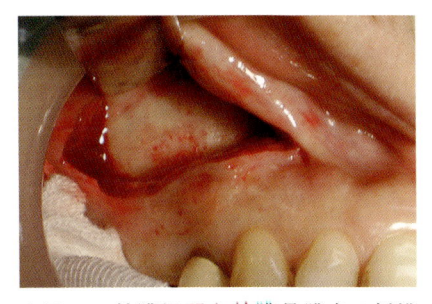

症例1-b　粘膜切開と粘膜骨膜弁の剥離。#15のメスで粘膜表層を切開後、骨膜まで切開する。切開した骨膜下に先端鋭の粘膜剥離子を挿入し、骨膜を剥離する。

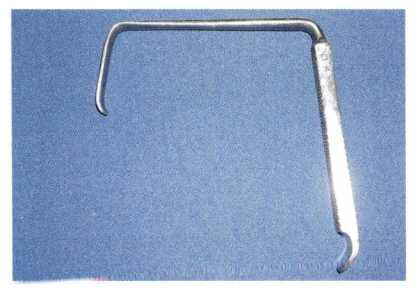

症例1-c　上顎洞鉤（乙字鉤、Z鉤）。上顎洞手術の際、頬粘膜の牽引に使用される鉤であるが、サイナスフロアエレベーションでも便利に使用できる。

および④狭幅強弯の粘膜剥離子である。骨開窓後洞粘膜の剥離は、到達しやすく視野も確実な操作が容易な部分（歯槽頂方向や後方など）から開始する。剥離が少し進んだら開窓部周囲に広げていき、1箇所のみを深く剥離しないようにする。上顎洞内に挿入したサイナスリフティングエレベーターの先端は、常に上顎洞内面の骨面に接触させておくことが肝要である。粘膜だけに先端を当てると、そこから粘膜の断裂が始まる。歯槽方向と後方への骨開窓部周囲の上顎洞粘膜が無事剥離できたら、鼻腔方向に剥離を行う。この際使用する器具は、⑦強弯のサイナスリフティングエレベーターである。上顎洞粘膜を開窓部から後方や歯槽突起方向に剥離していく操作は「押す」操作になるので力のコントロールがしやすいが、前方の梨状孔方向への剥離は「引く」操作になり、力の加減が難しい。

また、洞内面に器具先端を接触させておくためには強弯が不可欠である（図5）。前方への上顎洞粘膜の剥離は鼻腔側壁に至るまで行う。ついで後方に戻り、⑥弱弯を使用して、歯槽突起部方向の剥離を進める（図6）。上顎洞底を後方へ、また鼻腔側壁方向へ剥離を進める場合は、両頭のサイナスリフティングエレベーターでは長さが不足するので、④狭幅強弯の粘膜剥離子を使用する。通常の粘膜剥離子では洞内に挿入すると視野の妨げになるので、幅が狭いものが使いやすい。

04　サイナスリフティングエレベーターを用いて側方アプローチを行った症例

症例は右側上顎遊離端欠損で、サイナスフロアエレベーションの適応症である（症例1-a）。粘膜切開は、側切歯遠心から第一大臼歯近心付近までの可動部粘膜に行う。切開線の長さは3cm程度である（症例1-b）。側切歯より近心には梨状孔があり、この部位への不用意な切開は、鼻腔粘膜損傷の可能性がある。第一大臼歯より遠心部はいわゆる頬骨下稜よりも遠心にあたり、上顎洞後壁に面する部位であり、視野が確保しにくく縫合などの操作性も悪いので、筆者はこれより遠心への切開線の延長は推奨しない。

剥離の範囲は、前方へは梨状孔側縁が確認できるまで、後方では頬骨下稜が確認できるまで、歯槽突起方向へは上顎洞底と同レベルまでとする。上方への剥離の範囲は、眼窩下孔が露出してしまうと剥離のしすぎであり、埋入する予定のインプラントの長さに数ミリを加えた距離を歯槽頂から測り、決定する。切開線が歯槽粘膜にあると縫合しても哆開することがある。高すぎる切開は、開洞や上顎洞粘膜剥離の操作の際に視野の妨げになりやすい。剥離完了後、粘膜の牽引を乙字鉤（上顎洞鉤、Z鉤）（症例1-c）で行うと視野が確保しやすい。

骨開窓の範囲は、上顎洞前壁の鼻腔側壁境界までから

75

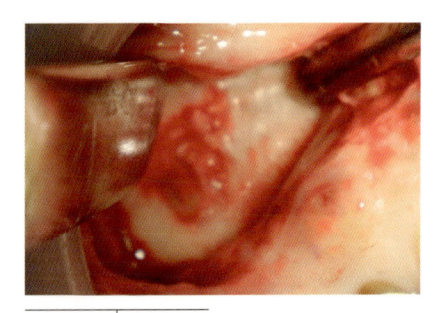

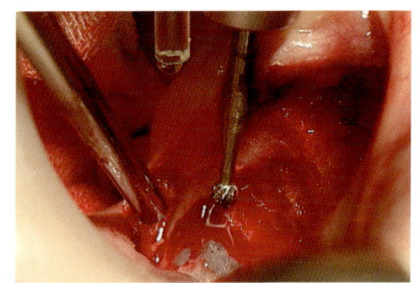

第5章 上顎洞底挙上ツール

症例1-d｜症例1-e

症例1-d 骨開窓。セーフスクレイパーにより骨開窓を行う。前後方向に作用させ、上顎洞粘膜に直接力をかけない。

症例1-e ラウンドバーによる骨開窓。骨面に直角に当てると上顎洞内に誤って穿孔しやすいので、なるべく骨面に平行に当てながら骨を削除する。スティールバーは大きなほうが穿孔させにくい。よく切れる新しいものを使用する。

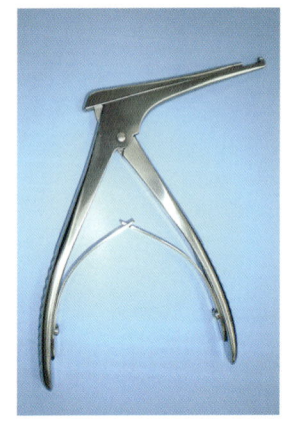

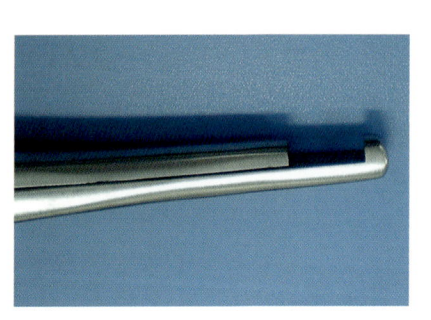

症例1-f①｜症例1-f②

症例1-f①、② ケリソン鉗子（上向き）。グリップを握るとロッドがスライドして、先端近くの陥凹部で骨を鉗除できる。

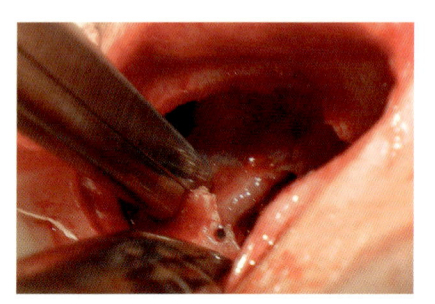

症例1-g ケリソン鉗子による骨開窓の拡大。先端の陥凹部で骨を把持し、さらにハンドルを強く握ると骨が鉗除できる。鉗除部は半円弧の連続になるので、スムースな外形になるように調整する。

頬骨下稜部の後壁に移行する部位までとする。上顎洞底方向には洞底線と同じレベルまでとする。この範囲を中心に、セーフスクレイパーで顔面壁の骨を削去しながら開窓を行っていく。骨を削除していくと粘膜が黒く透けて見えてくるので、その後は慎重に骨の削去を進める。骨が削除され粘膜が露出してきたら、その部分は避けて周辺へ骨の削除を広げる（症例1-d）。乱暴な操作をしなければ、スクレイパーで粘膜が断裂することはない。骨が厚くスクレイパーによる骨削除では粘膜の露出が不十分な場合は、ラウンドバーを使用して骨開窓を完成させる（症例1-e）。粘膜を剥離後、骨開窓が小さくて操作性が悪いときは、ケリソン鉗子を使用して開窓部を広げることもできる（症例1-f、g）。ケリソン鉗子は、先端部を一部上顎洞内に挿入する必要があるので、上顎洞粘膜の剥離を少し進めてからでないと使用できない（症例1-h）。無理に挿入すると、上顎洞粘膜を突き破ることになる。

上顎洞粘膜の剥離は、剥離子が挿入しやすく視野の良い部分から開始する（症例1-i）。通常は開窓部から後方に向けて、あるいは歯槽突起方向に向けて開始すると失敗が少ない。これらの方向に向けて5mm程度剥離が進んだら上顎洞粘膜の緊張がとれてゆとりが出てくるので、もっとも難しい梨状孔方向への剥離を開始する（症例1-j）。ここでは後方から前方へ器具を進める必要があるので、強弯のサイナスリフティングエレベーターを使用する。剥離子の先端を洞内へ挿入してのこの部位の剥離は盲目的操作になるので、慎重な操作が必要である。常に先端が骨内面に接触していることを感じている必要がある。この剥離操作に困難を感じたら、骨開窓をさらに梨状孔方向へ広げて庇状に残った骨を削除すると、視野が確実になり、剥離時の穿孔による失敗が防げる。

上顎洞粘膜の剥離の範囲は前方では梨状孔側縁まで、後方では上顎洞後壁に至るまで、顔面壁直下では埋入するインプラント体の長さを参考に、それよりも数ミリ高くまでとする。内方の鼻腔側壁の剥離は上顎洞底から数

76

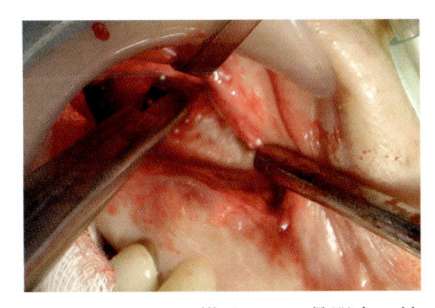

1. サイナスリフティングエレベーターを用いた側方アプローチ

症例1-h ケリソン鉗子による骨開窓の拡大。上顎洞粘膜を剥離後、ケリソン鉗子の先端を上顎洞内に挿入し、次いで骨を把持してから鉗除する。先端が小さいケリソンパンチが使用しやすい。深く挿入しすぎると上顎洞粘膜を突き破る。

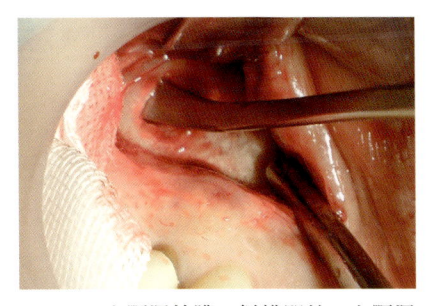

症例1-i 上顎洞粘膜の剥離開始。上顎洞粘膜と骨壁との間に正確に先端が鈍な剥離子を挿入して、上顎洞粘膜の剥離を開始する。後方や歯槽突起に向けての操作がしやすいので、通常この部位から始める。

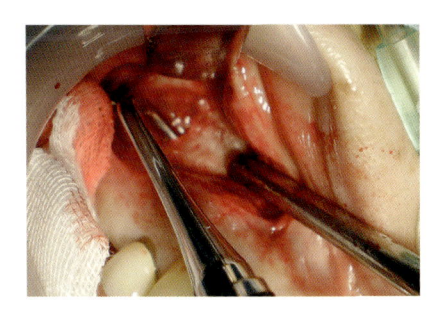

症例1-j 梨状孔方向への剥離。強彎のサイナスリフティングエレベーターを使用すると、上顎洞骨壁の内面に剥離子を接触させながら上顎洞粘膜を剥離する操作が可能になる。

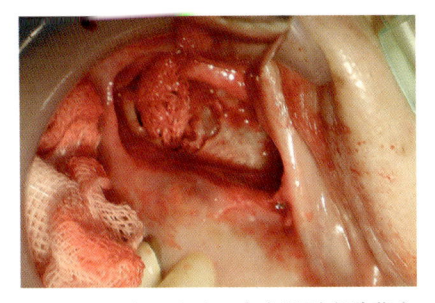

症例1-k アドレナリン含有局所麻酔薬を浸漬したガーゼの挿入・留置。上顎洞粘膜を過度に伸展しないように慎重に挿入して、10分程度留置する。ガーゼの糸くずを上顎洞内に残さないよう注意する。

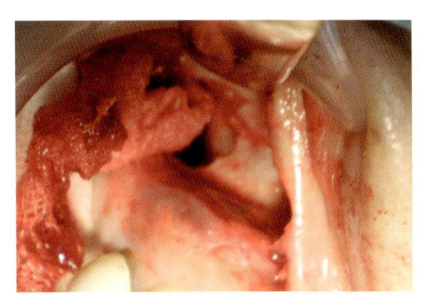

症例1-l ガーゼの除去。10分後、ゆっくりとガーゼを除去する。

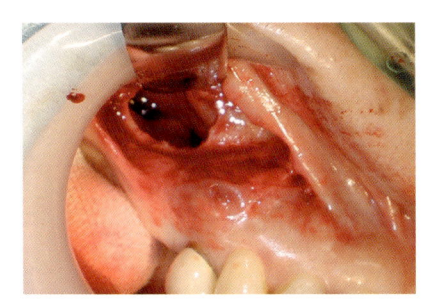

症例1-m 上顎洞底所見。ガーゼを除去すると上顎洞底骨を挙上された上顎洞粘膜が明視下に観察できる。上顎洞粘膜の呼吸に応じた運動も、しばらくは停止している。

ミリとして止めておく。鼻腔側壁の上方には上顎洞の排泄孔である自然口が開いており、剥離による侵襲で上顎洞粘膜の浮腫が及び、自然口の閉鎖が生じる危険性があるためである。上顎洞粘膜は、穿孔や断裂なく完全に剥離が完了すると、患者の呼吸運動に対応して拡張と収縮を繰り返す。これを確認することは上顎洞粘膜の損傷がないことの証になるが、運動を繰り返す上顎洞粘膜は、移植材料を塡入するときの支障になる。

上顎洞粘膜の剥離が完了したら、アドレナリン含有の局所麻酔薬を浸したガーゼを10分程度上顎洞内に挿入・留置して、止血と上顎洞粘膜の収縮固定を図る（症例1-k）。ガーゼを除去するときも、上顎洞粘膜を引っかけないように慎重に行う（症例1-l）。ガーゼの除去後は、出血もなく上顎洞底骨と挙上された上顎洞粘膜が観察できるようになる（症例1-m）。上顎洞粘膜の運動もしばらくは停止している。上顎洞粘膜の穿孔や断裂がないことを確認したうえで、移植材料の塡入を開始する。

移植材料は自家骨が望ましいが、必要な材料をすべて自家骨で賄えば採取部位の侵襲が大きくなる。侵襲を少なくする目的から人工の骨補塡材料を添加して、必要な量を確保するほうが望ましい。サイナスフロアエレベーションで必要とされる移植材料の量は、おおむね、母床骨の高径が5～8mm程度ある症例では2.5～3ml、母床骨の高さが0～2mm程度の症例では4～6mlであることを筆者は経験してきた。スクレイパーで顔面壁から採取可能な自家骨量は1～2mlであり（症例1-n）、これに同量の骨補塡材料を混入すれば、多くの症例で必要な移植材料の量を十分確保できることになる（症例1-o）。

移植材料の上顎洞内への塡入は、後方と歯槽突起側から始め、積み上げてくる。0.5ml程度をスプーン状の剥離子で開窓部まで運び、ボーンコンプレッサーで圧力をかけながら密に充塡する。隙間ができると、骨が形成されず肉芽組織が侵入してきてインプラントが埋入できないことになる。逆に充塡時の圧力を上顎洞粘膜方向へか

77

第5章　上顎洞底挙上ツール

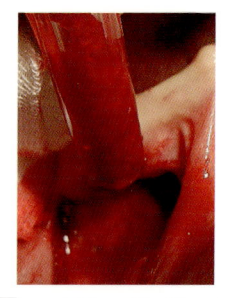

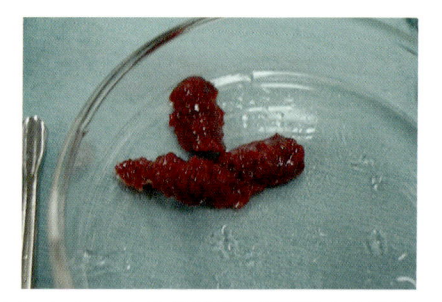

症例1-n①｜症例1-n②　症例1-n①、②　スクレイパーによる骨採取。顔面壁から採取した自家骨。

症例1-o　調整した移植材料。自家骨に骨補填材を加え、さらに自己血を混入して撹拌、凝固させた。全容で約4mlある。

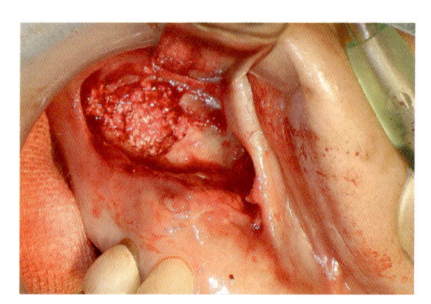

症例1-p　移植の完了。顔面壁と同じ高さまで移植材料を塡入する。余剰分はよく除去しておく。

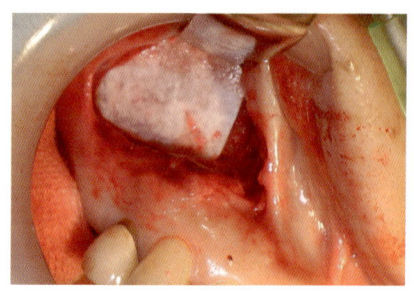

症例1-q　開窓部へのメンブレンの適用。吸収性のコラーゲンメンブレンで開窓部を覆う。移植材料の溢出を防ぎ、骨質の良い骨形成を期待する。

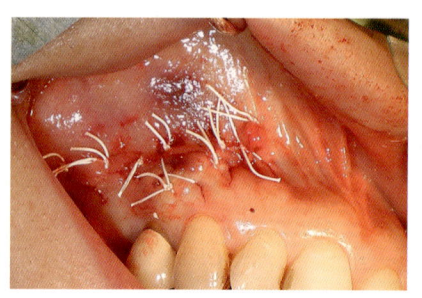

症例1-r　縫合。数ヵ所のマットレス縫合を併用して緊密は閉鎖を行う。創の哆開は移植材料の漏出と感染の原因となる。

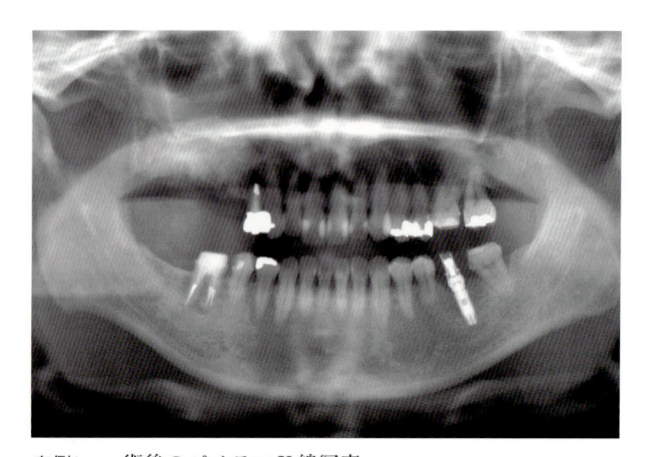

症例1-s　術後のパノラマX線写真。

け過ぎると、移植材料を介して上顎洞粘膜が破れてしまうことがある。圧力は後方と歯槽突起側および鼻腔側壁側に対してかける。圧力は、軽く圧迫して移植材料が陥凹しない程度である。梨状孔側への充填も行う。インプラント体埋入部のみに移植を行うよりも、新たな上顎洞底を作るつもりで上顎洞全体を移植材料で平らに埋めるような充填の仕方のほうが、経時的な骨吸収は少ない。

顔面壁と同じ高さまで充填を完了する（症例1-p）。移植材料の面は数ヵ月後には上顎洞含気腔からの気道圧力で押し出されるので、元からの顔面壁の高さ以上に盛り上げる必要はない。周辺や軟組織内に散らばった余分な移植材料は、小径の吸引管で吸引・除去しておく。最後に開窓部を吸収性のメンブレンで覆い（症例1-q）、口腔粘膜は通法に従い緊密に縫合閉鎖する（症例1-r）。

上顎洞粘膜を損傷することなく上顎洞底挙上が完了すると、術後のX線では上顎洞粘膜が移植材料により上方にドーム状に挙上されている所見が観察できる（症例1-s）。インプラントが埋入可能になるまでの期間は、自家骨量が移植材料の半分以上を占めるときで約4ヵ月、自家骨量がそれよりも少ない時は6ヵ月以上待ってからとなる。なお、最近では上顎洞底挙上術単独で行うよりも、上顎洞底の母床骨が1〜2mmくらいあり、インプラントの初期の固定が可能ならば、埋入と同時にサイナスフロアエレベーションを実施している（症例2-a、b）。その際は、切開線を歯槽頂切開に連続させる必要がある。

上顎洞底挙上の不確実要素として上顎洞内の隔壁の問

左側臼歯部へのサイナスフロアエレベーションと同時にインプラントを埋入した症例（症例2-a、b）

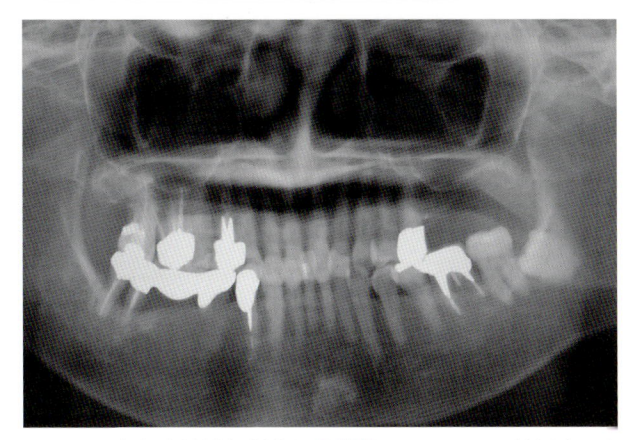

症例2-a　左側遊離端欠損症例の術前のパノラマX線写真。サイナスフロアエレベーションの適応と判断した。上顎洞底に母床骨が数ミリ存在するので同時に埋入も行うこととした。

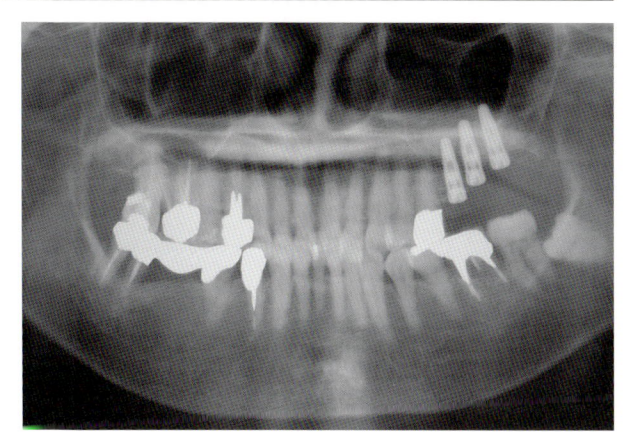

症例2-b　サイナスフロアエレベーションおよびインプラント埋入後のパノラマX線写真。ドーム状に上顎洞粘膜が挙上され、移植材料が塡入されている様子が明らかである。

隔壁が存在する上顎洞にサイナスフロアエレベーションを行った症例（症例3-a～c）

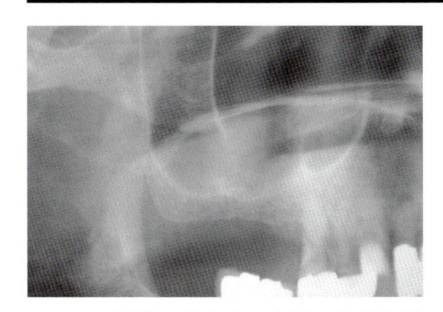

症例3-a　隔壁の存在する症例。右側欠損症例で第二小臼歯根尖上方に隔壁が写っている。

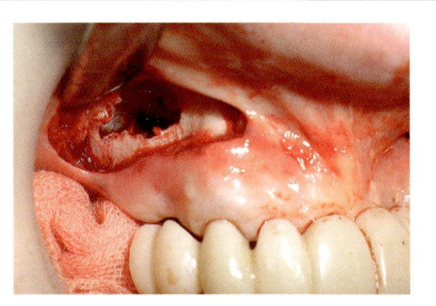

症例3-b　隔壁の存在。開窓部を広げ隔壁の前後から上顎洞粘膜を剝離・挙上した。

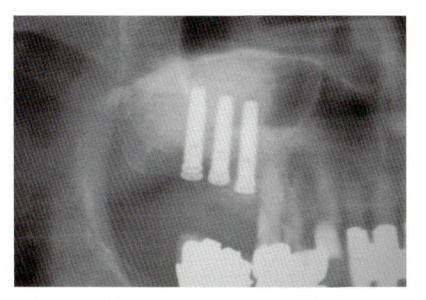

症例3-c　術後のパノラマX線写真。インプラント埋入を同時に実施した。隔壁の前後に骨が移植されている。上顎洞粘膜は損傷がなかったので、ドーム状に挙上されている。

題がある。隔壁が存在すると開窓と上顎洞粘膜の剝離が困難となり、上顎洞粘膜損傷の危険性が高くなる。隔壁が存在することがパノラマX線写真で確認されたら（症例3-a）、CT写真によってあらかじめ位置と形態を把握しておく必要がある。隔壁の位置を確認したらサイナスフロアエレベーションの開窓を、隔壁を含む前後まで拡大し、隔壁を明視野において左右個別に上顎洞粘膜を挙上すると（症例3-b）、粘膜の損傷を防ぐことができる（症例3-c）。

05　まとめ

　サイナスフロアエレベーションは、臼歯部欠損症例に対して確実なインプラント治療を行うために必要不可欠な術式である。また、その最大の合併症は上顎洞粘膜の損傷であり、これを防止するためにはサイナスリフティングエレベーターなどの専用の器具を十分に準備しておき、その使い方を習熟したうえで手術に臨む必要がある。

参考文献

1. Rosen PS, Summers R, Mellado JR, Salkin LM, Shanaman RH, Marks MH, Fugazzotto PA. The bone-added osteotome sinus floor elevation technique: multicenter retrospective report of consecutively treated patients. Int J Oral Maxillofac Implants. 1999;14(6):853-858.

2. SinCrestを用いた歯槽頂アプローチによるサイナスフロアエレベーション

呉本時男、川原 大
(臨床器材研究所)

01 オステオトームによる歯槽頂アプローチ

歯槽頂アプローチによるサイナスフロアエレベーションは、わが国では「ソケットリフト」の名で広く知られ、施術されている。この用語はSummers[1]が提唱したオステオトームを用いて歯槽骨頂側より上顎洞底を槌打する術式(crestal approch)を一般的には指すが、同法にはトレフィンバーを併用して槽間中隔を押し上げるinter-radicular bone intrusion osteotomy techniqueやtrephine sinus intrusion technique[2,3]が知られている。これらの方法は、いずれも優れた予知性のある手法として紹介されている[4]。

02 オステオトームを使用しない歯槽頂アプローチ

また近年では、オステオトームを使用せずに上顎洞底の挙上をコントロールする方法(lift control system)として、皮質骨を回転切削機器により削除するCosciの方法[5]や、バルーンを上顎洞粘膜下に埋設し水圧によって剥離する方法[6]などがある。また、低速またはハンドドリルで骨質を改善しつつlift controlする方法も提唱されている。さらに最近では、ピエゾ圧電素子を使用してosteotomyを行い、上顎洞粘膜の損傷を回避する試みもなされているが、いずれも臨床における成果が先行しているのが現状であろう。本稿では、これらlift control systemの中から最近臨床応用が開始されたSinCrest systemを紹介してみたい。方法論的には、低速のハンドインスツルメントによる上顎洞底挙上術に属する方法であり(表1)、上顎洞底骨を槌打せずに挙上を図ることができるため、衝撃による患者の不快感や眩暈といった症状[7]を回避できるという特長がある。

03 SinCrestによる歯槽頂アプローチの手順

SinCrestは、イタリアの歯科医師Trombelli LとMinenna P

表1 オステオトームを用いないlift contorol法

方法	商品名
ドリリングによるlift control	Cosci Sinus Lift Kit
バルーンによる水圧剥離挙上法	Balloon Lift Control
低速のインスツルメントによる上顎洞底挙上	MIS Bone Compression Kit Osteo Pusher SinCrest
ピエゾ圧電素子による剥離挙上法	Piezosurgery®

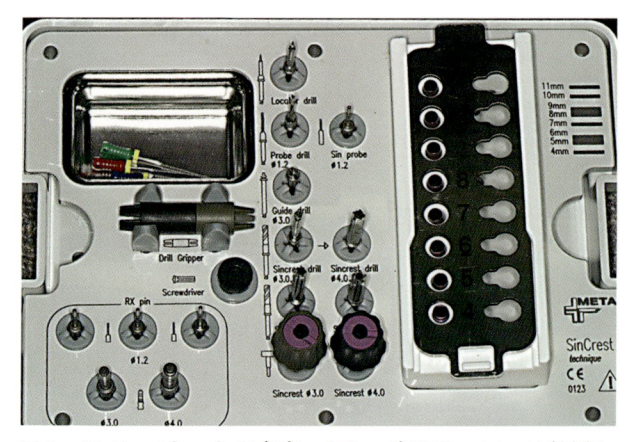

図1 SinCrestキットの全容。トレー内のリーマーは付属していない。上顎洞底までの距離を測るときに用いる。

2. SinCrestを用いた歯槽頂アプローチによるサイナスフロアエレベーション

症例の概要

患者年齢および性別：65歳、女性
初診日：2008年5月
主訴：上顎義歯が使えない。
現症：右下インプラント埋入は2005年に、左下インプラント埋入は2008年2月に当院にて行っている。2008年3月、⑦⑥⑤④③②①｜①②のロングスパンブリッジが破損したため抜歯。患者の希望により義歯を装着していた。

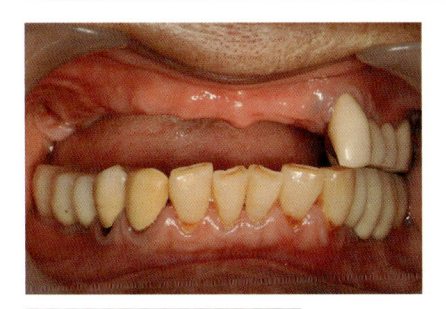

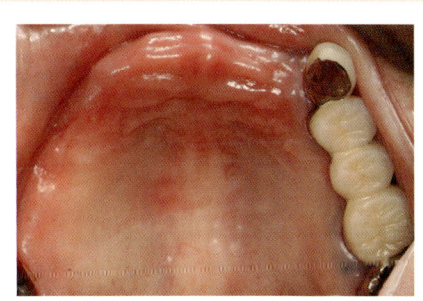

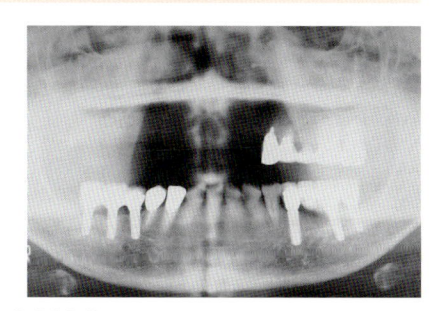

| 図2-a | 図2-b | 図2-c |

図2-a～c　術前の口腔内およびX線写真。⑦⑥⑤④③②①｜①②のロングスパンブリッジがかなり動揺しているにもかかわらず長期に使用されていたため、欠損部の歯槽骨の吸収が著しい。

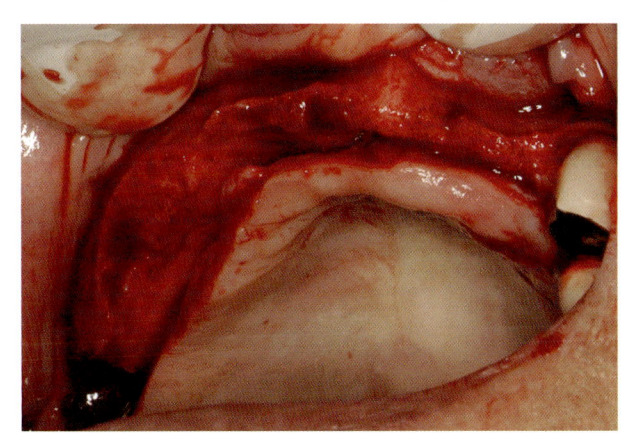

図3　SinCrest使用直前の口腔内。

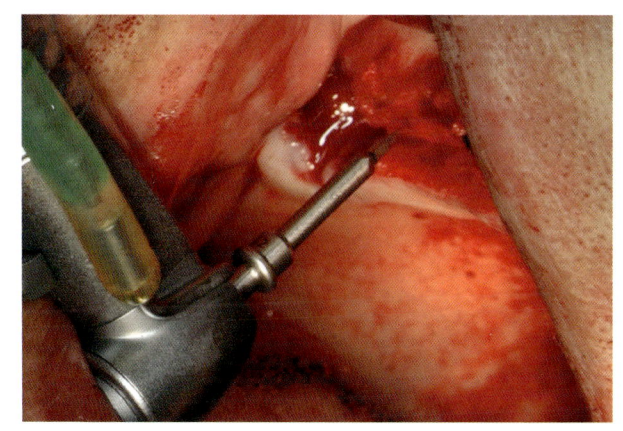

図4　ロケータードリルによる起始点の形成。

が発案し、META社から発売されており、わが国ではインプラテックス社が販売している。SinCrestのキットの内容を図1に示す。プラスチックのパーツも同梱されており、121度以上のオートクレーブは使用すべきではないので注意が必要である。以下では、臨床例（図2、3）を提示しながらSinCrestの使用方法を解説する。

1）ロケータードリルによる起始点の形成

サージカルガイドを用いて、インプラント埋入位置にロケータードリルでパイロットホールの位置決めを行う（図4）。

2）プローベドリルによるパイロットホールの形成

キットにはドリリングのストッパーが8種類付属している（図5）。このストッパーは上顎洞底部皮質骨の直下までドリリングするためのものである。

上顎洞までの骨を0.5～2.0mm残してドリリングするために、8つのストッパーの中から適正な長さを選んで、付属のプローベドリルに装着する。歯槽頂より確実に4mmから1mm刻みで11mmまでの深さに削ることができる（図6）。

3）ガイドドリルでパイロットホールを拡大形成

プローベドリルでパイロットホールを形成後、ガイドドリルでパイロットホールを拡大形成する（図7）。ガイドドリルはパイロットホールの直径を拡大するだけであり、垂直方向はパイロットホールと同じである。

第5章　上顎洞底挙上ツール

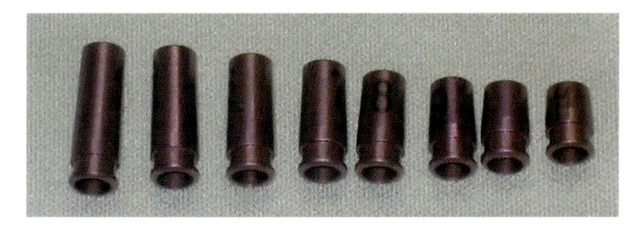

図5　SinCrestキットに同梱されている8種のストッパー。

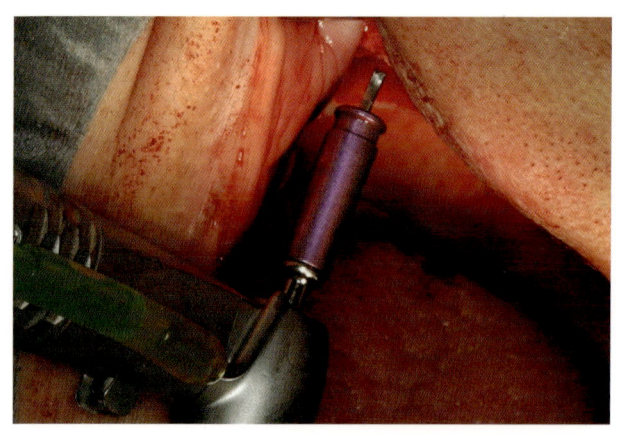

図6　プローベドリルにストッパーを装着してドリリングを開始している。ドリルの露出している部分のみアクセスホールの深さがコントロールされる。

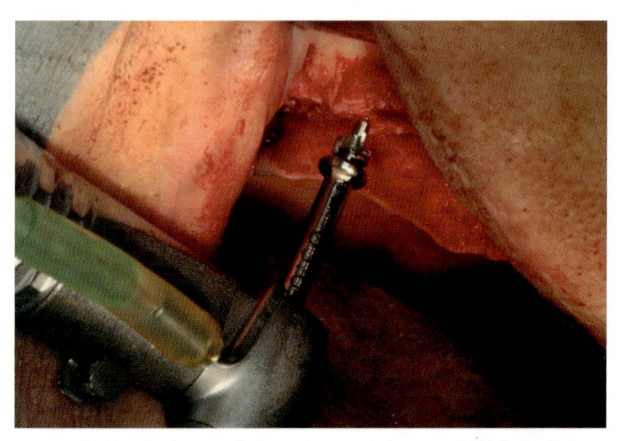

図7　ガイドドリルによりパイロットホールを拡大形成する。

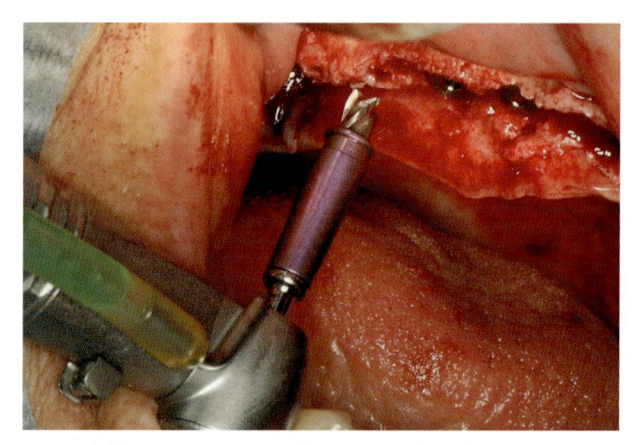

図8　直径3mmのSinCrestドリルによりパイロットホールをさらに拡大形成する。

4）直径3mmのSinCrestドリルによる拡大

　直径3mmのSinCrestドリルによってさらに拡大形成する。このドリルは尖端にも刃があり、垂直方向へのドリリングができるため、ストッパーの装着が必要である（図8）。

5）直径4mmのSinCrestドリルによる拡大

　直径4mmのSinCrestドリルによってさらに拡大形成する。このドリルは尖端に刃は付いていないため、ストッパーの装着は不要である（図9）。

6）SinCrestによるツイスト運動

　SinCrestをアクセスホールに挿入し、手指で時計回りに回転させてさらに挿入していく（図10）。

7）SinCrestが上顎洞底皮質骨に達するまで

　SinCrestを右回転させていくと、上顎洞底皮質骨に達する。さらに、SinCrest中央部のボタンが突出してくるまで時計回りに回転させる（図11）。

8）上顎洞底皮質骨の切削

　グリップ中央部分のボタンが突出してくると、ボタンの基底部の白い部分が露出してくる。この段階で回転角180度以内でツイスト運動させる。うまく骨が切削されると、グリップ中央のボタンの白い部分がさらに露出してくる（図12）。この時点でボタンを押してみる。ボタンが押せなければさらにツイスト運動を繰り返し、切削を続行する。ツイスト運動を行っても切削抵抗がなくなったら、さらにグリップを時計回りに回転させて、全体を

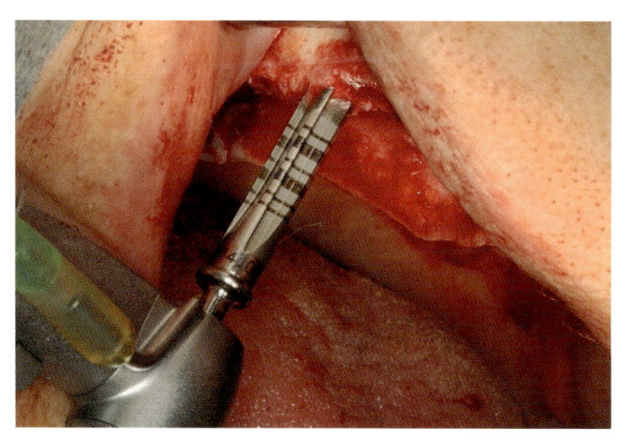

2. SinCrestを用いた歯槽頂アプローチによるサイナスフロアエレベーション

図9 直径4mmのSinCrestドリルによりパイロットホールをさらに拡大形成する。

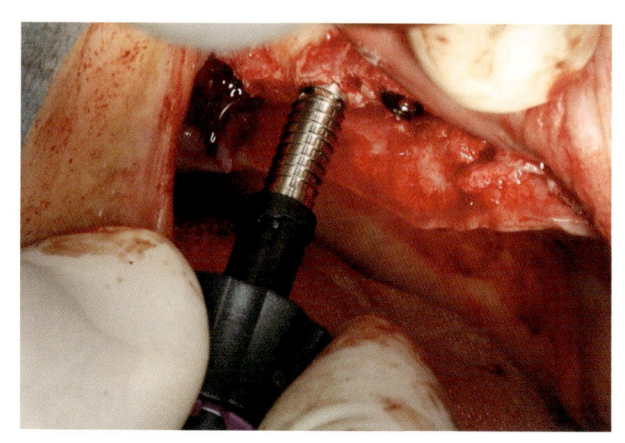

図10 SinCrestをアクセスホールに挿入し、時計回りに回転させる。

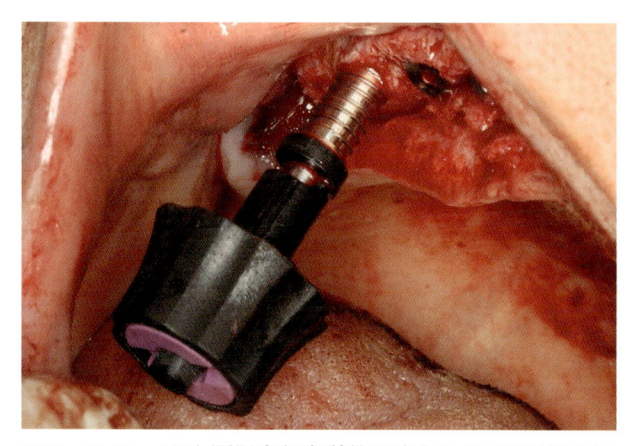

図11 SinCrestが上顎洞底部皮質骨に達するまで時計回りに回転させる。

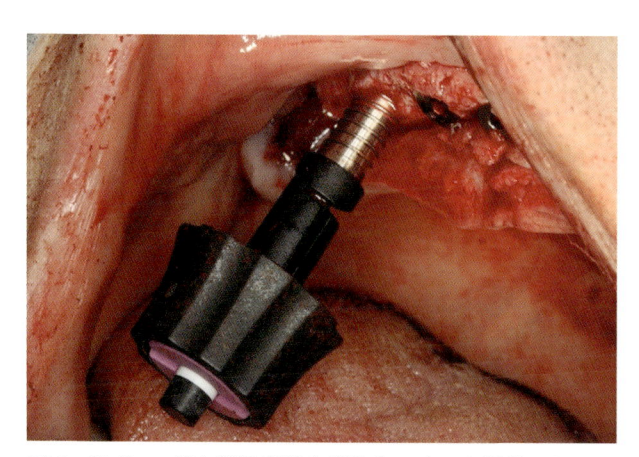

図12 SinCrestが上顎洞底部皮質骨をツイスト運動によって切削する。

深く埋入したのち、ツイスト運動を行ってみる。

9）上顎洞底皮質骨の挙上

　ツイスト運動を繰り返すと0.5mmずつ軸方向に切り進めるように設計されている。ステップごとにボタンを押すと（図13）、上顎洞底の挙上時にはわずかな力でボタンを押すことができるようになり、押されたボタンは飛び出さなくなる。もしくは内部のスプリングにより、上顎洞底が挙上されると、ボタンを押さなくても凹むようになっている（図14）。その後のステップは、他のソケットリフトの術式と同様に移植材料の填入を行っていけばよい（図15）。

04 SinCrestの仕組み

1）SinCrestの構造

　SinCrestは、図16のようなパーツに分解できる。外部はスクリュースレッドのスリーブで、内部に尖端部分が刃幅の大きいトレフィン状ドリルが貫いている（図16、17）。黒色のグリップ部分を回転させると、回転半径180度以内では尖端部のトレフィンのみが回転し、180度以上回転させると外部のスクリュースリーブも一緒に回転する。この構造の中央部をプローベが貫いており、ハンドル部分がスプリングで固定されている。

83

第5章　上顎洞底挙上ツール

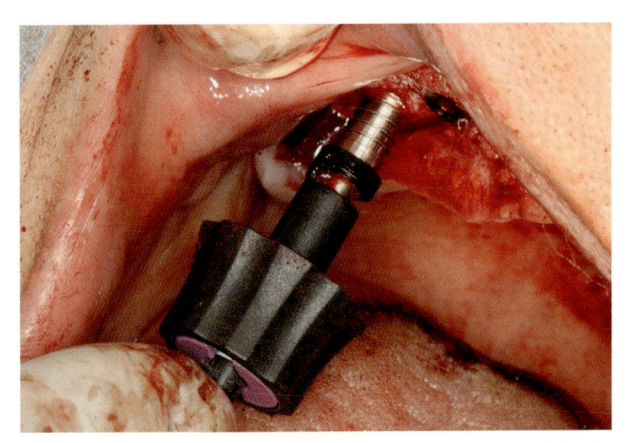

図13　SinCrestドリルをツイスト運動させつつ0.5mmずつ切削深さを増していき、そのつど中央のボタンを押してみる。

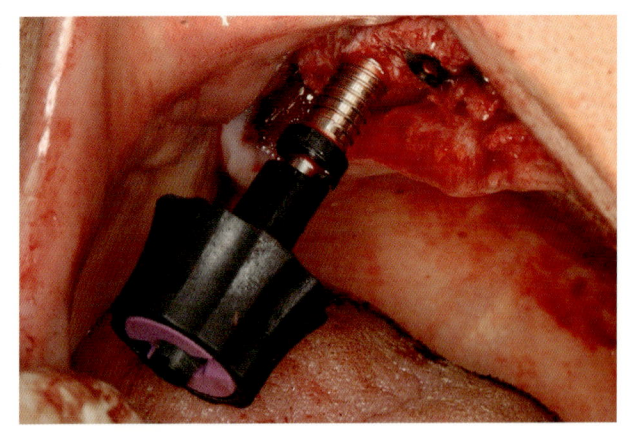

図14　上顎洞底皮質骨を穿孔した直後の所見。中央のボタンはへこんだまま元に戻らない。

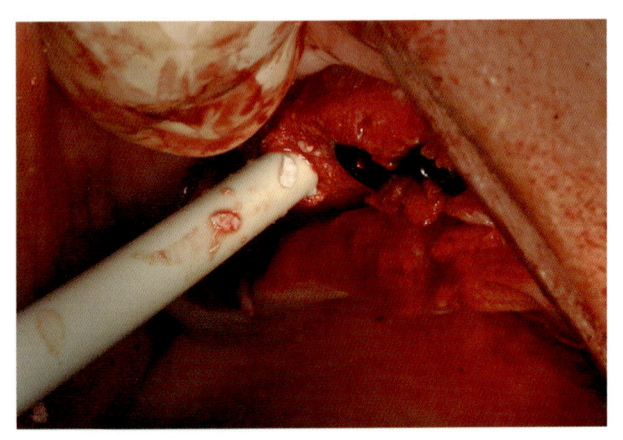

図15　上顎洞底挙上後は、ソケットリフトを用いた術式と同じく移植材料を塡入して挙上量を増す。

2）SinCrestの切削機構

上顎洞底までの歯槽骨の高さが10mmを想定した実習模型で解説する。図18左はSinCrestドリルで、上顎洞底まで2mmを残してドリリングしてある模型にSinCrestを時計回りで挿入している所見である。時計回りに回すと、白い矢印の部分が接触して外部のスクリュースリーブが回転する。反時計回りに回転させても同様の仕組みで外部のスクリューが逆回転し、撤去できるようになっている。さらに、グリップを時計回りでねじこんでいくと、尖端のプローベが形成された骨面に当たって、図18右のようにグリップ部分から飛び出してくる。

プローベの白い部分が1mmグリップから露出すれば、1mm尖端部分のプローベがスリーブ内に押し込まれたことになる（図19）。この時にハンドルを反時計回りに逆回転させると、グリップ部分は尖端とリンクしているので、スクリュースリーブとの間に0.5mmの隙間ができる（図20白矢印）。この隙間がなくなるまでグリップ部分を回転角180度以内でツイスト運動させると、尖端のトレフィン部分のみが可動し、上顎洞底部皮質骨が切削される。それに伴い、スクリュースリーブとグリップ部分の間に生じていた0.5mmの間隙は縮小していく（図21）。

図22はボタンを押して穿孔した瞬間の写真である。ハンドル部分のボタンが手指で押せない場合には、さらに180度以上時計回りに回転させてスクリュースリーブ全体の深度を増して、新たな間隙が生じてから再び同様にツイスト運動を行う。

3）上顎洞皮質骨挙上後のSinCrestの除去

グリップ部分を反時計回りに回転させると、内部のトレフィン部分は再び外部スクリュースリーブとリンクして逆回転し、SinCrest全体が除去される（図23）。

4）ソケットの底部はどのようになるか？

模型の底部は、トレフィンで形成された円柱状の遊離骨片が残存する（図24）。この骨片は上顎洞粘膜によって支持された状態である。この形状に達したら順次移植材料を塡入し、上顎洞粘膜を間接的に鈍的剥離していく。図25はインプラント埋入手術後の顎堤の状態、図26はインプラント埋入手術後の口腔内写真、図27は術後のパノラマX線写真である。

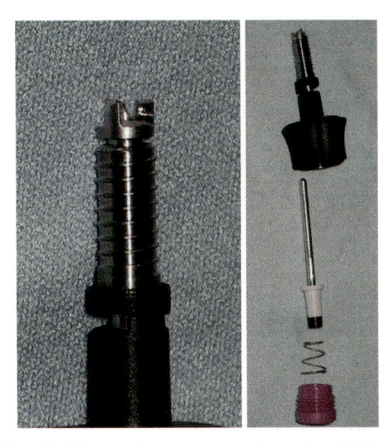

2．SinCrestを用いた歯槽頂アプローチによるサイナスフロアエレベーション

図16　SinCrestの構造①。外部のスクリュースリーブと分解された各パーツ。

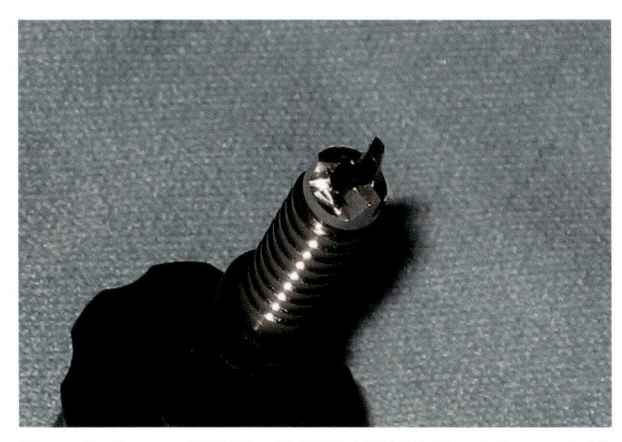

図17　SinCrestの構造②。尖端部は刃幅の広いトレフィン様形状である。

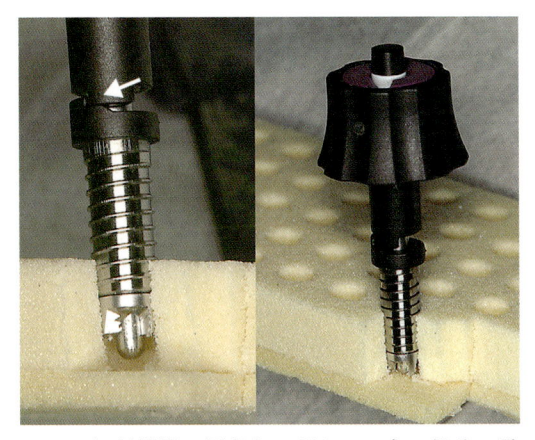

図18　SinCrestの切削機構。写真右のボタンの白い部分の露出に注意。

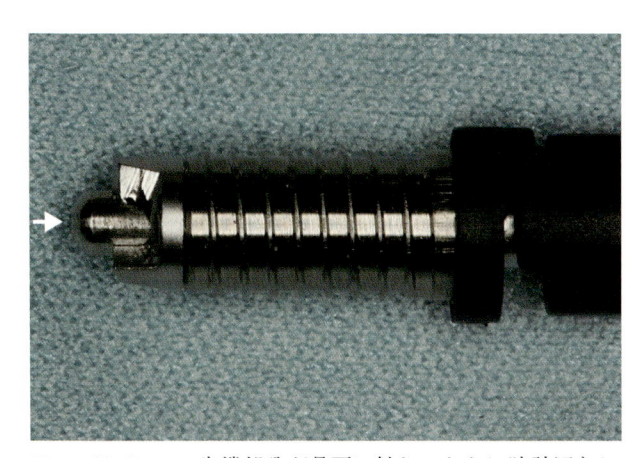

図19　SinCrestの尖端部分が骨面に触れ、さらに時計回りにねじ込まれると尖端のプローベが凹む。

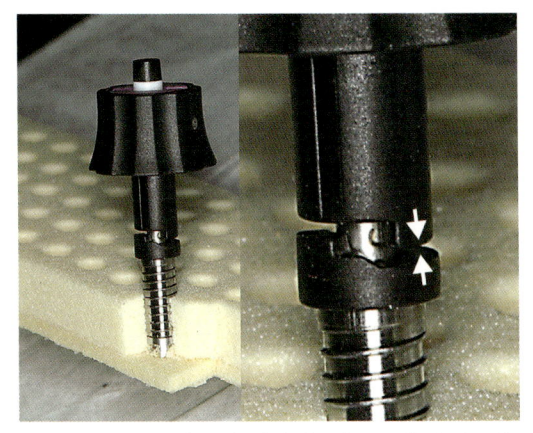

図20　SinCrestのグリップ部分を反時計回りに回転させると白矢印のようにスクリュースリーブ部分との間に0.5mmの間隙ができる。

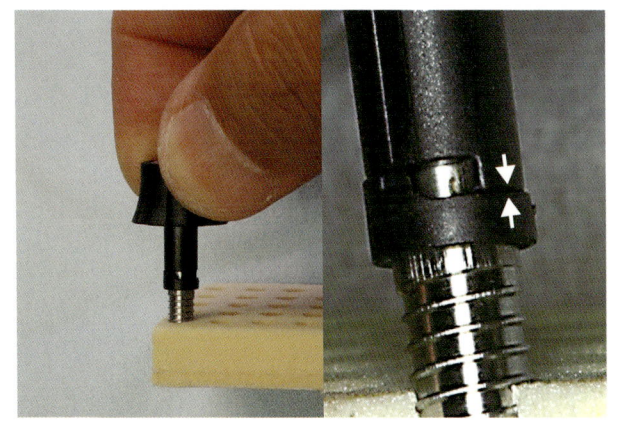

図21　SinCrestのグリップ部分を180度以内で押し込みながらツイストさせると、0.5mmの間隙が縮小していく（白矢印）。

第5章　上顎洞底挙上ツール

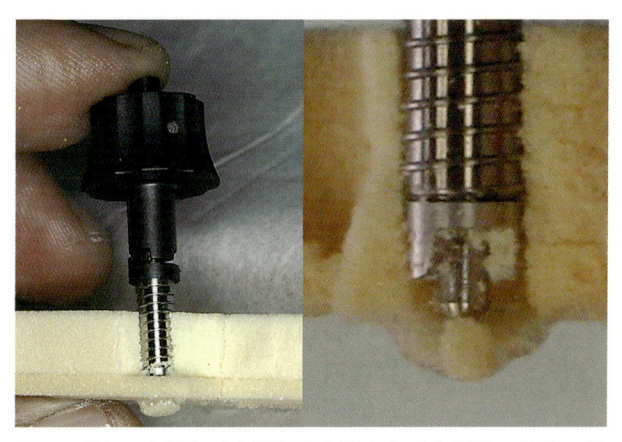

図22　ボタンを押して上顎洞底を挙上させた瞬間の状態の模式図。

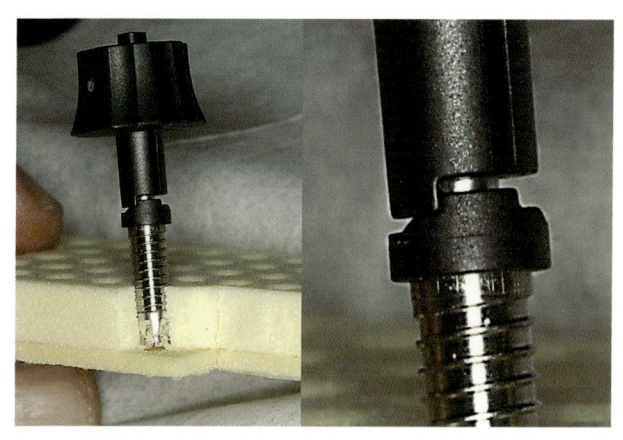

図23　逆回転させることによりSinCrest全体が逆回転し、除去は容易である。

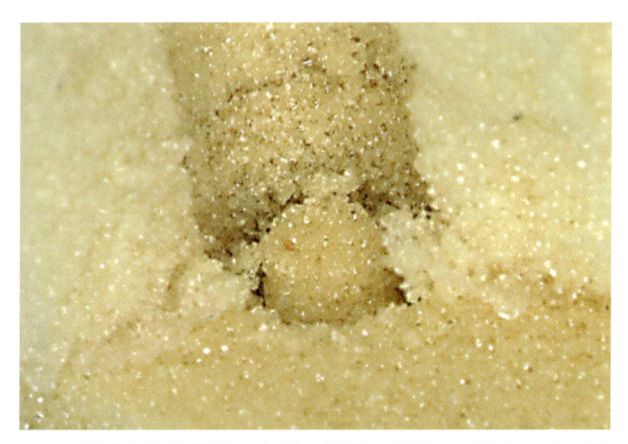

図24　形成された模型の底面の様子。実際の口腔内では、円柱状の骨片が粘膜によって保持される。

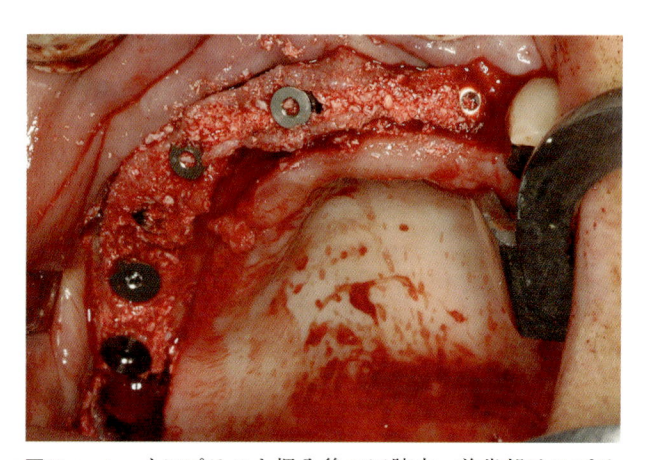

図25-a、b　インプラント埋入後の口腔内。前歯部はスプリットクレストを行い、臼歯部にSinCrestを用いた上顎洞底挙上を行った。

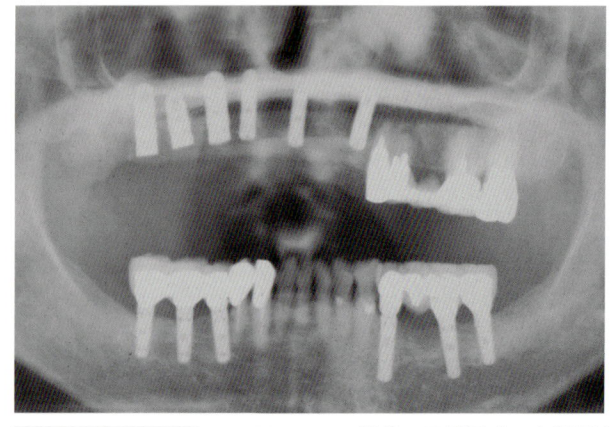

| 図26-a | 図26-b |

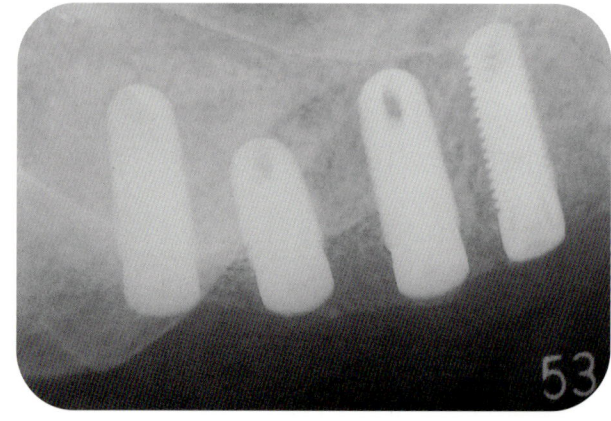

図26-a、b　術後のX線写真。上顎洞底を槌打せずに挙上できたため、衝撃による術中の不快感や術後の後遺症は起こらなかった。

86

05 まとめ－SinCrestの評価

　一見複雑にみえる本器材の使用方法は、それほど困難なものではないと筆者は認識している。また、患者にとって術後の不快症状もなく、安全性も比較的高いと思われる。しかしながら、どのような器材もパーフェクトではない。今後症例を積み重ねることによって、予期せぬ事態に遭遇することもあるかもしれない。

　重要なことは、SinCrestを挿入する前の基本的なステップであり、正確な皮質骨の厚みの計測をないがしろにしないこと、そしてSinCrestを使用したあとに、功を焦らず移植材料の塡入をジェントルに行う点であろう。

　これまでのソケットリフト法に加え、歯槽頂アプローチによるサイナスフロアエレベーションの術式の幅を広げる器具であると思える。一方、このような新しい器具を使用しても、術式全体を通じて求められる慎重さは変わらないことに留意して、今後も継続使用していきたい。

参考文献

1. Summers RB. The osteotome technique : Part 3-Less invasive methods of elevating the sinus floor. Compendium. 1994 ; 15(6) : 698, 700, 702-704.
2. Fugazzotto PA. Implant placement in maxillary first premolar fresh extraction sockets : description of technique and report of preliminary results. J Periodontol. 2002 ; 73(6) : 669-674.
3. Diserens V, Mericske E, Mericske-Stern R. Radiographic analysis of the transcrestal sinus floor elevation : short-term observations. Clin Implant Dent Relat Res. 2005 ; 7(2) : 70-78.
4. Emmerich D, Att W, Stappert C. Sinus floor elevation using osteotomes : a systematic review and meta-analysis. J Periodontol. 2005 ; 76(8) : 1237-1251.
5. Cosci F, Luccioli M. A new sinus lift technique in conjunction with placement of 265 implants : a 6-year retrospective study. Implant Dent. 2000 ; 9(4) : 363-368.
6. Muronoi M, Xu H, Shimizu Y, Ooya K. Simplified procedure for augmentation of the sinus floor using a haemostatic nasal balloon. Br J Oral Maxillofac Surg. 2003 ; 41(2) : 120-121.
7. Di Girolamo M, Napolitano B, Arullani CA, Bruno E, Di Girolamo S. Paroxysmal positional vertigo as a complication of osteotome sinus floor elevation. Eur Arch Otorhinolaryngol. 2005 ; 262(8) : 631-633.

第5章　上顎洞底挙上ツール

上顎洞底挙上ツール

サイナスリフトインスツルメントキット

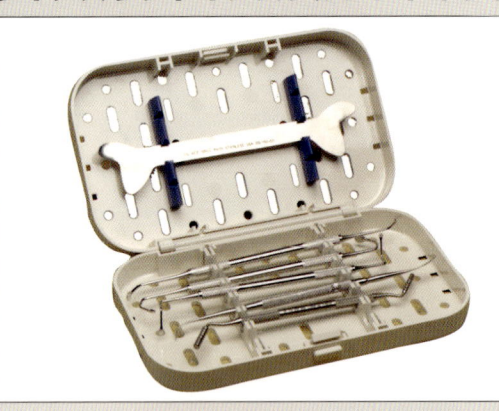

サイナスフロアエレベーションにおいて上顎洞粘膜を剥離する際に用いる専用の器具。強弯は開窓部から前方部、すなわち梨状孔方向へ粘膜を剥離する際に使用し、弱弯は開窓部から歯槽突起部と後方部へ粘膜を剥離する際に使用する。

ACEケリソン鉗子

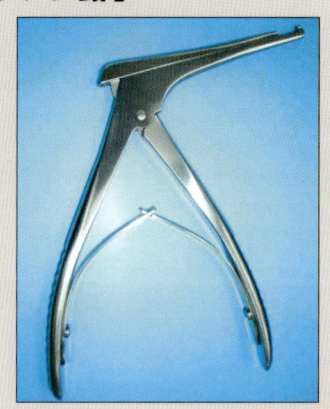

サイナスフロアエレベーションにおいて粘膜を剥離後、骨開窓が小さくて操作性が悪いときに開窓部を広げることができる器具。グリップを握るとロッドがスライドして、先端近くの陥凹部で骨を鉗除できる。

SinCrest

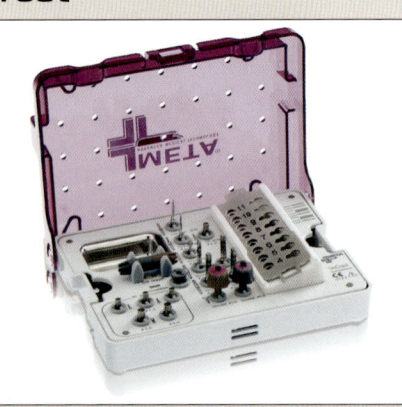

ボタンを押すことで、サイナスフロアエレベーションを制御して行うことができる器具。上顎洞底骨を槌打せずに挙上を図ることができるため、衝撃による患者の不快感や眩暈といった症状を回避できるという特長を有している。また、上顎洞粘膜穿孔の危険性を軽減できる。

サイナスリフトオステオトーム

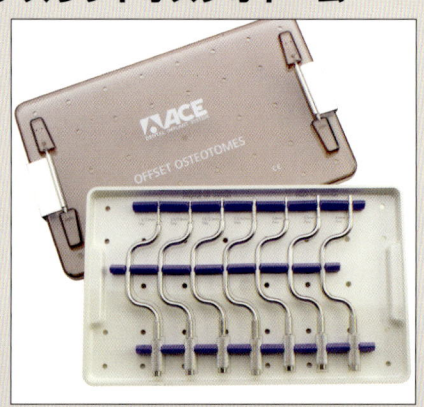

骨孔を拡大するステップ付オステオトームと、骨補填材料填入後、上顎洞底を挙上する最終オステオトームが一つになったセット。先端が凹状の形状になっているため、槌打・プッシュすることにより、骨の削紛が先端部の凹に収納できる。さらに、槌打・プッシュすると骨紛が上顎洞底を挙上する。

問い合わせ

株式会社インプラテックス

〒116-0013　東京都荒川区西日暮里2-33-19　YDM日暮里ビル
TEL：03-5850-8555（代表）　FAX：03-5850-8505
e-mail：itx@itx.co.jp　URL：http://www.co.jp

第6章

補綴関連ツール

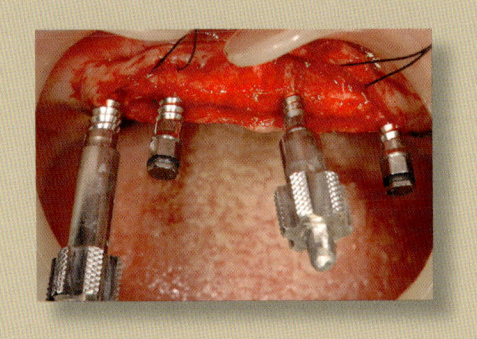

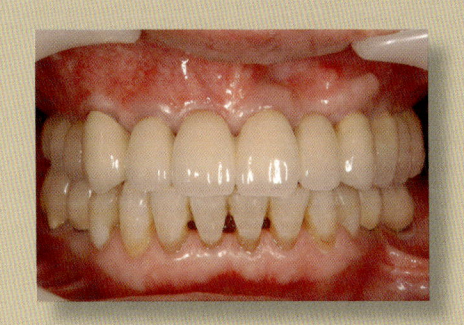

1. 暫間インプラントMTIを用いた荷重時期の調整

永田 睦
（医療法人 永田歯科）

01 はじめに

　近年、デンタルインプラント（以下、主インプラント）治療において即時荷重の概念が浸透しつつあり、より簡便で短期の治療が達成されつつある。骨の生理学的な挙動を考慮する場合、一定の力学的刺激下で骨関連諸細胞の活性化、骨基質の生成、石灰化、成熟、リモデリングといった機転が促進されることが証明されており[1,2]、主インプラントに対する即時・早期の荷重は、理論的には整合性のある方法であると言えよう。

　しかし、その手法の詳細についてはいまだコンセンサスが得られているとは言い難く、①早期の過剰な外力によりインプラント周囲の線維化が引き起こされ、主インプラント処置の失敗を招くことがある、②著しい骨吸収を伴い、骨造成を要する難症例での即時荷重は困難である、③骨造成を行わない（All-on-4などの）方法においては、失敗した場合の処置がさらに困難となる、④脆弱骨では困難、⑤多数歯欠損を即時修復で行う場合、高度で特殊な技術と熟練が必要、⑥適応が限定的、など少なからず問題があると考えられる。

　一方、暫間ミニインプラント（以下、ミニインプラント）は、主インプラントおよび骨造成などのインプラント関連処置をより確実に成功させるべく、1990年代から使用されてきた[3]。ミニインプラントは、暫間修復物を介して即時に荷重を負担しうるため、咀嚼、顎位の維持、発音、嚥下、審美などといった機能が回復され、患者のQOLに貢献する。また、万が一ミニインプラントが失敗をきたしても、主インプラント処置の失敗に直接つながらないというfail safe的な役割を果たしている[4〜6]（表1）。現在では、主インプラント関連処置以外の領域にもその応用範囲が拡大されつつあり[7,8]（表2）、多くの臨床例が報告されている[3]。

　本稿では、他の治療法では対応が困難と思われるような症例におけるミニインプラント応用例を紹介するとともに、荷重調整とその時期について、症例に沿って具体的に説明し、若干の考察を加えたい。

表1　インプラント治療での暫間ミニインプラントの利点

①低侵襲である
②処置が簡便
③広い用途がある
④主インプラント失敗のリスクを軽減できる
⑤骨移植・骨造成などの複合処置を容易に行うことができる
⑥口腔内で応用部位が広い
⑦治療期間中の患者のQOLを損なうことがない
⑧従来法では困難な治療をより確実・簡便・安全に遂行できる

表2　暫間ミニインプラントの応用例

①主インプラント治癒期間中の暫間補綴物支持
②骨造成部の保護
③診断用/外科用ステントの固定
④咬合崩壊防止のための補綴物の緊急的維持
⑤咬合高径の確保
⑥咬合採得時の基準点
⑦矯正治療における固定源
⑧重度歯周病罹患歯列の治療
⑨外傷歯の固定
⑩歯の自家移植
⑪動揺歯の歯内治療補助

1. 暫間インプラントMTIを用いた荷重時期の調整

暫間インプラントMTIを用いて荷重時期の調整を行った症例

患者年齢および性別：68歳、女性
初診日：2006年10月
主訴：著しい嘔吐反射のため上顎総義歯が装着できない。

治療計画：インプラント治療による咬合回復を図る。支台となる既存歯が存在しないことから、ミニインプラントを用いた暫間補綴処置を行う。

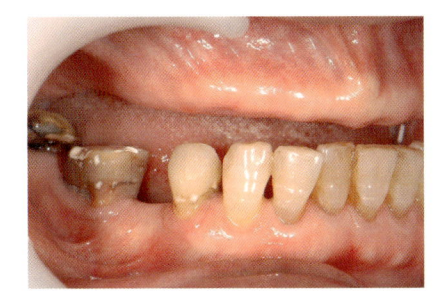

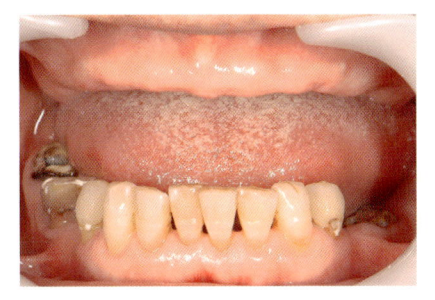

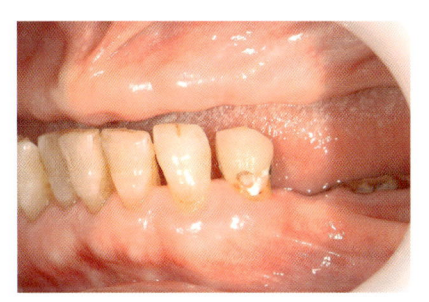

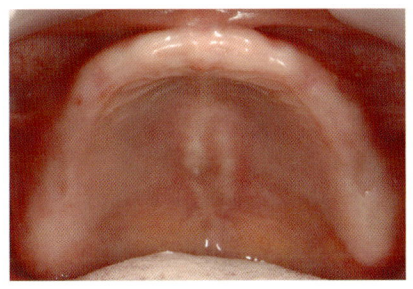

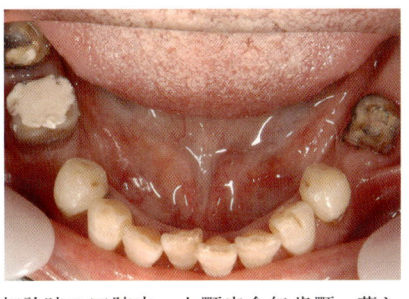

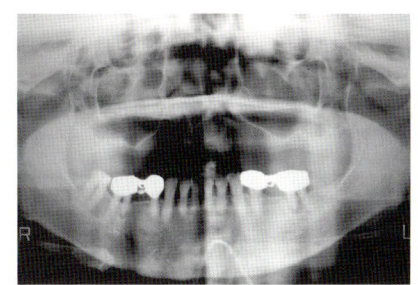

図1-a	図1-b	図1-c
図1-d	図1-e	

図1-a～e　初診時の口腔内。上顎完全無歯顎、著しい嘔吐反射のため上顎総義歯が装着できず、インプラント義歯を希望して、他院からの紹介により来院した。患者の強い希望により、インプラント治療による咬合回復を図ることとなった。

図2　初診時のパノラマX線写真。上顎骨は、前歯部では唇舌的な歯槽骨吸収が、小臼歯・大臼歯部では垂直的な骨吸収が顕著で、既存骨は菲薄となっている。

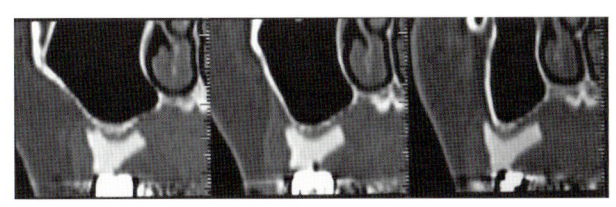

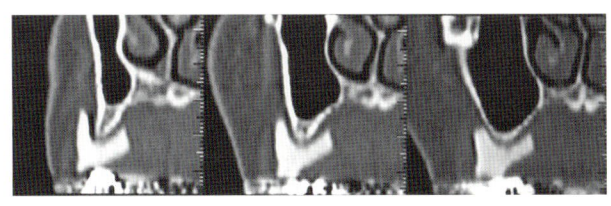

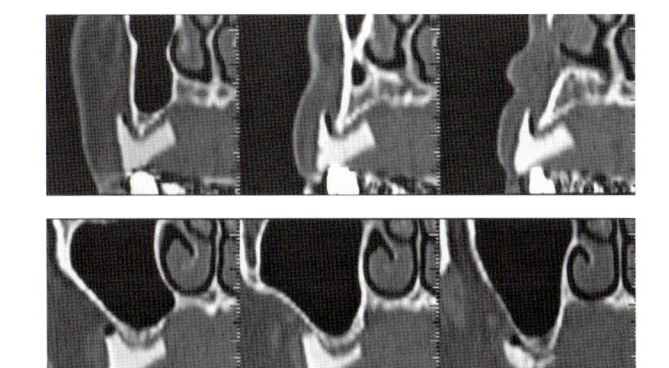

図3-a	図3-b
図3-c	図3-d

図3-a～d　術前上顎におけるCT像。a：右上顎臼歯部、b：右上顎前歯部、c：左上顎前歯部、d：左上顎臼歯部。いずれの部位においても著明な骨吸収像を呈し、前歯部ではナイフエッジ状に、臼歯部では垂直的に著しく骨が菲薄となっている。

91

第6章 補綴関連ツール

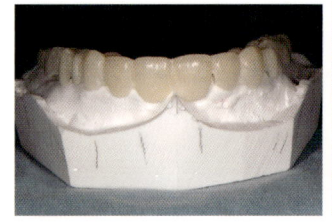

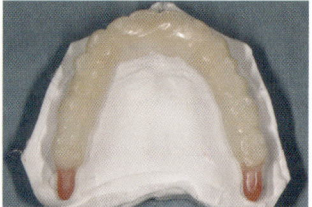

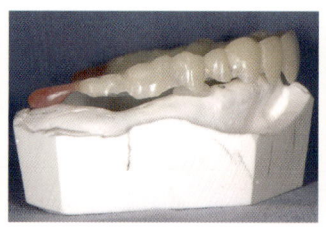

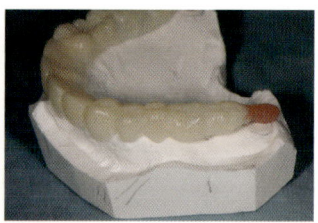

| 図4-a | 図4-b | 図4-c | 図4-d |

図4-a～d 術前に製作した固定性遊離端床装置(Free-end saddle-bridge：FESB)[3]。診断用ワックスアップ模型からミニインプラント支持の暫間補綴物をあらかじめ製作した。

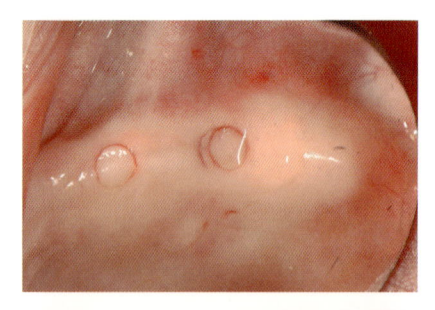

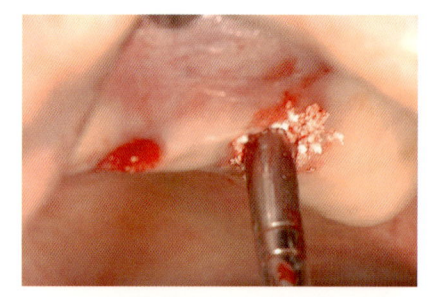

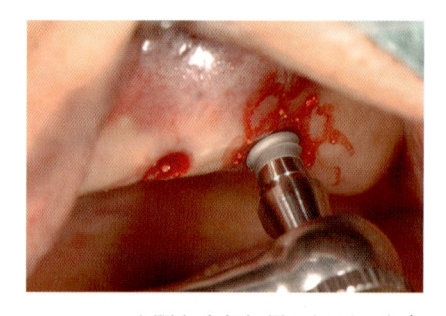

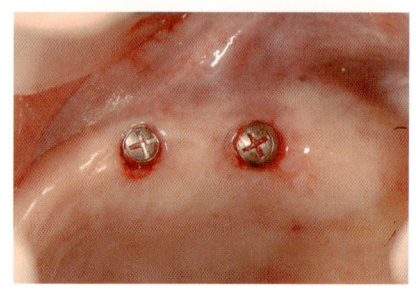

| 図5-a | 図5-b | 図5-c |
| 図5-d | 図5-e |

図5-a～e 上顎臼歯部処置の概要。歯肉パンチアウト後、フラップレスで上顎洞底挙上、自家骨と吸収性の骨補塡材料による骨補塡を行い、同時に1回法インプラントを埋入した(1-stage, hydraulic & swaging sinus floor elevation technique)。a：歯肉のパンチアウト、b, d：オステオトームを用いた上顎洞底挙上、c：インプラント埋入、e：インプラント埋入直後。

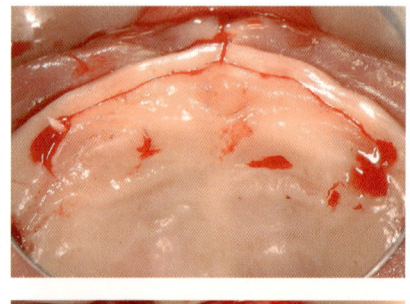

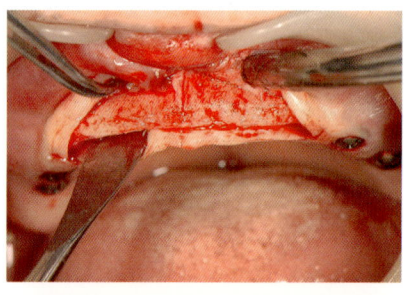

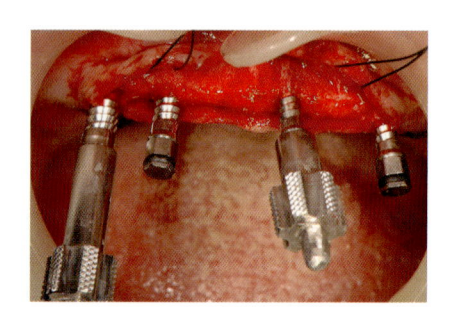

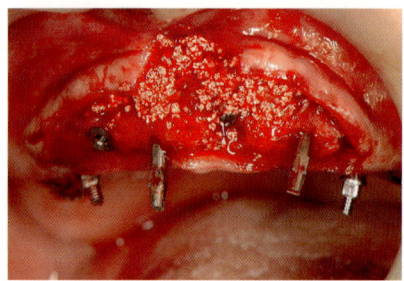

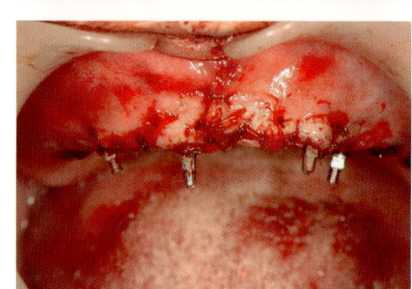

| 図6-a | 図6-b | 図6-c |
| 図6-d | 図6-e |

図6-a～e 上顎前歯部処置の概要。粘膜を歯槽頂切開後、上顎骨のリッジエキスパンジョンと骨移植を併用して主インプラント埋入を行い、GBR膜の留置後、ミニインプラントを埋入した。a：粘膜の歯槽頂切開。b：粘膜骨膜弁の剝離。同部歯槽骨は唇舌的な吸収が著しく、ナイフエッジ状となっている。c：スプリットコントロールキット(Meisinger社製)によるリッジエキスパンジョン。d：インプラント体の埋入、骨移植、GBR膜の留置を行ったのち、前歯部および第一小臼歯部にMTIミニインプラント(Dentatus社製、以下MTI)、A new implant(Dentatus社製、Sweden、以下Anew)を埋入し、縫合を終了した。

1. 暫間インプラントMTIを用いた荷重時期の調整

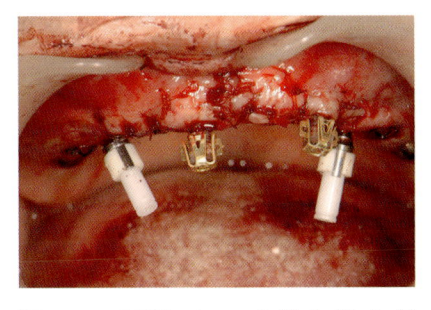

図7-a～e　MTI、Anewを組み込んだFESBの製作。a：ミニインプラント埋入後、MTIにsingle copingを、AnewにTi index copingを装着、b、c：粘膜をパラフィルムで隔離し、スロットにチタンバーを挿入し、連結を図る。d、e：余剰レジンが溢出しないよう口腔内では連結部のみをレジン固定し、硬化後、いったん口腔外で過不足部の調整と研磨を行う。この後、MTIをセメント合着。Anewではネジ止めを行い、FESBを固定する。

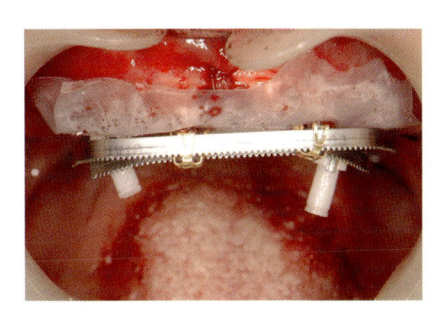

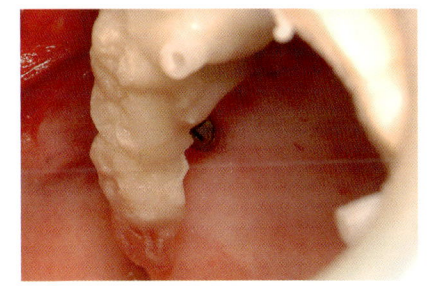

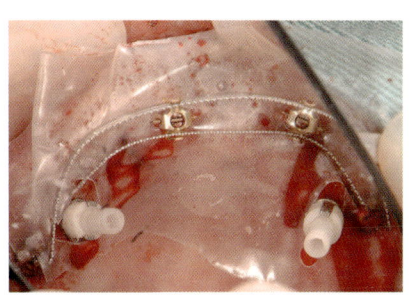

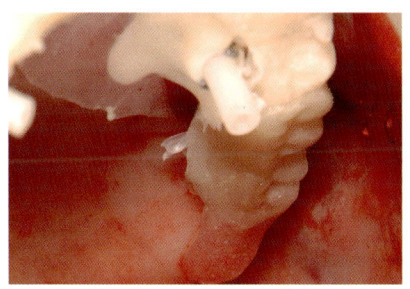

| 図7-a | 図7-b | 図7-c |
| 図7-d | 図7-e |

| 図8-a | 図8-b | 図8-c |
| 図8-d | 図8-e | 図8-f |

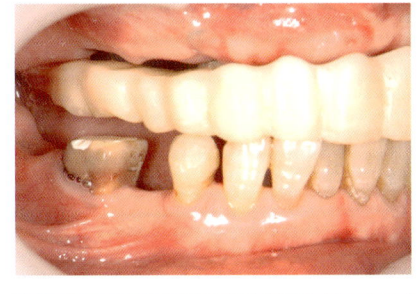

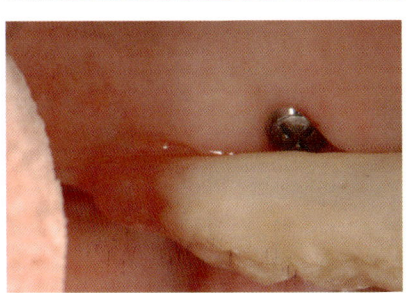

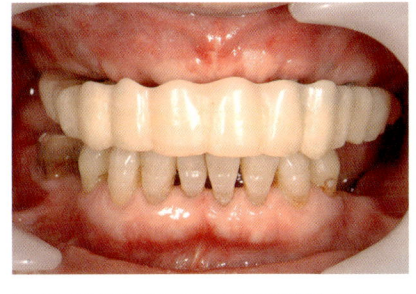

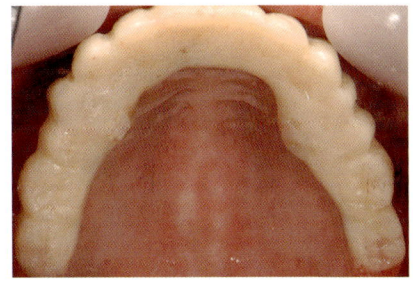

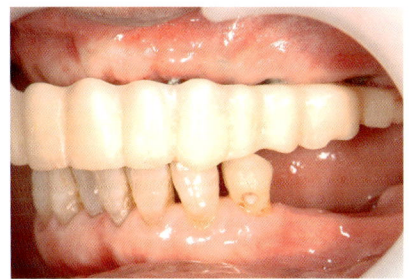

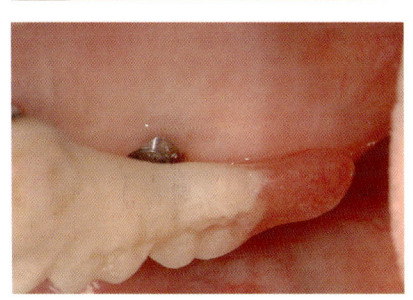

図8-a～f　前方はミニインプラントによって、後方は上顎結節部粘膜によって支持されたFESBの術後5ヵ月の口腔内所見。FESBは良好に機能している。FESBは主インプラントにも主インプラント直近の周囲粘膜にも接していない。また、咬合面における上下的コンタクトは、過大な咬合力がFESBに対して加わることのないよう、第二小臼歯より後方域では咬合を付与していない。

図9　同時期のパノラマX線写真。埋入された8本の主インプラントとともに、即時荷重を与えられた4本のミニインプラント像が観察される。上顎洞底は10mm以上挙上され、インプラント周囲に骨補塡材料が観察される。

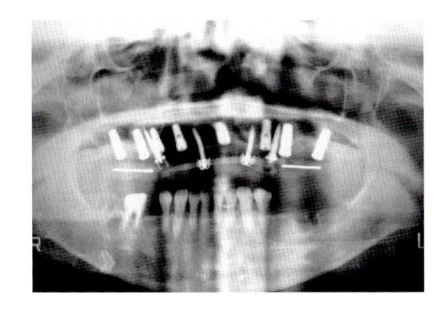

第6章　補綴関連ツール

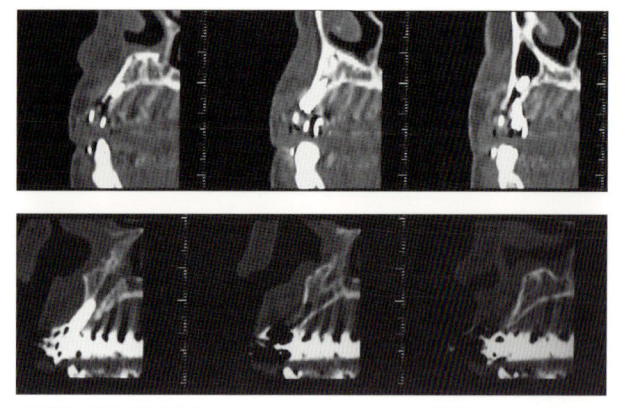

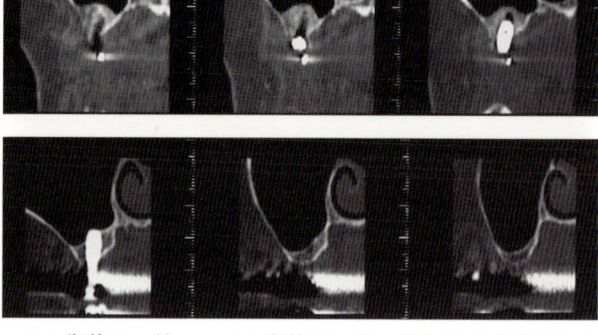

図10-a	図10-b
図10-c	図10-d

図10-a〜d　左上顎前歯部・臼歯部のCT像。a、b：術後4ヵ月、c、d：術後17ヵ月。前歯部では唇舌的な、臼歯部では垂直的な骨幅の増大が観察される。

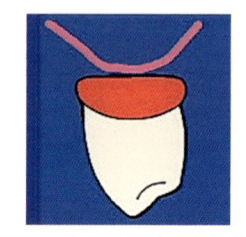

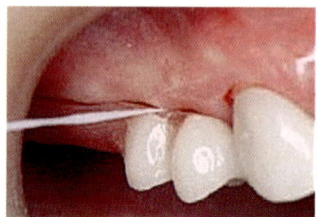

図11-a	図11-b	図11-c	図11-d

図11-a〜d　床部分の形態と清掃性。a、b：底面の形態は清掃性に配慮し、最初から丸みを帯びた平坦な形に仕上げておく。一定期間経過後では、装着直後と比較し、床下粘膜の形態が床と相似形に変化する。a：装着直後、b：一定期間経過後。c、d：FESBの清掃。床の底面形態を、丸みを帯びた平坦に仕上げることで、歯間ブラシやフロスでの清掃が可能で、清掃性に支障をきたさない（c、dは参考症例図）。

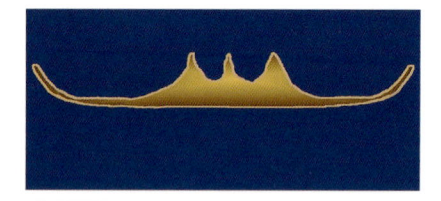

図12-a	図12-b	図12-c

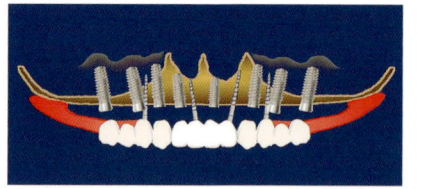

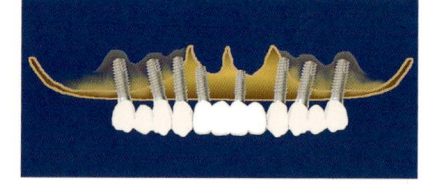

図12-a〜c　本症例における処置の模式図。a：術前、b：ミニインプラントを支台としたFESB、c：主インプラントを支台とした暫間補綴装置および最終補綴物。前歯部・臼歯部ともに歯槽骨の吸収が著しく、既存骨がきわめて少なかったため、主インプラント埋入と同時に骨造成がなされている。ミニインプラント支持によるFESBで10ヵ月間、主インプラント支持による暫間補綴物で5ヵ月間以上咬合を維持し、最終補綴物へ移行した。

02　暫間的な咬合荷重代替の必要性

　骨に伝達される力学的荷重は、骨の治癒を促進させ、骨質をより良好にし、骨とインプラント体との接触面積を増大させることが報告されている[1,2]。したがって、既存の骨量が十分に存在し、骨質も良好な症例であり、術者の技量や患者の取り組みを含めた諸条件が完全な状態であれば、主インプラントによる即時荷重も含めたさまざまな治療法が選択できるであろう。
　しかし、本症例のように全顎的に骨吸収が高度に進行

し、既存骨量が少なくなった限界領域、あるいはそれ以下の難症例では、即時荷重そのものは可能であったとしても、多くの場合、侵襲的な手術、術後の安静、入院、義歯の不装着、治療期間の長期化、複数回の手術など、長期にわたって患者のQOLを損ねるような事態を強いることになろう。また、脆弱骨、造成骨、高度の歯槽骨吸収など条件の悪い骨における主インプラントの失敗率は一般的に高く[9〜11]、当然、こうした状況における主インプラント支持による即時荷重の方法では失敗のリスクが高いと考えられる。また近年、既存骨量の乏しい症例に対して、頬骨に支持を求めた新たな即時荷重の手法も

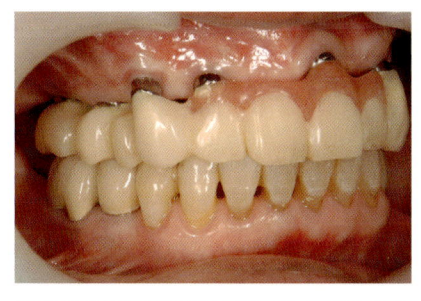

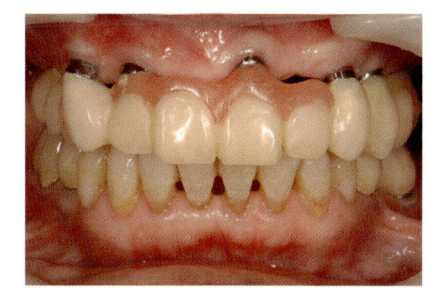

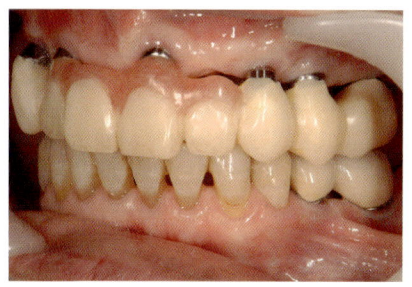

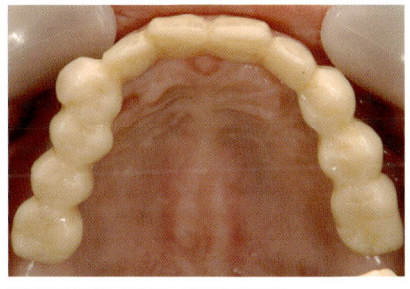

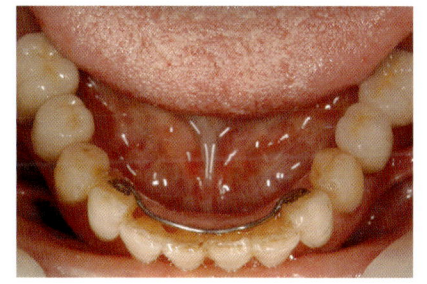

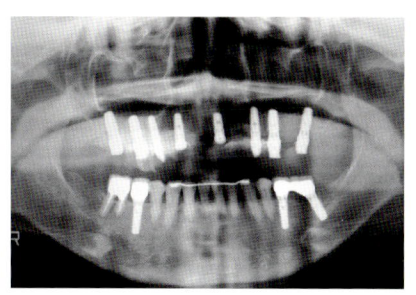

1. 暫間インプラントMTIを用いた荷重時期の調整

図13-a	図13-b	図13-c
図13-d	図13-e	

図13-a～e　ミニインプラント除去し、主インプラント支持による暫間補綴修復を行った。この段階での骨の成熟は十分とは考えられないため、上部構造は1ピースとして製作し、荷重が上顎骨に均一に伝達されるよう配慮した。また、過大な咬合力は主インプラントのオッセオインテグレーションを妨げる可能性があるため、この時点では上下の咬合コンタクトを小臼歯域のみとし、咬合荷重をコントロールした。このように骨の成熟とリモデリングを促進させながら、この後、経時的に咬合付与域を拡大し、最終的に術後15ヵ月を経過して、最終補綴物へ移行した。

図14　同時期のパノラマX線写真。ミニインプラントは除去され、主インプラント支持による暫間的な上部構造が装着されている。下顎の治療はすでに終了している。

提唱されている[12]。しかし現時点では、治療の特殊性、侵襲性、術者の経験、設備や機材など、一般レベルで行われる処置とは言い難く、また、これまでの症例に関して開示された情報は少ない。さらに、そうした骨造成を伴わない治療法では、万一、初回治療が失敗した場合、インプラント処置部の既存骨量はさらに少なくなり、埋入条件がさらに悪化する可能性がある。

そうした点を考慮すると、骨造成と主インプラント双方の治療を、安全に、より簡便な方法で成功裏に遂行可能で、治療期間中、患者のQOLを損なわない方法があればよいことになる。ミニインプラントは、まさにそのためのアイテムであると筆者は考えている。

03　荷重の調整

1）ミニインプラント支持による暫間修復物での咬合の付与

治療後初期の段階でのミニインプラントの失敗は、主インプラント治療にも悪影響を及ぼす可能性がある。ミニインプラントは径が小さいため、荷重はフィクスチャーに大きく増幅されて加えられる[13,14]。したがって、治療期間中、特定のミニインプラントや装置に対して荷重が極度に強く作用しないよう調整する必要がある。具体策としては、①可能であればミニインプラントは多数本埋入する、②ミニインプラントは単独支持で用いずに暫間修復物で連結固定する、③極力多数の既存歯と連結する、④カンチレバー構造や槓杆線の形成を避けた暫間補綴物とする、⑤上下的な咬合コンタクトは極力小範囲かつ前方域にとどめ、過大な咬合力が加わらないようにする、⑥大臼歯領域での側方の干渉を排除する、⑦舌や頰粘膜など周囲軟組織から強い干渉を受けない範囲で、粘膜接触部の床底面の面積を可及的に大きくする、⑧治療期間中、装置の着脱を極力行わない、⑨固定性遊離端床装置（Free-end saddle-bridge：FESB）を応用する、⑩患者への生活・摂食指導を十分に行う、などである。

FESBは、1960～1980年代にかけてIzikowitzによって報告された補綴物である[15]。筆者らが渉猟し得た範囲で

第6章 補綴関連ツール

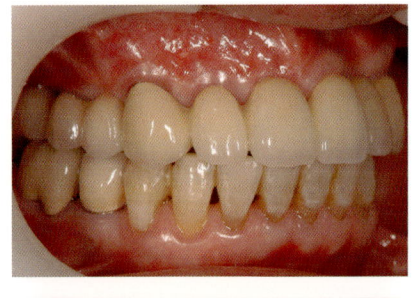

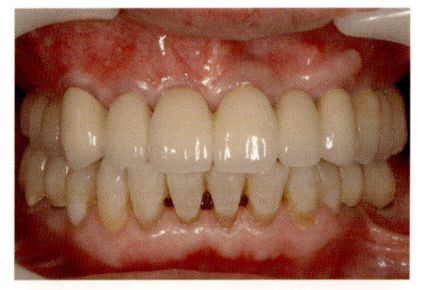

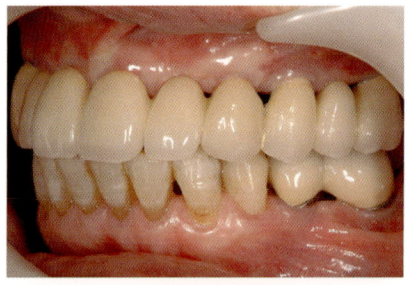

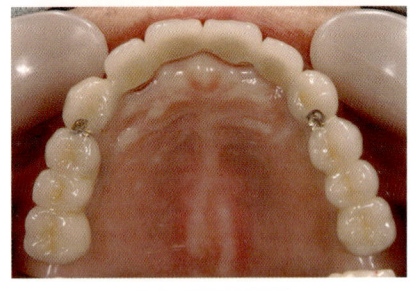

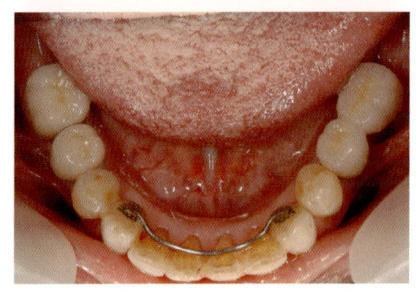

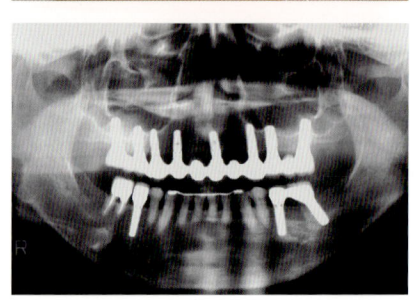

図15-a	図15-b	図15-c
図15-d	図15-e	

図15-a～e　術後21ヵ月、メインテナンス時の口腔内写真。きわめて良好に保たれている。前歯部と左右臼歯部の3装置からなる最終補綴物であり、術前の著しい骨欠損状態と骨移植・骨の成熟を考慮に入れ、key & keywayで連結し、上部構造を一体化させ、上顎骨全体へ咬合荷重が均一に分散されるよう図っている。この構造は既存骨量が乏しい部位における主インプラントのディスインテグレーションを防止する目的とともに、修復物の適合精度を向上させ、施術時の操作を容易にし、かつ術後、不測のトラブルが生じても対応が容易であるという管理上の利点も有している。

図16　術後21ヵ月のパノラマX線写真。上下顎ともに治療が終了し、最終修復物の装着がなされている。上顎インプラント周囲に、臨床的に十分な量のX線的な骨様構造の増加が観察される。臼歯部骨高では、初診時と比較すると著しい垂直的な増大が認められる。

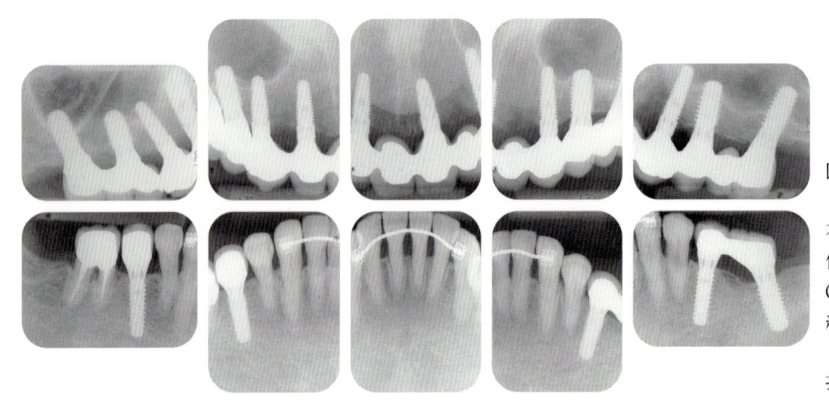

図17　術後21ヵ月のデンタルX線写真。上顎インプラント周囲の骨は不透過性が亢進し、骨固有の構造がより明瞭となってきており、成熟化傾向にあることが推察される。とはいうものの、CT、パノラマX線、デンタルX線における像を総合すると、骨移植材料の残存・吸収と骨新生・改造といった機転はまだ進行中であるものと推察される。

は、その後筆者らの報告まで応用例はみられない。FESBの製作と処置法に関しては成書に詳述しているが[3]、筆者は、上顎多数歯欠損・部分無歯顎症例における歯周治療[16～18]、インプラント治療[19, 20]、補綴治療[21]に応用し、治療用義歯として特にその有用性が高いことを報告してきた。本症例のような骨吸収の進行した完全無歯顎症例においては、支台となる既存歯が存在しないことから、どのような治療を行うにしても術後の暫間補綴処置に困難を伴うが、ミニインプラントとFESBの複合装置ではそうした状況でも比較的安定した結果が得られるため、筆者にとって主インプラントの免荷期間における患者の口腔機能を補う重要なアイテムになっている。

2）主インプラント支持による暫間修復物での咬合の付与

それぞれの症例におけるそれぞれの処置の至適時期は、治療前の既存骨の量と骨質、周囲軟組織の状態、行われた処置の侵襲度、骨造成の程度、移植骨の種類と量、個々の患者の全身状態、生体の回復力などによるため、それぞれ異なる。また、脆弱な骨質や造成骨におけるデンタ

ルインプラントの失敗率は、通常のそれと比較して高いとされている[10〜12]。本症例では、著しい骨吸収を呈し既存骨量がきわめて少ない初診時の状態、自家骨をごくわずかにしか含まない骨移植材料を用いていること、68歳と高齢の女性であったことから、一般的に考えられるよりも十分な時間をかける必要がある。

また、ミニインプラント支持による治療が成功し、それらを除去した段階において、主インプラント荷重を経時的に漸増させることで、インプラント周囲骨の生成と成熟を促し、十分な生理的環境をつくる必要がある。ここでは、上下的・水平的な咬合コンタクトを調整し、応力の付与に伴う骨組織の活性化・成熟化を図った。結果的に、ミニインプラント撤去まで10ヵ月、さらに主インプラントでの暫間補綴物で5ヵ月以上咬合調整を行い、最終修復へ移行した。

04 まとめ

個々の症例における荷重に関しては、即時・早期荷重を含めまだ不明な点が多い。しかしながら、より生体に優しく、安定し、安全な、しかも患者のQOLを損なわない治療が現在求められている。従来では困難とされていた領域がより容易なレベルで治療可能になることは、患者だけでなくわれわれ歯科医師にとっても幸いである。

暫間ミニインプラントは国内で認可されてまだ日が浅く、十分に認知されているとは言い難いが、今後さらにミニインプラントによって日常臨床レベルでの応用が拡大されることを願っている。

参考文献

1. Pilliar RM, Lee JM, Maniatopoulos C. Observations on the effect of movement on bone ingrowth into porous-surfaced implants. Clin Orthop Relat Res. 1986;(208):108-13.
2. Szmukler-Moncler S, Salama H, Reingewirtz Y, Dubruille JH. Timing of loading and effect of micromotion on bone-dental implant interface: review of experimental literature. J Biomed Mater Res. 1998;43(2):192-203.
3. 永田 睦. 暫間ミニインプラント療法—臨床を変える新次元の治療法—. 東京:永末書店, 2007.
4. Froum S, Emtiaz S, Bloom MJ, Scolnick J, Tarnow DP. The use of transitional implants for immediate fixed temporary prostheses in cases of implant restorations. Pract Periodontics Aesthet Dent. 1998;10(6):737-746.
5. Nagata M, Nagaoka S, Mukunoki O. The efficacy of modular transitional implants placed simultaneously with implant fixtures. Compend Contin Educ Dent. 1999;20(1):39-42.
6. 永田 睦, 横山宜佳, 徳田雅行. 下顎遊離端欠損部インプラント治療へのMTI暫間ミニインプラントの応用. In:the Quintessence 別冊 インプラント YEAR BOOK 2008. 2008:67-70.
7. 永田 睦, 蟹江隆人, 和泉雄一. 歯周病患者へのインプラント矯正の応用. 日本歯科評論. 2007;67(7):65-72.
8. 永田 睦. MTIインプラント—新次元の治療法 広がる応用範囲—. デンタルダイヤモンド. 2008;33(10):166-169.
9. Jaffin RA, Berman CL: The excessive loss of Brånemark fixtures in type IV bone: a 5-year analysis. J Periodontol. 1991;62(1):2-4.
10. Friberg B, Jemt T, Lekholm U. Early failures in 4,641 consecutively placed Brånemark dental implants: a study from stage 1 surgery to the connection of completed prostheses. Int J Oral Maxillofac Implants. 1991;6(2):142-146.
11. Sennerby L, Roos J. Surgical determinants of clinical success of osseointegrated oral implants: a review of the literature. Int J Prosthodont. 1998;11(5):408-420.
12. Brånemark PI, Grondahl K, Ohrnell LO, Nilsson P, Petruson B, Svensson B, Engstrand P, Nannmark U. Zygoma fixture in the management of advanced atrophy of the maxilla: technique and long-term results. Scand J Plast Reconstr Surg Hand Surg. 2004;38(2):70-85.
13. Petrie CS, Williams JL. Comparative evaluation of implant designs: influence of diameter, length, and taper on strains in the alveolar crest. A three-dimensional finite-element analysis. Clin Oral Implants Res. 2005;16(4):486-494.
14. Misch CE. Contemporary implant dentistry. 3rd edition. Scientific rationale for dental implant design. St Louis: Mosby. 2008:200-229.
15. Izikowitz L. A long-term prognosis for the free-end saddle-bridge. J Oral Rehabil. 1985;12(3):247-262.
16. 永田 睦, 長岡成孝, 和泉雄一. 固定性遊離端床装置の歯周治療への応用. 日歯周誌. 2005;47:69.
17. 永田 睦, 長岡成孝, 和泉雄一. 歯周治療における下顎固定性遊離端床装置の効果. 日歯周誌. 2006;48:115.
18. 永田 睦, 濱田直光, 濱田敦子. 遊離端サドルブリッジによるインプラント暫間補綴. 日本口腔インプラント学会誌. 2003;16:89-94.
19. 永田 睦. 上顎インプラント治療における暫間ミニインプラント支持固定性遊離端床装置の応用. 日本口腔インプラント学会九州地方会抄録集. 長崎:2006.
20. 濱田直光, 永田 睦. 接着固定性遊離端床装置のインプラント治療への応用. 日本口腔インプラント学会九州地方会抄録集. 長崎:2006.
21. 濱田直光, 濱田敦子, 永田睦. 固定性遊離端床装置を最終補綴として応用した重度歯周病症例. 日本補綴歯科学会雑誌. 2006;50(4):534-541.

第6章　補綴・その他関連ツール

補綴・その他関連ツール

MTI暫間ミニインプラント イントロダクトリーキット

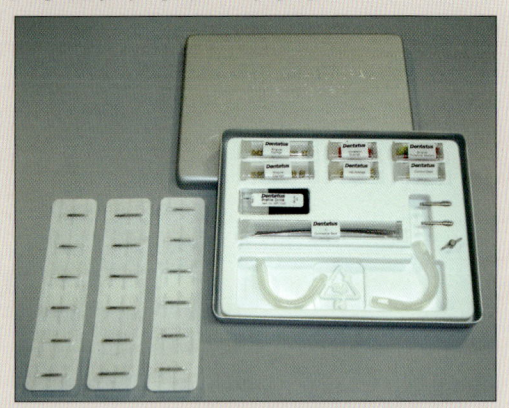

ほとんどすべてのインプラントシステムとも併用が可能な暫間インプラントシステム。埋入直後の即時補綴の効果のみならず、二次手術までの骨治癒期間における負荷の防止、特にGBR法や骨移植などを施した場合に有効である。専用の補綴システムにより即時補綴製作をきわめて容易にした。除去時には骨の損失を最小限にとどめ、不快感も伴わない。

トルクロック

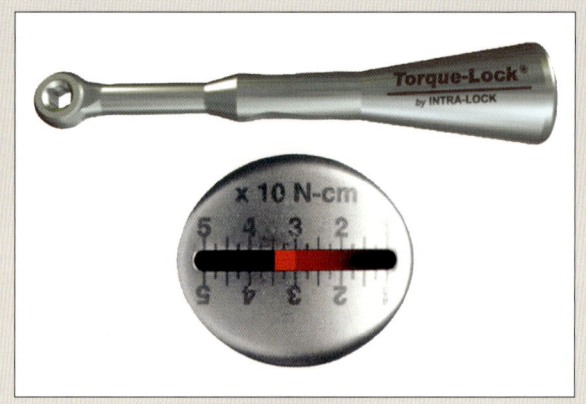

インプラント補綴および埋入用のトルクレンチ。今かけているトルク値を随時確認しながら操作することが可能であり、パーツの劣化の影響を受けず、つねに正確なトルク値を再現できる。また、繰り返しの使用が可能で、定期的なトルク値調整が不要である。ほとんどのインプラント補綴に対応でき、ラチェット機能により、インプラント埋入にも使用可能である。

Practice Bone（インプラント実習用模型）

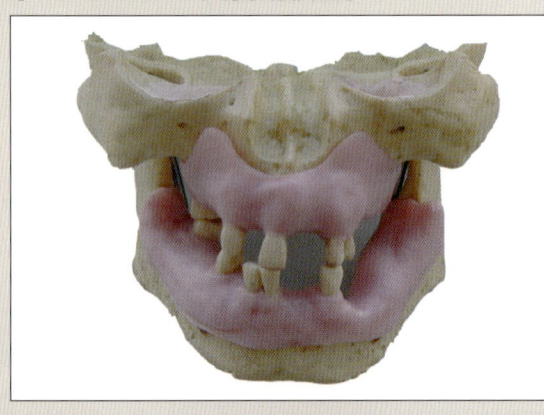

インプラントの教育および実習のため、人間に近似した解剖学的形態と骨質を再現して開発された模型。外科・補綴両面の実習を行うことができ、各種の形態の補綴物製作に役立つ。また、下顎管の把握による臨床設計のトレーニング、サイナスフロアエレベーションのトレーニング、歯肉の切開・剥離・縫合の練習など、基礎からアドバンスまで幅広く応用できる。

治療名人＆生体情報モニタサークルメイツ

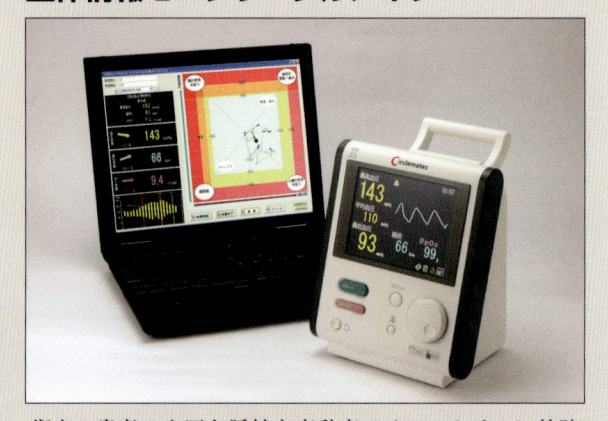

術中の患者の血圧と脈拍を変動率でリアルタイムに軌跡表示し、異常が生じた場合、早期にアラームで知らせるモニタリングシステム。これにより、術中の脳貧血や血圧上昇、ショックなど患者の急変にいち早く対応することが可能となる。また、パソコンに接続するだけで過去のデータを簡単に表示・出力することが可能である。

問い合わせ

株式会社インプラテックス

〒116-0013　東京都荒川区西日暮里2-33-19　YDM日暮里ビル
TEL：03-5850-8555（代表）　FAX：03-5850-8505
e-mail：itx@itx.co.jp　URL：http://www.co.jp

第7章

ピエゾサージェリーの応用

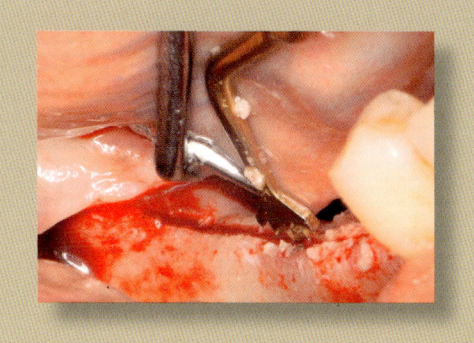

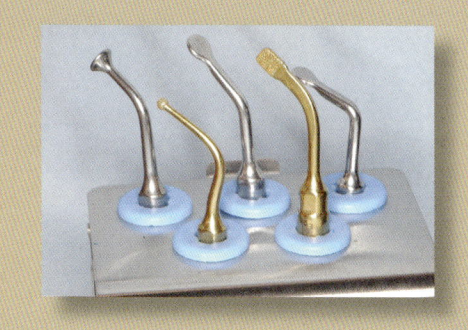

1. 文献から見たピエゾサージェリー

春日井昇平[*1]、清水勇気[*2]
(東京医科歯科大学大学院医歯学総合研究科インプラント・口腔再生医学分野・教授[*1]、
東京医科歯科大学歯学部附属病院インプラント外来[*2])

01 はじめに

　超音波とは、振動数が毎秒20kHz(ヘルツ)以上で定常音として耳に感じない音のことをいう。超音波は、衝突した物体からの反射を解析することにより、水中ソナー、魚群探知、厚さ測定、材料の非破壊検査や医療用の画像診断を可能にする。一方、超音波の動的エネルギーを利用することで、洗浄または材料の加工が可能となる。超音波スケーラーおよび洗浄機は、超音波の動的エネルギーを利用したものであり、すでに歯科臨床で応用されている。

　超音波振動子とは、電気エネルギーを超音波機械振動に変換する素子のことをいい、磁歪(じわい)振動子と電歪(でんわい)振動子の2つに分けることができる。磁歪振動子とは、強磁性体物質に交流磁場をかけるとその長さが伸び縮みする性質をもつ素子のことをいい、電歪振動子とは、強誘電体に交流電圧をかけるとその長さが伸び縮みする素子のことをいう。

　電歪振動子は、圧電素子あるいはピエゾ素子(piezoelectric element)と呼ばれており、近年はピエゾ素子が超音波振動子として用いられることが多い。そして、「ピエゾサージェリー®」は、このようなピエゾ素子を超音波振動子として用いた外科用機器として登場した。

　回転切削器具や電動鋸は、骨の切削あるいは切断に多用されている。1975年にHortonら[1]は、超音波振動を用いた骨の切削方法、骨ノミを用いる方法、回転切削による方法の3つの異なる方法を用いて、イヌの顎骨に骨欠損を作成し、組織学的に検討した。そして、超音波を用いた骨の切削方法は、回転切削による方法に比較して骨の治癒が良好であることを報告した。

　超音波振動を用いた骨の切削は、回転切削による方法に比較して、切削が正確であること、軟組織への障害が小さいことが利点として挙げられる。

　超音波振動を用いた骨の切削法は、口腔領域においても臨床応用がなされ、その有用性が報告された[2,3]。しかし、超音波振動を用いた骨の切削方法は、回転切削による方法に比較して、切削効率が低いことが欠点であった。

　イタリアのDr. Tomaso Vercellottiは、ピエゾ素子を用いた骨切削機器であるピエゾサージェリー®(Piezosurgery®)を開発した。

　「正確な骨の切削」と「軟組織への低侵襲性」は超音波振動を用いた骨の切削法の大きな利点であり、ピエゾサージェリー®おいても同様であることをVercellottiらは報告した[4]。

　さらに、Vercellottiら[5]は、イヌの歯槽骨の切削において、ピエゾサージェリー®による切削をカーバイドバーあるいはダイヤモンドバーを用いた回転切削と比較し、ピエゾサージェリー®による切削は他の切削方法に比較して骨の修復が良好であることを報告した。

　最近、筆者らはインプラント治療に必要な骨の造成手術にピエゾサージェリー®を使用し、良好な臨床結果を得ている。従来、超音波振動を用いた骨の切削方法は、切削効率が低いことが指摘されているが、ピエゾサージェリー®においては、この点は大きく改善されている。

1. 文献から見たピエゾサージェリー

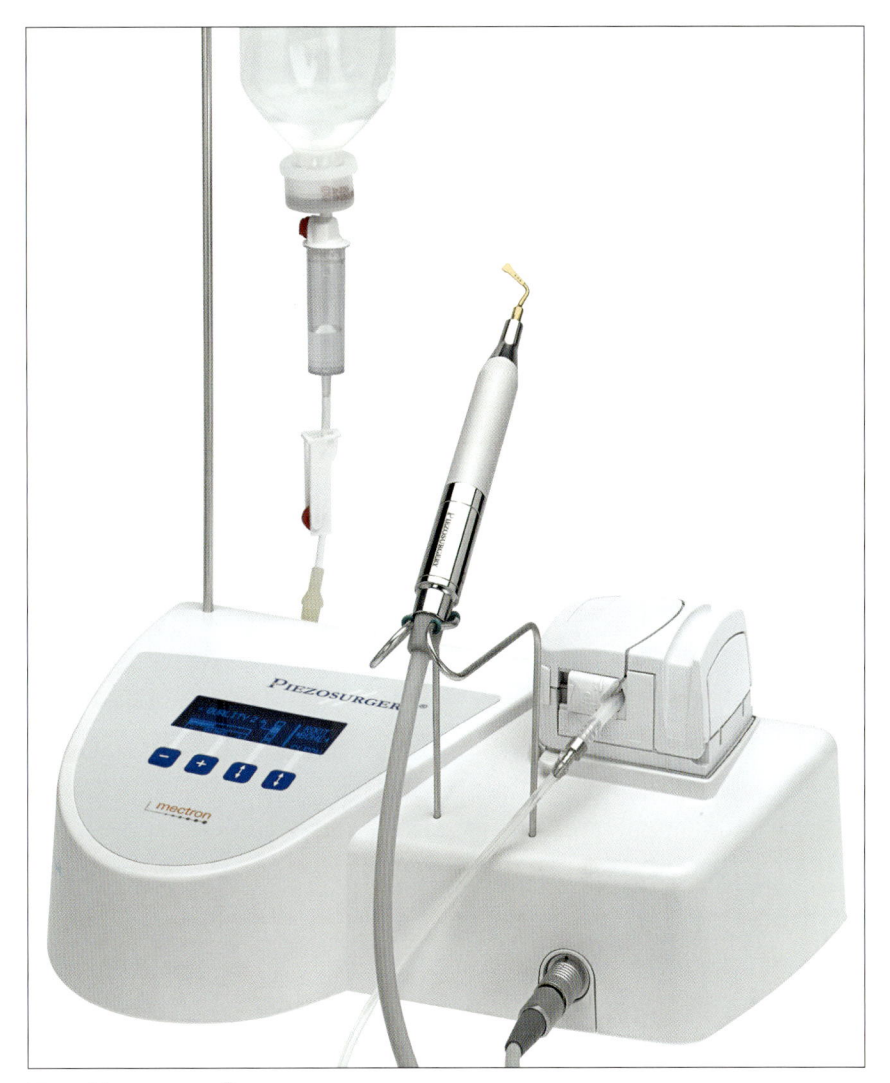

図1　Piezosurgery®。

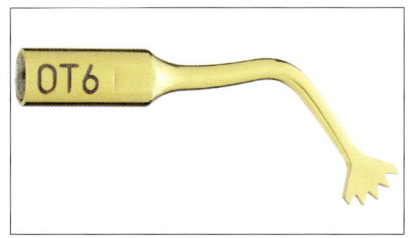

図2　骨切削用チップ。

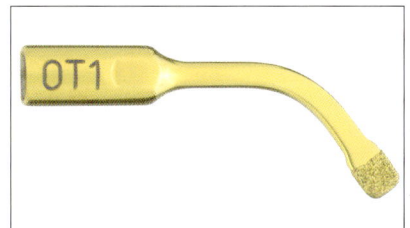

図3　ダイヤモンドコーティングされた骨切削用チップ。

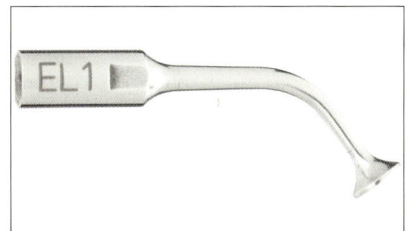

図4　軟組織剝離用チップ。

02　機器の種類および用途

　ピエゾーサージェリー®のコントローラーにボタンが付いており（図1）、このボタンを操作することで"BONE"と"ROOT"の2つのプログラムを設定できる。

　"BONE"プログラムでは、骨質に応じて4段階に切削強度を調節できる。"ROOT"プログラムでは、用途に合わせて"ENDO"と"PERIO"の2つのモードに設定できる。

　ハンドピースに付けるチップは、大きく3種類に分けられる。

　窒化チタニウムでコーティングされた金色のチップは（図2）、骨の鋭利な切削や切断に使用する。

　金色のチップの先端が鈍で、ダイヤモンド粉がコーティングされたチップは（図3）、骨の繊細な切削に適しており、例えば上顎洞側壁の開窓や骨内の神経へのアクセスに使用する。

　銀色の先端が鋭利でないチップは（図4）、軟組織あるいは歯根部に使用する。例えば、上顎洞粘膜の剝離や、下歯槽神経の移動、歯周外科での根面処理に使用する。

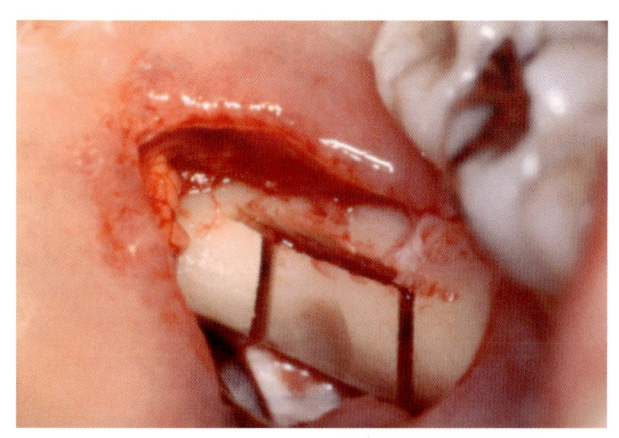

図5　ピエゾーサージェリー®を使用した骨採取。（小川勝久先生のご厚意により掲載）

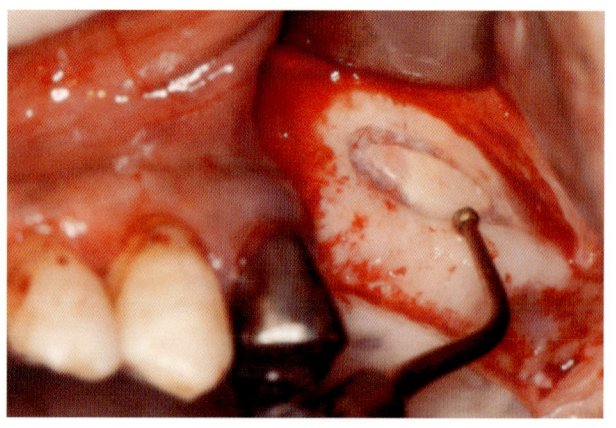

図6　ピエゾーサージェリー®を使用したサイナスフロアエレベーション。（小川勝久先生のご厚意により掲載）

03 ピエゾーサージェリー®の適応と臨床成績

　ピエゾーサージェリー®の臨床での応用範囲は広く、骨採取、サイナスフロアエレベーション、スプリットクレスト、下歯槽神経移動術、抜歯、根尖切除、インプラント除去、矯正治療における急速拡大、矯正治療における骨切り術への適用が報告されている。

　以下、インプラント治療に関連したピエゾーサージェリー®の適用について述べる。

1）骨採取

　インプラント埋入予定部位に骨が不足する場合には、骨造成を行うことが多い。自家骨移植は、骨造成法のゴールドスタンダードであり、口腔内あるいは口腔外からの骨採取が行われている。

　口腔内から骨採取する部位として、オトガイ、下顎枝、レトロモラーパット、上顎結節などがある。骨採取に使うピエゾーサージェリー®のチップとしては、ブレードタイプのOT-7が有用である。切削効率を上げるには、切削予定部位の骨面にチップの角度を適切に保つことが重要である。

　ピエゾーサージェリー®の骨切削速度は、従来の回転切削と比較すると遅い傾向にある。しかし、キャビテーション効果により、視野が良好で、軟組織を巻き込むことなく、正確に切削することができる。安全な骨採取が可能なことは、ピエゾーサージェリー®の大きな利点である（図5）。

　また、動物実験において、従来の回転切削器具と比較して、ピエゾーサージェリー®を使用した場合には骨の治癒が促進されることが、Vercellottiら[5]によって2005年に報告されており、ピエゾーサージェリー®を用いることの利点は多いとされる。下顎枝から移植骨を採取する際に、ピエゾーサージェリー®を用いた40症例において、骨採取に用いることの有用性が報告されている[6]。

　さらに、ピエゾーサージェリー®は微小振動で切削するため、回転切削器具や電動鋸に比較して振動や音が小さく、患者へのストレスを減少できることも大きな利点である。

2）サイナスフロアエレベーション

　上顎臼歯部の欠損症例においては、上顎洞底と欠損部顎堤頂部までの距離が短く、インプラントを埋入することが困難な症例が多い。その距離が5mm程度の場合は、ソケットからのオステオトームテクニックあるいはショートインプラントを使用することで対応できる。しかし、その距離がさらに小さい場合には側方からの上顎洞底挙上術（ラテラルウィンドウテクニック）を行い、上顎洞底に骨を造成する必要がある。この術式においては、上顎洞側壁開窓時および上顎洞粘膜（Schneider膜）の剝離時

表1 　回転切削器具あるいは超音波切削器具を用いた場合の上顎洞粘膜穿孔の割合

報告者	上顎洞粘膜穿孔の割合	
	回転切削器具	超音波切削器具
Raghoebar	47/162（29.0％）	―
Tawil and Mawla	5/30（16.7％）	―
Engelke	28/118（23.7％）	―
Shlomi	20/73（27.4％）	―
Schwartz-Arad	38/81（46.9％）	―
Barone	31/124（25.0％）	―
Ardekian	35/110（31.8％）	―
Vercellotti	―	1/21（4.8％）
Blus	―	2/53（3.8％）
Wallace	―	7/100（7.0％）
平均値	28.9％	5.2％

文献7より引用

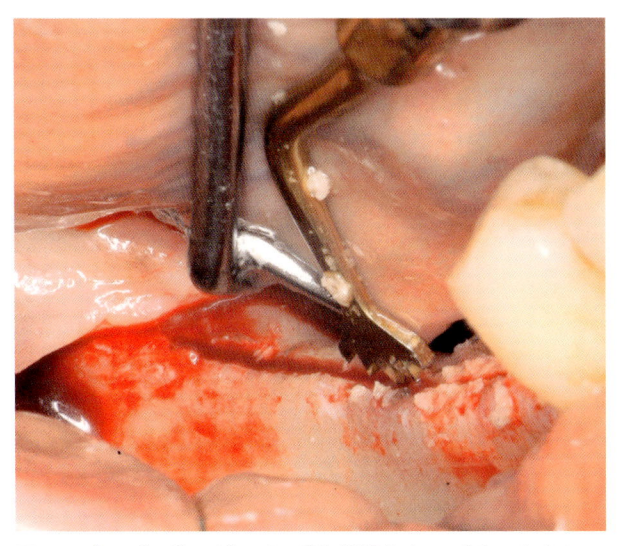

図7　ピエゾーサージェリー®を使用したスプリットクレスト。（白鳥清人先生のご厚意により掲載）

に、上顎洞粘膜を穿孔しないための注意が必要である。従来の回転切削器具を用いた場合と、ピエゾーサージェリー®を用いた場合での上顎洞粘膜穿孔の頻度に関する報告を表1に示した[7]。超音波切削器具を用いる場合、回転切削器具と比較して上顎洞粘膜の裂開穿孔の頻度は低くなる（図6）。

　骨窓形成時に骨の角が鋭角である場合、あるいは直線状の形成を行った場合、さらには上顎洞中隔や棘突起がある場合には、上顎洞粘膜の裂開や穿孔が起きやすいと言われている。骨窓の角は、回転切削器具を用いると鋭角になりやすいが、ピエゾーサージェリー®を用いると鈍角で形成することが可能である。さらに、上顎洞粘膜を挙上する際にも穿孔する危険性が高く、特に棘突起などがあるときは注意が必要である。

　上顎洞粘膜は、ピエゾーサージェリー®のチップを軟組織専用のチップに交換することにより、穿孔させることなく挙上することが可能である。このような理由により、上顎洞開窓と上顎洞粘膜挙上においてピエゾーサージェリー®を使用することで、裂開穿通率は著しく低くなると考えられる。

3）スプリットクレスト

　スプリットクレストは、顎堤の幅が不足してインプラントが埋入できない場合の対処方法として用いられる。ピエゾーサージェリー®は、骨を正確にかつ繊細に切削することを可能にしたため、スプリットクレストにおける骨切削に適していると考えられる。

　BlusとSzmukler-Moncler ら[8]は、ピエゾーサージェリー®を使用してスプリットクレストを行った部位に、インプラントを埋入してその3年予後の残存率を報告した。57名に対して230本のインプラントを埋入するため、スプリットクレストを行った。術前の顎堤幅は1.5〜5.0mmで平均は3.2mmであったが、最終の顎堤幅は4.0〜9.0mmで平均は6.0mmと増加した。骨の分割幅は4.5〜40mmで平均は15.0mmであり、埋入したインプラントの大半（82.4％）は標準径（3.75mm）のインプラントであり、ほとんどのインプラントの長さは10〜13mmであった。不適切な部位が2ヵ所あったため、228本のインプラントを埋入した。二次手術時、8本のインプラントは骨と結合していなかったため、埋入したインプラントのこの時点での残存率は96.5％であった。しかし、荷重後にインプラントは1本も失われず、荷重したインプラントの3年間の累積残存率は100％であった。

　この報告から、ピエゾーサージェリー®をスプリットクレストに適用することの有用性が示唆される（図7）。

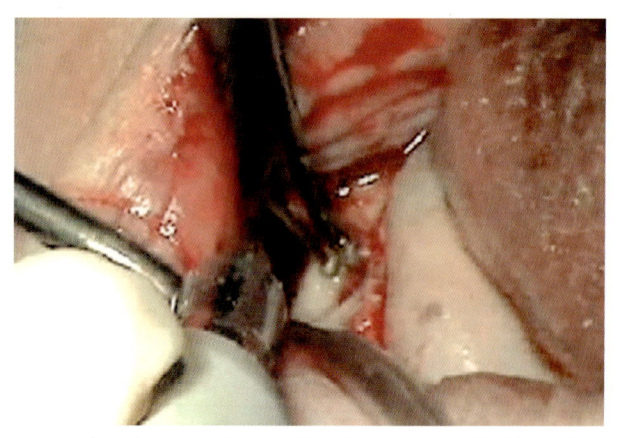

図8 ピエゾーサージェリー®を使用した下歯槽神経移動術。

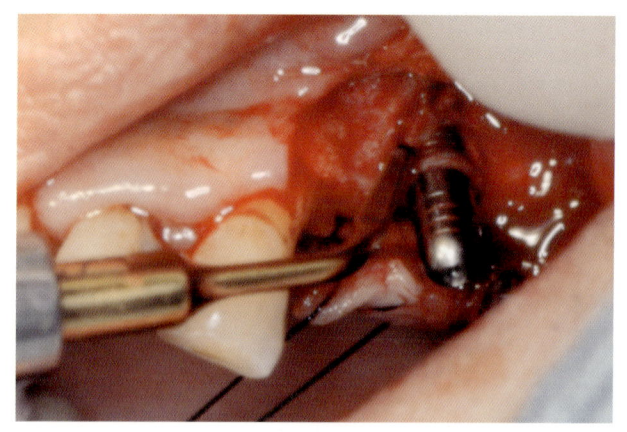

図9 ピエゾーサージェリー®を使用したインプラント除去。
（小川勝久先生のご厚意により掲載）

4）下歯槽神経移動術

下顎臼歯の欠損部において、顎堤の頂部から下顎管までの距離が短く、インプラント埋入が困難な症例がある。このような症例の治療法の一つとして、下歯槽神経移動術がある。ピエゾーサージェリー®は骨を正確に切削でき、軟組織への障害性が低いため、ピエゾーサージェリー®を下歯槽神経移動術へ適用することは、その有用性を高めることとなる（図8）。

遊離端欠損において、不十分な骨量を補うためにピエゾーサージェリー®を用い、下歯槽神経移動術を用いてインプラント治療を行った症例が報告されている[9]。この症例において、術前と術後に感覚試験を行っており、術後に感覚機能は正常に回復していた。また、顎堤が高度に吸収し、下歯槽神経が義歯によって圧迫されて痛みを訴える患者に対し、ピエゾーサージェリー®を用いて下歯槽神経移動術を行った症例も報告されている[10]。この症例においても、術前および術後においても神経の感覚異常がなかったことが報告されている。従来の回転切削器具を用いて下歯槽神経移動術を行うと、高頻度で術後の知覚異常が起きる。ピエゾーサージェリー®を用いると、神経に対して低侵襲で硬組織を選択的に切削できるため、知覚異常を起こさずに容易に神経移動術を行うことが可能となる。

5）インプラント除去

Sivollelaら[11]は、ピエゾーサージェリー®を使用してインプラントを除去した2症例について報告した。

このうち1症例は、インプラントが下顎管にきわめて近接しており、ピエゾーサージェリー®を使用することで、下歯槽神経を障害することなくインプラントの除去を可能にした（図9）。

①キャビテーション効果によって血液を洗い流すため、良好な視野が確保できること
②強い圧力を加えなくても深い切削が可能であり、安全性が高いこと
③骨切削量を最小限に留めることが可能であること
の3つがピエゾーサージェリー®の大きな利点である。特に、ピエゾーサージェリー®においては、骨の切削量が最小限であるため、ブレードインプラント除去後に歯根型インプラントを直ちに埋入することが可能な症例もある。

04 まとめ

超音波振動を利用して骨を切削するピエゾーサージェリー®は、骨を正確にかつ選択的に、低侵襲で切削することを可能にした。

ピエゾーサージェリー®は、インプラント治療に必要な骨造成のさまざまな過程においてきわめて有効であり、安全で確実な骨造の手技を可能にする機器である。

参考文献

1. Horton JE, Tarpley TM Jr, Wood LD. The healing of surgical defects in alveolar bone produced with ultrasonic instrumentation, chisel, and rotary bur. Oral Surg Oral Med Oral Pathol. 1975;39(4):536-546.
2. Horton JE, Tarpley TM Jr, Jacoway JR. Clinical applications of ultrasonic instrumentation in the surgical removal of bone. Oral Surg Oral Med Oral Pathol. 1981;51(3):236-242.
3. Torrella F, Pitarch J, Cabanes G, Anitua E. Ultrasonic ostectomy for the surgical approach of the maxillary sinus: a technical note. Int J Oral Maxillofac Implants. 1998;13(5):697-700.
4. Vercellotti T, Crovace A, Palermo A, Molfetta A. The Piezoelectric Osteotomy in Orthopedics: Clinical and Histological Evaluations (Pilot Study in Animals). Mediterranean Journal of Surg Med; 2001; 9: 89-95.
5. Vercellotti T, Nevins ML, Kim DM, Nevins M, Wada K, Schenk RK, Fiorellini JP. Osseous response following resective therapy with piezosurgery. Int J Periodontics Restorative Dent. 2005;25(6):543-549.
6. Happe A. Use of a piezoelectric surgical device to harvest bone grafts from the mandibular ramus: report of 40 cases. Int J Periodontics Restorative Dent. 2007;27(3):241-2497
7. Blus C, Szmukler-Moncler S, Salama M, Salama H, Garber D. Sinus bone grafting procedures using ultrasonic bone surgery: 5-year experience. Int J Periodontics Restorative Dent. 2008;28(3):221-2298
8. Blus C, Szmukler-Moncler S. Split-crest and immediate implant placement with ultra-sonic bone surgery: a 3-year life-table analysis with 230 treated sites. Clin Oral Implants Res. 2006;17(6):700-7079
9. Bovi M. Mobilization of the inferior alveolar nerve with simultaneous implant insertion: a new technique. Case report. Int J Periodontics Restorative Dent. 2005;25(4):375-383.
10. Sakkas N, Otten JE, Gutwald R, Schmelzeisen R. Transposition of the mental nerve by piezosurgery followed by postoperative neurosensory control: a case report. Br J Oral Maxillofac Surg. 2008;46(4):270-271.
11. Sivolella S, Berengo M, Fiorot M, Mazzuchin M. Retrieval of blade implants with piezosurgery: two clinical cases. Minerva Stomatol. 2007;56(1-2):53-61.

2. ピエゾサージェリーで採取した骨の審美領域での臨床応用

小川勝久
(医療法人社団清貴会 小川歯科、天王洲インプラントセンター)

01 はじめに

現在、審美領域のインプラント治療では、GarberやBelserら[1]が提唱した「補綴主導型でのインプラント埋入：restoration-driven implant placement」や「補綴前の硬・軟組織の再健：restoration-generated site development」といった考え方から、インプラント埋入位置や、その部位における硬・軟組織の増大が重要な要素とされている。

特に上顎前歯部では、唇側骨の厚みは0.6mmとも言われ[2]、その薄さや抜歯時の外科的侵襲および感染から吸収を起こしやすいため、結果的に骨の移植や誘導再生、軟組織の移植といった高度で複雑な術式が要求されることとなる。

しかし、自家骨移植においては、採取部位への外科的侵襲や採取方法での合併症および感染などが危惧されている[3,4]。

それらを回避するため、近年ピエゾによる骨への外科処置（ピエゾーサージェリー®）が開発された。それは、超音波微小振動から繊細な骨切除や骨整形が可能となり、なおかつ、軟組織に損傷を与えない安全性をも有している。

そこで本稿では、上顎前歯部への骨移植に対し、ピエゾを用いた骨採取とその経過から臨床的経過とクリニカルポイントを報告する。

02 ピエゾーサージェリー®を応用した骨切りのクリニカルポイント

ピエゾーサージェリー®による骨への外科処置は、ハンドピースの先端に装着された窒化チタンコーティング加工チップの超音波微小振動によって行われる。

自家骨採取においては、下顎枝前縁およびオトガイ部より多量の自家骨を細片骨やブロック骨として採取することができ、前鼻棘や上顎結節などからも少量の自家骨を採取することができる。

特に、細片骨による海綿骨骨髄移植では、骨髄内の幹細胞や骨芽細胞を多量に含み、早期に血液供給の再開を得ることができる。そのため、インプラント周囲の骨造成や、サイナスフロアエレベーションに有効である。また、ブロック骨状の皮質骨は、海面骨や細片骨に比べて形態が確保されていることから、オンレーグラフトやベニアグラフト、上顎前歯部のような骨形態の改善を行う症例に適している。

さらに、骨外科用チップには、OT6、OT7に代表される骨切り用ボーンソー、OT2やEX-1に代表される鋭利な刃を持つスカルペル状のもの、OT5やOT1のようなダイヤモンドコーティングされ、繊細な骨切除に用いるものなど、多くの種類と形状が存在する（図1～6）。

これらのチップを適切に用いることで、口腔内の深部でも、正確で無理のない操作や繊細な外科手技が行える。

なお、2008年12月現在、一部国内未承認ではあるが、他にも骨外科用、ペリオ用およびエンド用のチップなどが開発されており、歯周外科や歯内療法などにも応用できる。

2. ピエゾサージェリーで採取した骨の審美領域での臨床応用

チップOT7、OT8R・OT8Lを使用したレイマスからの骨切り（図1-a、b）

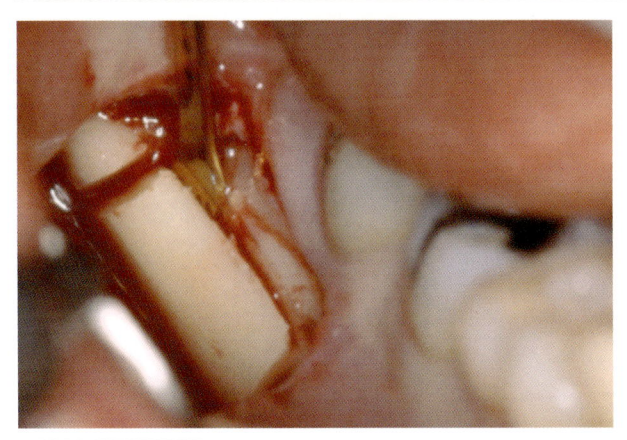

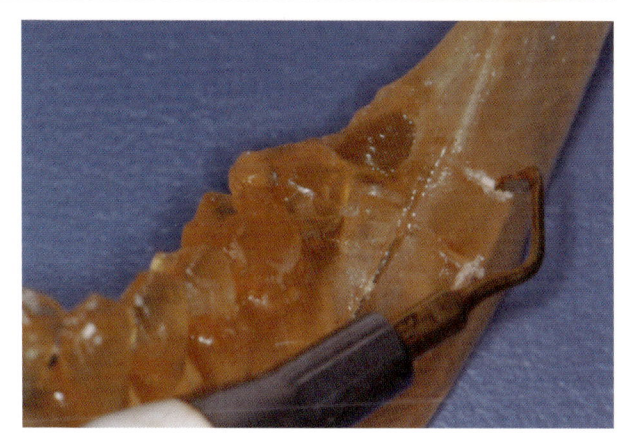

図1-a　図1-b　図1-a、b　チップOT7、OT8R・OT8Lを使用した下顎枝やオトガイ部からの骨切り。線を描くように前後に動かして切っていく。微振動で切るため、強く当てると切ることができない。

チップOT2、OP1を使用した前鼻棘からの骨切りや細かな骨整形（図2-a、b）

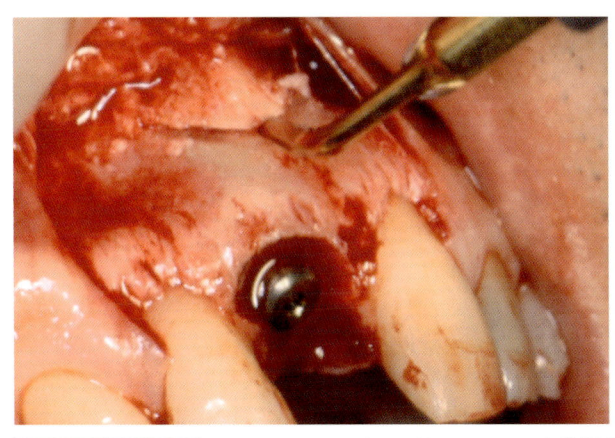

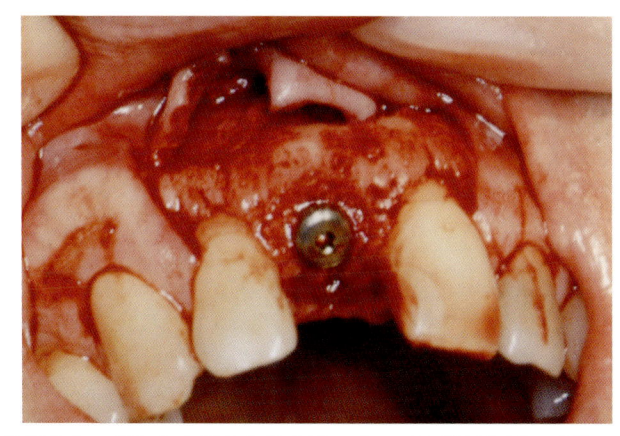

図2-a　図2-b　図2-a、b　チップOT2、OP1を使用した前鼻棘からの骨切りや細かな骨整形。チップが鋭利な刃の形状であることから、前鼻棘などからの骨切りや細かな骨整形に用いる。

チップOT2・6、EX1を使用したリッジエキスパンジョン（図3-a、b）

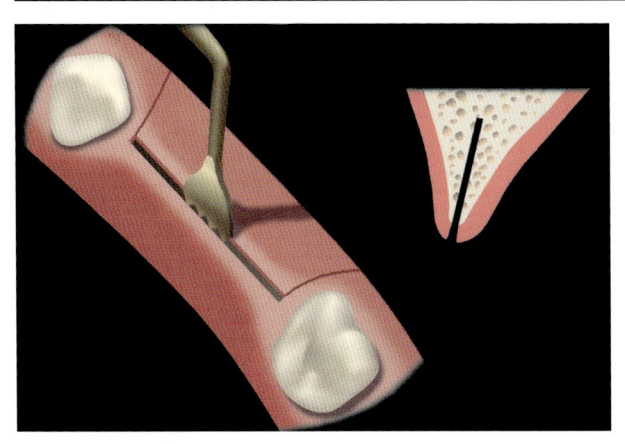

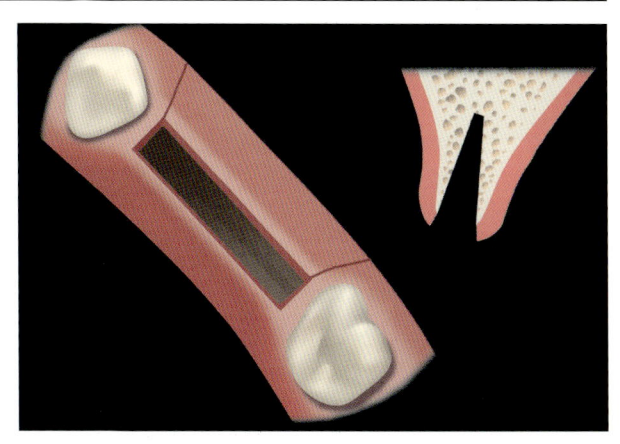

図3-a　図3-b　図3-a、b　チップOT2・6、EX1を使用したリッジエキスパンジョン。狭窄した部位で、骨の喪失を最小限に抑えることができる。

107

第7章 ピエゾサージェリーの応用

チップOT2、OP1を使用した骨採取（図4-a、b）

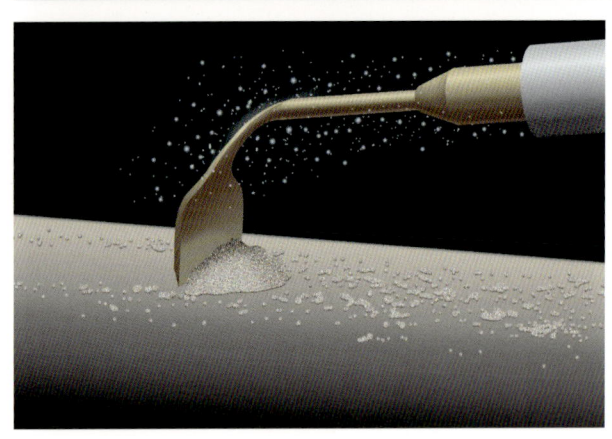

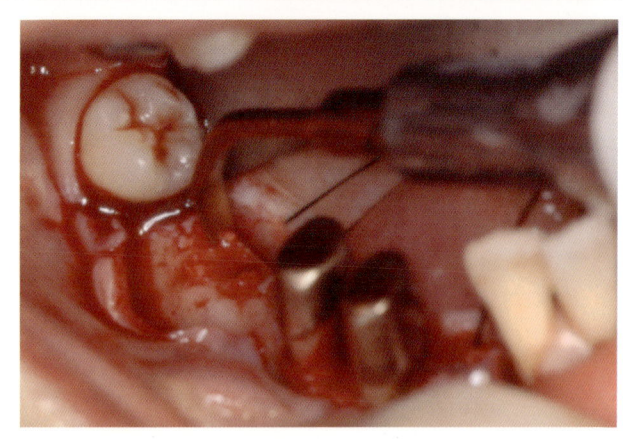

| 図4-a | 図4-b | 図4-a、b　チップOT2、OP1を使用した骨採取。前後に引っかくよう動かすことで、骨片の採取も行える。冷却水の注水量が多いと採取した骨片が流されやすくなる。|

チップOT5を使用したスクリュー・ピン固定部のマーキング（図5-a、b）

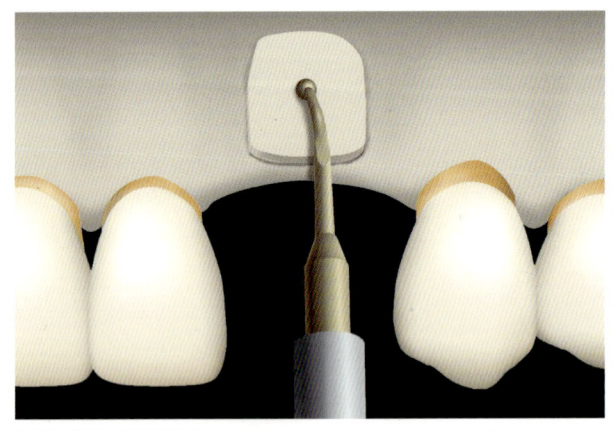

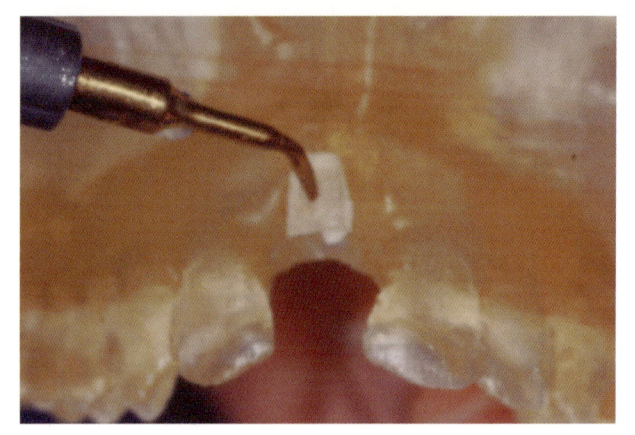

| 図5-a | 図5-b | 図5-a、b　チップOT5を使用したスクリュー・ピン固定部のマーキング。チップの先端を軽く押し付けるだけで、ぶれることなく、的確に行うマーキングすることができる。|

チップOT7、OT2を使用した採取骨の形態修正（図6）

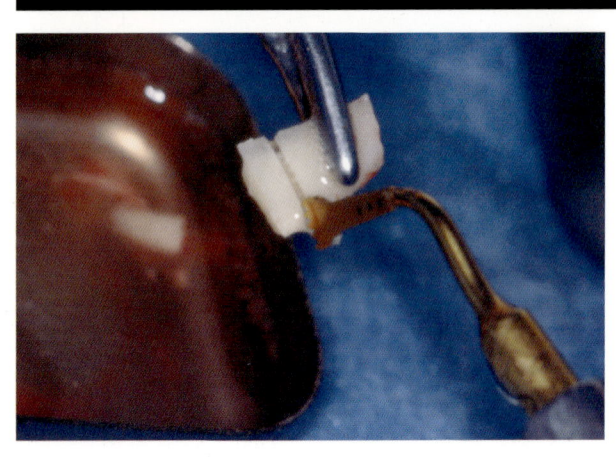

図6　チップOT7、OT2を使用した採取骨の形態修正。採取した骨片の微妙な調整が容易に行える。

2. ピエゾサージェリーで採取した骨の審美領域での臨床応用

ピエゾーサージェリー®を応用した臨床例（図7〜25）

患者年齢および性別：29歳、男性
初診日：2005年4月
主訴：上顎左右側切歯の違和感。

治療計画：右側切歯は根管治療の難しさから、左側切歯は根尖病変の大きさから抜歯。審美性の回復を含め、自家骨移植を含むインプラントによる治療を選択した。

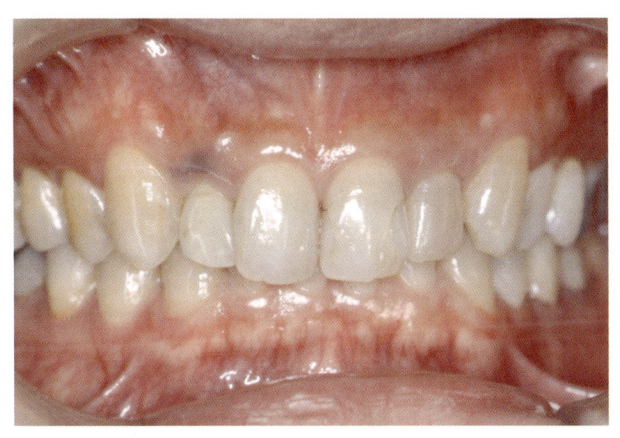

図7　初診時正面観。上顎左右側切歯の違和感と根尖部の圧痛を訴え、当院に受診。

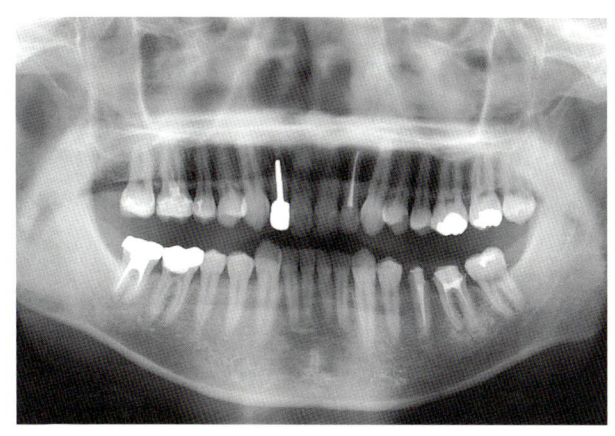

図8　初診時パノラマX線写真。左右側切歯とも根管治療が施されているが、当該部に小指頭大の根尖病変を有している。

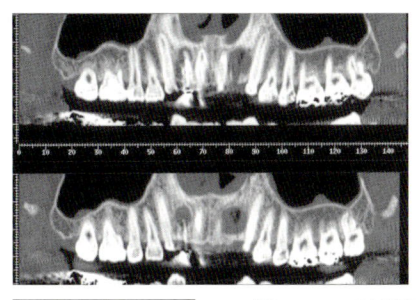

| 図9-a | 図9-b |

図9-a、b　2005年4月のCT画像。病巣の大きさが顕著に確認できる。

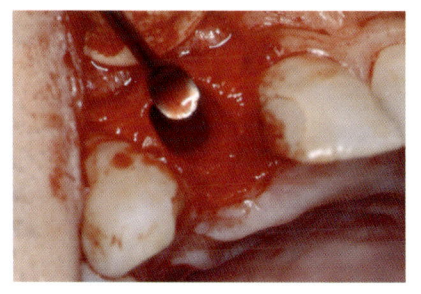

図10　唇側骨にダメージがないように注意深く抜歯し、ロングシャンクのスプーンエキスカにて極力完全掻爬を行う。

03　ピエゾーサージェリー®を応用した臨床例

1）初診時

患者は20代、男性。2005年4月、上顎左右側切歯に違和感を訴え、インターネットを通じて当院に受診。全身的な特記事項はなかったが、当該部に小指頭大の根尖病変を有しており、審美的要求と隣接する中切歯や犬歯の健全な歯質を犠牲にしない治療法を強く希望した（図7、8）。

2）治療計画

選択する処置の諸問題を考慮し、口腔内検査・X線所見・スタディモデル・CT画像から、治療計画を検討した（図9）。右側切歯は長いダウエルコアの除去を含めた根管治療の難しさから、左側切歯は根尖病変の大きさから、当該歯は抜歯することとした。抜歯後に選択するブリッジやインプラントの問題点とその対策を患者に提示し、理解を求めた。メリーランドブリッジのような接着技法を応用した治療も検討したが、その場合でも抜歯後の欠損部の骨吸収が大きい場合では、審美性の回復を含め、骨移植による陥凹部の改善は必要であることから、自家骨移植を含むインプラントによる治療方法を選択した。

抜歯に際しては、唇側骨壁を温存するように注意深く抜歯を行った（図10）。また、両側切歯根先部の病変は相当の大きさを呈したことから、スプーンエキスカにて、できるだけ抜歯窩内の掻爬を行った。なお、病変部の取り残しや感染を考慮し、ソケットプリザベーションや骨移植は行わず自然治癒を待つこととした。

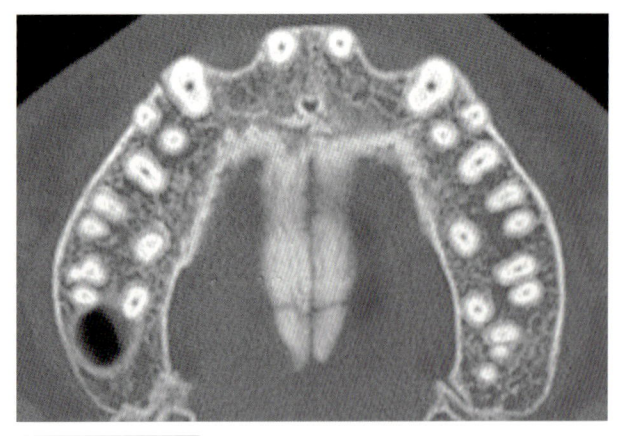

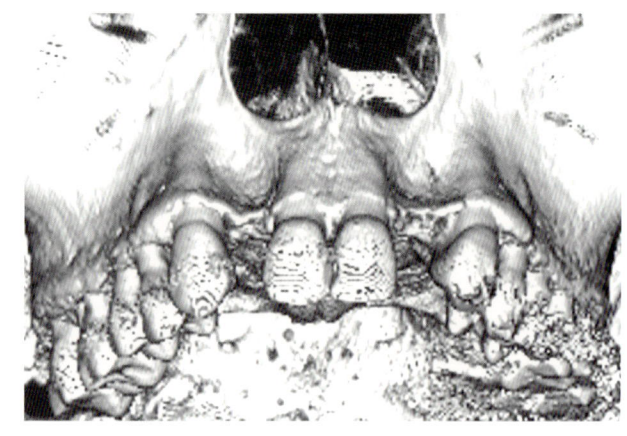

第7章 ピエゾサージェリーの応用

図11-a、b　1年2ヵ月後のCT画像および三次元イメージ画像。病変によって失っていた骨も回復されてはいるが、唇側骨の陥凹が診られる。

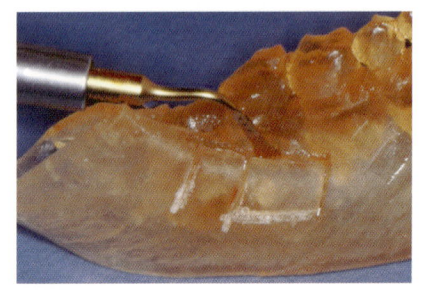

図12-a　骨形態や下歯槽管の位置を把握し、骨切りに用いるチップの選択と方向を検討。

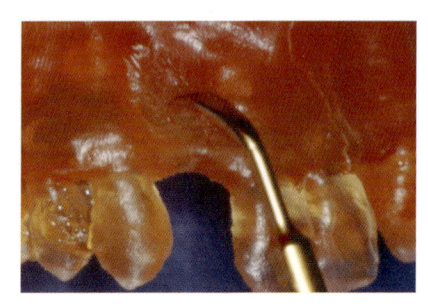

図12-b　陥凹部のデコルチケーションを含めたレシピエントサイトの骨形態を調整。

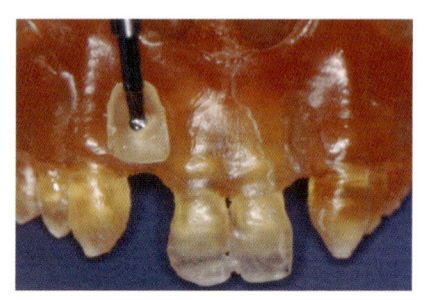

図12-c　ブロック骨を留める位置や選択するスクリューのサイズを検討する。

3）手術シミュレーション

　当該歯の抜歯から1年2ヵ月後に再度CT撮影を行い、当該部の骨化の状況と形態を確認し、骨移植の術式を検討した（図11）。

　陥凹部への骨移植に際しては、下顎枝前縁部から採取することとし、骨形態や下歯槽管の位置や走行に検証を加え、採取部位を決定した。また、CTから光造型模型を製作し、モデルサージェリーを行い、実際の手術時に起こり得る問題点も検討した。モデルサージェリーを行い、術前にトレーニングを積むことは大変重要なことである（図12）。

4）骨の採取と移植

　麻酔専門医による静脈内鎮静下のもとに局所麻酔を行い、施術を行った。まず、上顎左右側切歯部の陥凹状況および形態や大きさを確認するため、左右犬歯の遠心から大きく剝離を行った。次に、右側下顎枝前縁および大臼歯部頰側骨から、上顎側切歯部に移植するために想定した形態と同様の大きさに、ピエゾーサージェリー®（OT6）によって骨切除を行い、ブロック骨として採取した（図13、14）。

　また、上顎側切歯部陥凹部へもピエゾーサージェリー®にてデコルチケーションを兼ねた骨整形を加えた。採取した骨片には、ピエゾーサージェリー®にて形態修正を加え、陥凹部形態に適合させ（図15）、スクリュー（ACE社製・ボーンスクリュー）にて固定し（図16）、さらにブロック骨と母床骨の間隙には粉砕骨を充填した（図17）。

　なお、左側も同様の手技を予定していたが、粉砕骨にて陥凹部を充填し、吸収性膜にて固定した（図18）。

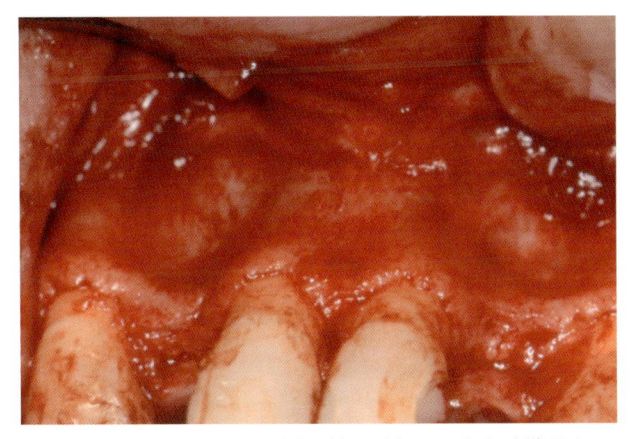

2. ピエゾサージェリーで採取した骨の審美領域での臨床応用

図13 上顎左右側切歯部の唇側骨が吸収し、大きく陥凹していることがうかがえる。

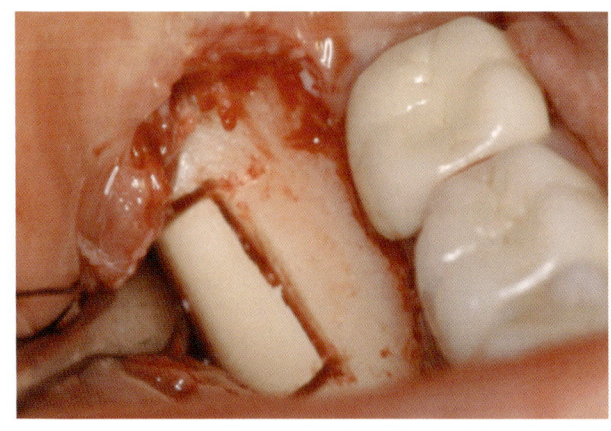

図14 ピエゾーサージェリー®による骨切り線は一線であることに注目。

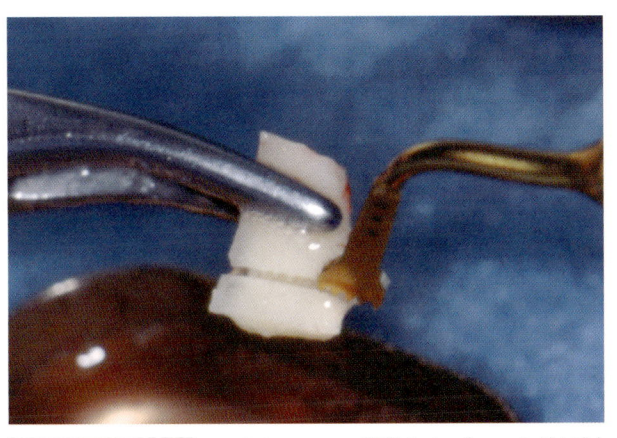

図15-a | 図15-b 　図15-a、b　採取したブロック骨にピエゾーサージェリー®にて形態修正を加え、母床骨の陥凹部に適合するようにする。

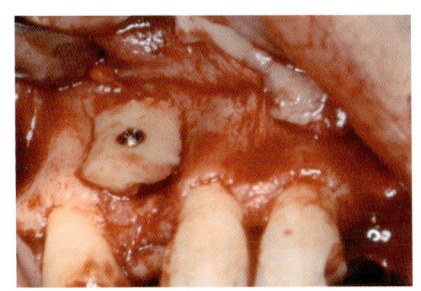

図16　陥凹部とブロック骨が隙間なく適合しているのが確認できる。

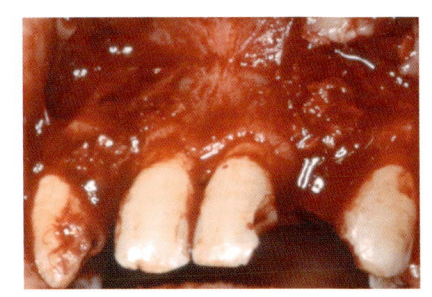

図17　右側はブロック骨と母床骨の間隙には粉砕骨を充填した。左側は粉砕骨で陥凹部を満たし吸収性膜で固定した。

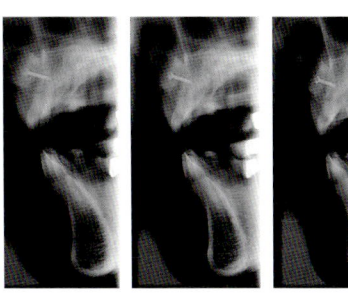

図18　術直後のデジタルリニアトモグラフィー。母床骨に的確にスクリュー固定されている。

111

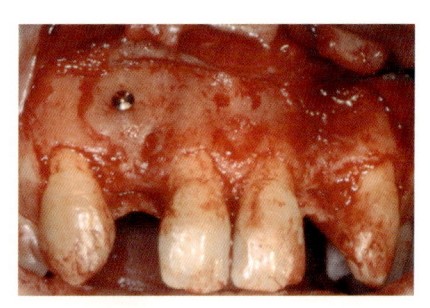

第7章 ピエゾサージェリーの応用

図19 右側(ブロック＆スクリュー側)では良好な骨化が見られたが、左側では補塡した骨の一部に吸収が認められた。

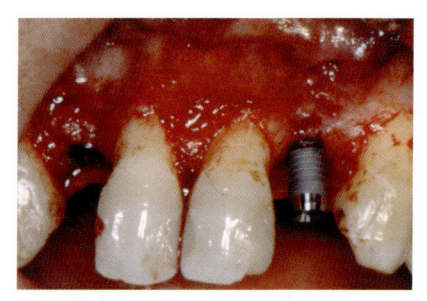

図20 表層部の皮質骨にデコルチケーションを行い、Screw-Vent(Zimmer社製)φ3.7×11.5mmを埋入した。

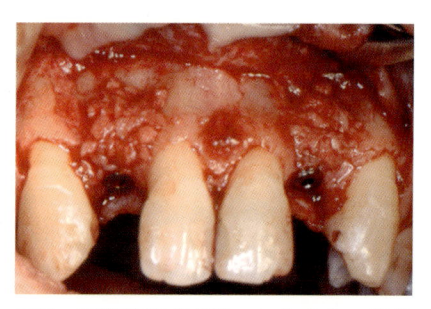

図21 審美的要求が強いことから、前鼻棘より自家骨を採取し再度骨補塡を行い、骨形態の回復を図った。

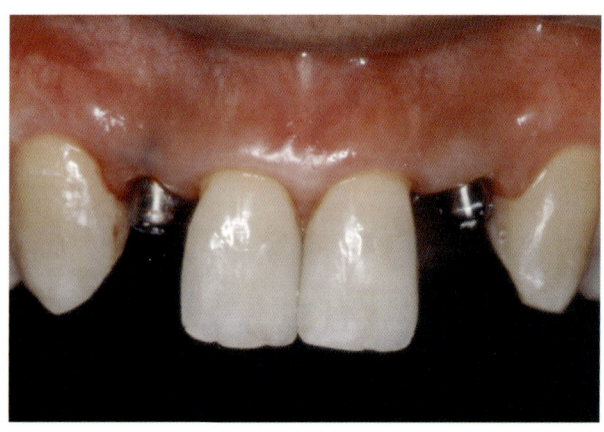

図22 通法に従い、パンチングにて二次手術を行い、印象採得に備えた。

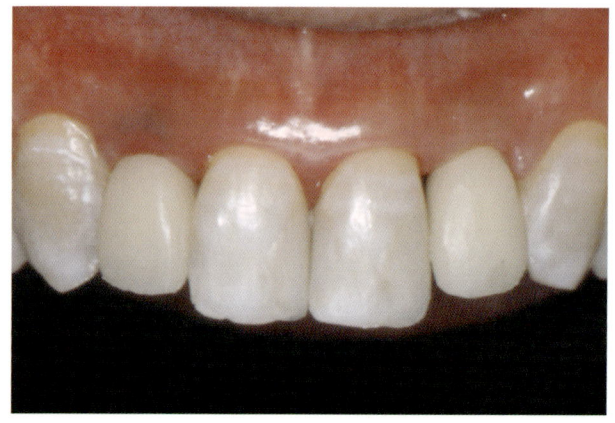

図23 プロビジョナルクラウンにて歯肉形態を調整し、最終上部構造の大きさや形態を検討した。

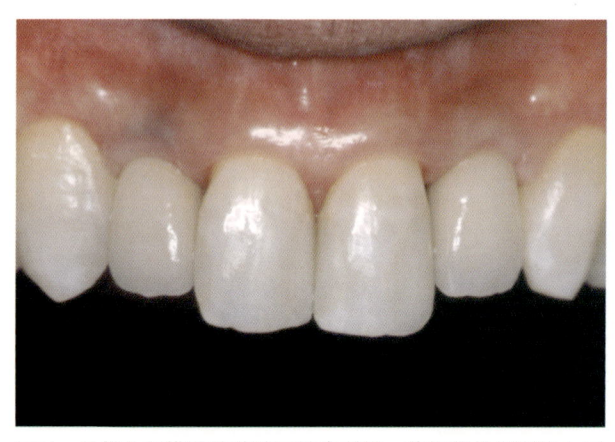

図24 最終上部構造装着時口腔内所見。前歯部歯周形態も回復し、審美的にも満足できるインプラント補綴となった。

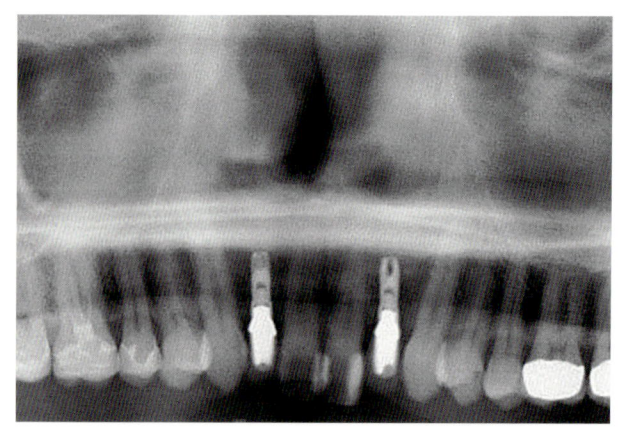

図25 最終上部構造装着時パノラマX線写真。最適な位置へインプラントが埋入され、周囲の骨も安定している(上顎前歯部以外は他院にて治療を受けた)。

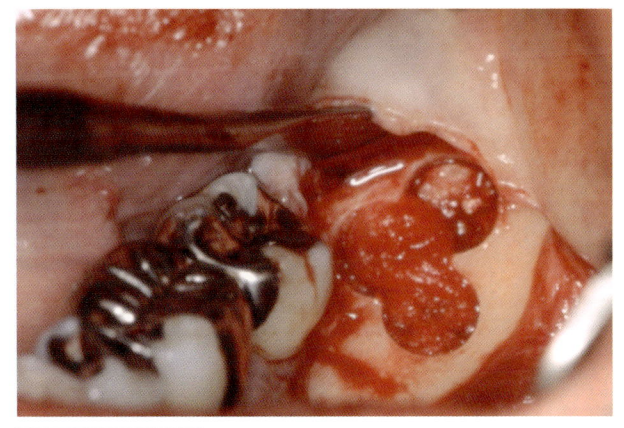

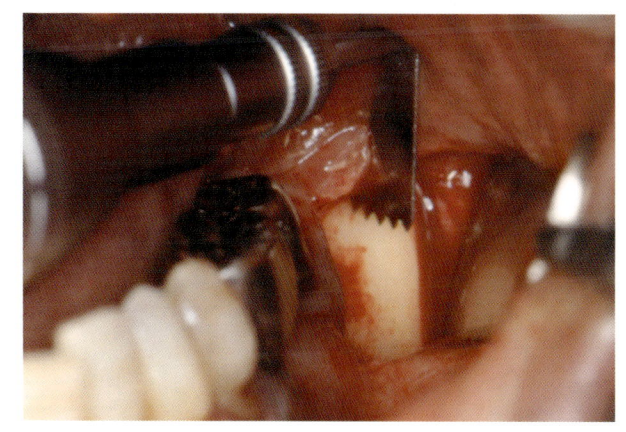

2. ピエゾサージェリーで採取した骨の審美領域での臨床応用

| 図26 | 図27 | 図26、27　トレフィンバーやソーによる骨採取では、軟組織への裂傷などの合併症を引き起こす危険性をはらんでいた。 |

5）インプラント埋入

約6ヵ月の固定期間を待って移植部位の骨化の状況を確認し（図19）、固定に用いたスクリューの除去とインプラント埋入を行った（図20）。右側のブロック骨を用いた部位は、ほぼ最良の状況での治癒が認められた。左側（クラッシュ骨と吸収性膜を用いた）では、補填した骨の一部が吸収していたが、インプラント埋入には大きな障害はないと判断し、左右ともScrew-Ventのφ3.7×11.5mm（Zimmer社製）を用いて、インプラント埋入を行った。なお、患者の審美的要求が強かったことから、再度、骨の補填も行った（図21）。

6）プロビジョナルおよびファイナルレストレーション

約5ヵ月の治癒期間を待ち、通法に従い、審美性を考慮した二次手術ならびに印象採得を行った（図22）。プロビジョナルクラウンにて歯肉形態を整えたのち（図23）、最終上部構造を製作し、機能回復および審美性の要求にも応えた（図24、25）。

04 ピエゾーサージェリー®の臨床における利点・欠点

1）ピエゾーサージェリー®の臨床的利点

上顎前歯部では、抜歯に至る経緯や感染に加え、その唇側骨の薄さという解剖学的問題や組織学的問題から早期に骨が吸収し[5]、結果的に骨造成が余儀なくされることが多い。このような場合に、骨移植は、自家骨移植が生物学的において適合性に優れ、骨伝導能も高く感染などの問題も回避できることから、第一選択であることは言うまでもない。しかしながら、従来の自家骨採取法は、トレフィンバーや外科用のマイクロソーなどを用いて下顎枝前縁やオトガイ部から採取されてきた。これらの外科器具は、効果的に骨の切除や採取が行える半面、近接する軟組織への裂傷や合併症を引き起こす危険性もはらんでいる。また、器具の振動から、患者への外科的な不快感および精神的なストレスも少なくなかった（図26、27）。

近年開発されたピエゾーサージェリー®は、それらの問題点を克服することを可能にした。骨への外科処置は、24.7～29.5KHzの低周波で20～60umの微振動から骨

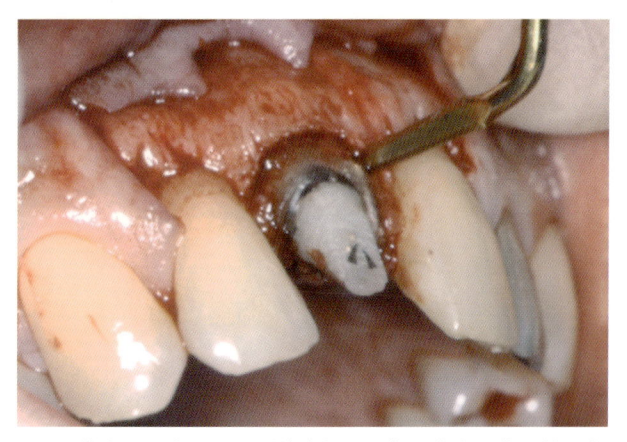

第7章　ピエゾサージェリーの応用

図28　抜歯への応用。上顎前歯部のような非常に薄い骨にもダメージを与えずに抜歯ができる。

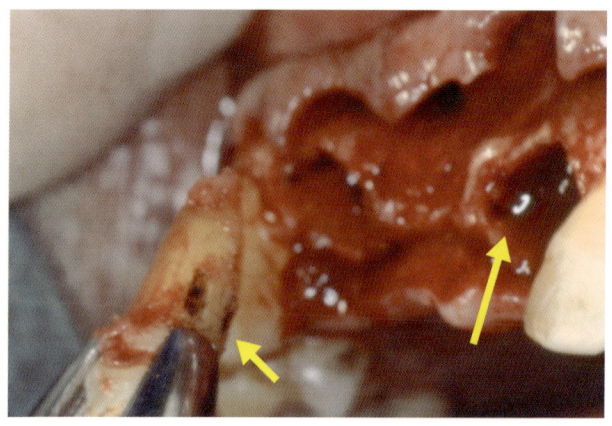

図29　ピエゾーサージェリー®による抜歯時に、根の表面と骨内に抜歯時に使用したチップからの火傷と思われる痕跡が認められる。細心の注意と配慮が必要となる。

切除や骨整形が行え、なおかつ、軟組織に損傷を与えない安全性をも有している[6、7]。チップには、多くの形状があることから、骨切りや骨切除だけでなく、骨整形や抜歯・歯石除去などにも応用できる。また、口腔内の深部でも正確で無理のない操作が行えることや（図1-a）、審美性を必要とされる部位へも繊細な外科手技が行える（図28）[8、9]。

さらに、臨床的に有効なだけでなく、骨切除・整形後の創傷治癒反応という点で、VercellottiやNevinsらの報告によれば、カーバイトバーやダイヤモンドバーを用いた場合よりも良好な骨の修復とリモデリングが、もたらされることが報告されている[10]。

また、骨切除時に近接する神経や血管などに対しても、損傷が最小限に抑えられることから神経移動術にも応用されている[11]。

2）ピエゾーサージェリー®の臨床的欠点

ピエゾーサージェリー®は、トレフィンバーやソーに比べて骨採取に時間がかかり、手術が長時間になるという欠点がある。また、チップの微振動によって骨が切れることから、その加える圧や使い方についてのトレーニングも必要不可欠である。さらに、チップの先端は微小振動の影響から、発熱することもあるため、当該骨・深部にも注水による冷却が必要であり、適切な操作が望まれる（図29）。特に鎮静下では、この冷却水の吸引や呼吸などの患者への細かな配慮が必要であることを付け加えておく。

05　まとめ

ピエゾーサージェリー®による骨への外科処置は、その超音波微小振動や多彩なチップから、従来の外科用のバーやソーを用いた場合に比べ、正確で繊細な骨切除や骨整形が行える。さらに、近接する軟組織に裂傷や損傷を与えない安全性をも兼ね備えた、有効な術式であることが示唆される。

しかし、その実施には外科術式の基本を熟知し、十二分な検討とトレーニングを積んだのちに取り組むことをお勧めしたい。

参考文献

1. Garber DA, Belser UC. Restoration-driven implant placement with restoration-generated site development. Compend Contin Educ Dent. 1995;16(8):796, 798-802, 804.
2. 上條雍彦. 口腔解剖学(1)骨学. 東京:アナトーム社, 1974.
3. Misch CM. Use of the mandibular ramus as a donor site for onlay bone grafting. J Oral Implantol. 2000;26(1):42-49.
4. Clavero J, Lundgren S. Ramus or chin grafts for maxillary sinus inlay and local onlay augmentation:comparison of donor site morbidity and complications. Clin Implant Dent Relat Res. 2003;5(3):154-160.
5. Lekovic V, Kenney EB, Weinlaender M, Han T, Klokkevold P, Nedic M, Orsini M. A bone regenerative approach to alveolar ridge maintenance following tooth extraction. Report of 10 cases. J Periodontol. 1997;68(6):563-570.
6. Vercellotti T. Piezoelectric surgery in implantology:a case report--a new piezoelectric ridge expansion technique. Int J Periodontics Restorative Dent. 2000;20(4):358-365.
7. Stubinger S, Kuttenberger J, Filippi A, Sader R, Zeilhofer HF. Intraoral piezosurgery:preliminary results of a new technique. J Oral Maxillofac Surg. 2005;63(9):1283-1287.
8. Sohn DS, Ahn MR, Lee WH, Yeo DS, Lim SY. Piezoelectric osteotomy for intraoral harvesting of bone blocks. Int J Periodontics Restorative Dent. 2007;27(2):127-131.
9. Happe A. Use of a piezoelectric surgical device to harvest bone grafts from the mandibular ramus:report of 40 cases. Int J Periodontics Restorative Dent. 2007;27(3):241-249.
10. Vercellotti T, Nevins ML, Kim DM, Nevins M, Wada K, Schenk RK, Fiorellini JP. Osseous response following resective therapy with piezosurgery. Int J Periodontics Restorative Dent. 2005;25(6):543-549.
11. Bovi M. Mobilization of the inferior alveolar nerve with simultaneous implant insertion:a new technique. Case report. Int J Periodontics Restorative Dent. 2005;25(4):375-383.

3. ピエゾサージェリーを用いた サイナスフロアエレベーション

白鳥清人
(白鳥歯科インプラントセンター)

01 はじめに

　上顎臼歯部は、上顎洞の存在により顎堤の高さが不足していることが多く(図1)[1]、インプラントの埋入そのものが困難な場合が多い。そのため、インプラント治療の中でも難易度の高い部位とされている。さらに、上顎洞の存在以外にも、薄い皮質骨とすう疎な海綿骨、前歯部に比べ強い咬合力が加わることなど、インプラント治療において困難な因子が多い部位である。こうしたことから、上顎臼歯部は、骨の垂直的な高さが問題となることが多い。

　骨の高さが不足している上顎臼歯部へのアプローチには、大きく分けて、骨移植を行う方法、グラフトレスでインプラント埋入を行う方法の2種類がある。具体的には、上顎洞内に骨再生を促してインプラント埋入を行う方法(サイナスフロアエレベーション)と、既存骨を利用してインプラント治療を行う方法(傾斜埋入およびショートインプラント)の2つである(表1)。

　どの方法を選択するかは、症例ごとのさまざまな条件により異なってくるが、できることであればグラフトを行うことなくインプラント治療を行いたいのは、患者・術者双方の希望であろう。しかし、実際の臨床では、グラフトレスで対応できるケースは少なく、上顎洞底部への骨造成を行わなくてはならないことが多い。この場合、術後の感染と上顎洞粘膜(schneiderian membrane)の穿孔は耳鼻咽喉科領域に及ぶ重篤な偶発症となるため、十分注意を払って回避していかなくてはならない。そのためには、最小限の外科侵襲と手術時間の短縮、そして上顎洞粘膜の注意深い取り扱いが要求される。

　このような症例に対し、ピエゾサージェリー®を応用することにより、上顎洞粘膜を穿孔することが少なくなり、また、より外科侵襲が少ないサイナスフロアエレベーションの歯槽頂アプローチであるオステオトームテクニック(osteotome technique)が可能となる。

　以下では、ピエゾサージェリー®を応用したサイナ

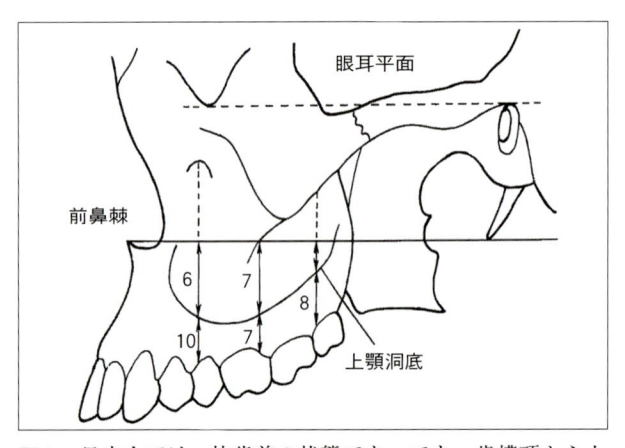

図1　日本人では、抜歯前の状態であっても、歯槽頂から上顎洞底までの距離は、大臼歯部で7～8mmほどである。(文献1より引用・改変)

表1　骨の高さが不足している上顎臼歯部へのアプローチ法

アプローチ法	術式および方法
骨移植	ラテラルウィンドウテクニック、側方開窓術 (lateral window technique)
	オステオトームテクニック、歯槽堤貫通術 (osteotome technique)
グラフトレス	傾斜埋入 (angled/angulated implant)
	ショートインプラント (short implant)

3. ピエゾサージェリーを用いたサイナスフロアエレベーション

ラテラルウィンドウテクニックを用いた症例（症例1-a～k）

患者年齢および性別：28歳、女性
初診日：2006年2月16日
現症：上顎残存歯は歯根破折、二次う蝕、歯周病により保存不可能だが、テンポラリーの支台として機能している。
治療計画：抜歯を行う前に上顎洞への骨造成を行い、4ヵ月後に抜歯、6ヵ月後にインプラント埋入を行う。

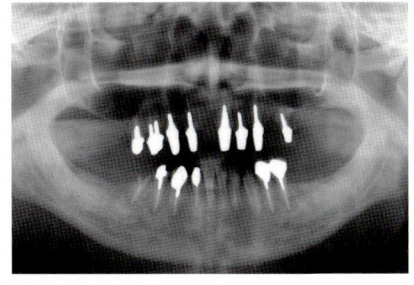

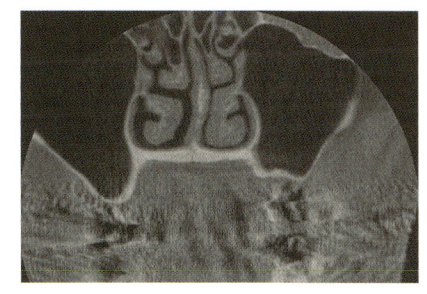

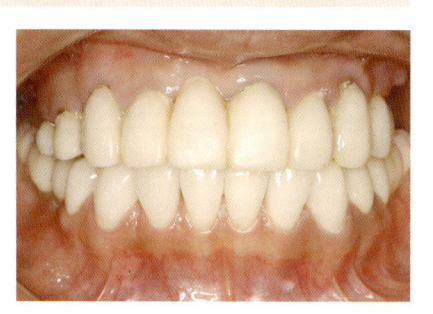

症例1-a①｜症例1-a②　症例1-a①、②　術前のパノラマX線写真およびCT画像。残存歯でテンポラリーブリッジが装着されていたが、歯根破折、感染、歯牙の動揺によって保存不可能であった。治療期間は長くても、できる限り審美的な治療を希望した。

症例1-b　術直前の口腔内。

スフロアエレベーションの術式であるラテラルウィンドウテクニック（lateral window technique）と、オステオトームテクニック（osteotome technique）について、それぞれ症例を示しながら、具体的な治療方法を解説する。

02 ラテラルウィンドウテクニック（lateral window technique）

1）症例1の概要

患者は初診時28歳の女性。主治医に上顎残存歯の保存が不可能との診断を受け、インプラント治療による審美的な治療を希望して当院を受診した（症例1-a、b）。上顎残存歯は、歯根破折、二次う蝕、歯周病により保存不可能であったが、テンポラリーレストレーションの支台歯として機能していたため、抜歯を行う前に上顎洞底の挙上を行い、6ヵ月後のインプラント埋入の時期をみて、その2ヵ月前に上顎残存歯の抜歯を行うこととした。

2）粘膜切開と上顎洞開窓

切開線が上顎洞開窓部の直上に来ると、術後に上顎洞内の感染を起こしたり、口腔内と上顎洞を交通してしまう口腔上顎洞フィステルを形成する偶発症の発生するリスクが高くなる。したがって、切開線は開窓部から少なくとも5mm以上離す必要がある。従来、上顎洞の開窓には、ダイヤモンドのラウンドバー、あるいはカーバイドのフィッシャーバーが推奨されてきたが、上顎洞粘膜の穿孔、あるいは上顎洞粘膜を傷つけて剥離時に穿孔するといった偶発症のリスクが高い。上顎洞粘膜の穿孔が起こる確率が50％以上という報告もされており[2]、術者の技術により成功率は大きく左右される。

ピエゾサージェリー®を上顎洞側壁の開窓に使う場合、通常はサイナスキット（症例1-c）が推奨される。ダイヤモンドチップタイプ（OT1、OT5）も用いて丁寧に側壁の開窓を行い、開窓後はEL1を用いて開窓部周囲の上顎洞粘膜を剥離し、EL2、EL3でさらに内部剥離を行う。EL1、EL2、EL3は、鈍エッジタイプのチップで、軟組織を傷つけることなく剥離を行うことができる。剥離は、鼻腔側の骨面まで確実に行う。本症例は、開窓部の骨片を元に戻す目的で、できるだけ細い骨切りを行うため、OT7の0.5mmタイプの鋭エッジタイプのチップを用いた（症例1-d）。確実に上顎洞粘膜を剥離（症例1-e）したのち、骨補填材料を填塞し、切離した骨片を元の位置に戻した（症例1-f）。骨片が術後動いてしまうと遊離骨となり感染源となる危険性もあるため、十分に注意しなくてはならない。骨補填材料は、下顎枝から採取した自家骨と人工骨（APACERAM-AX：ペンタックス社製）を混ぜて使用した（症例1-g、h）。術後のパノラマX線写真とCT画像を症例1-iに示す。6ヵ月間の治癒期間を置いて、6542｜2456部にインプラントを埋入し、暫間補綴物を装着した（症例1-j、k）。

117

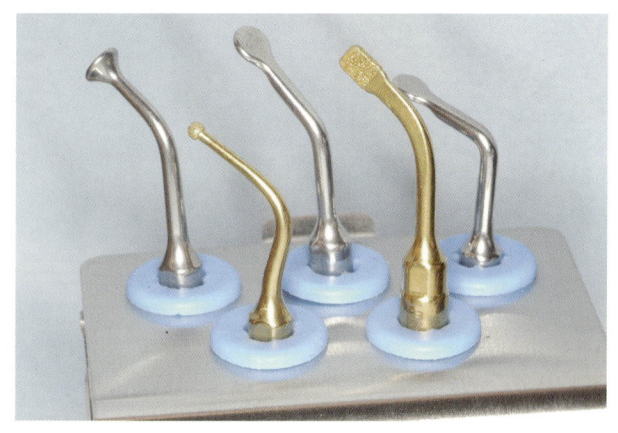

第7章　ピエゾサージェリーの応用

症例1-c　上顎洞側壁の開窓に使用するサイナスリフトキット。

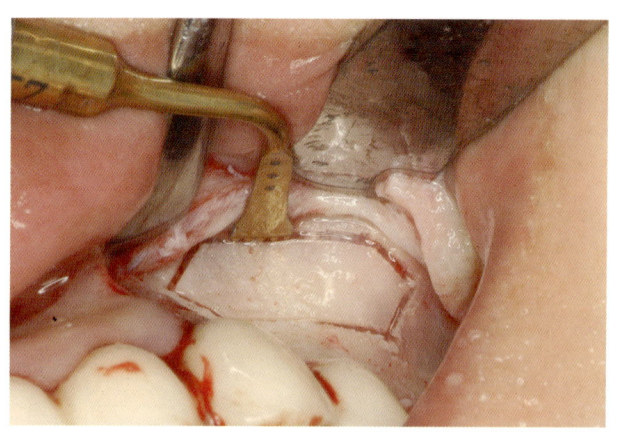

症例1-d　上顎骨頬側より上顎洞側壁を開窓。ピエゾサージェリー®によって上顎洞粘膜を傷つけることなく最小限の骨切除で開窓できる。

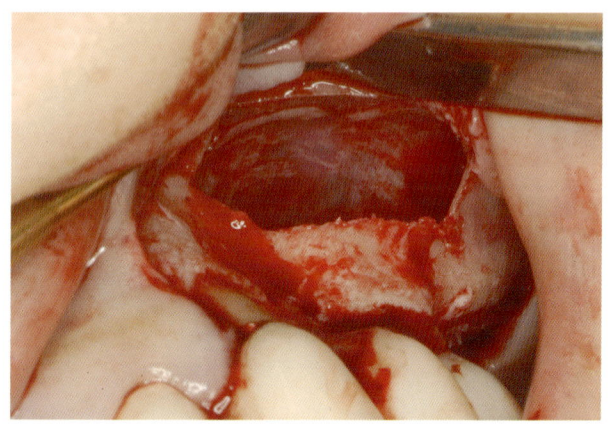

症例1-e　上顎洞粘膜を骨から丁寧に剝離後、上方に挙上。鼻腔側まで確実に剝離・挙上する。

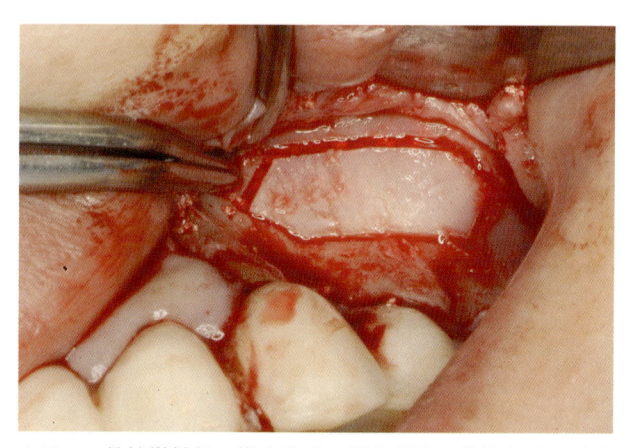

症例1-f　骨補填材料の填塞後は、開窓部分の骨片を元に戻すことによって軟組織の上顎洞内への落ち込みを防ぎ、上顎骨の外形のボリュームを減少させない。

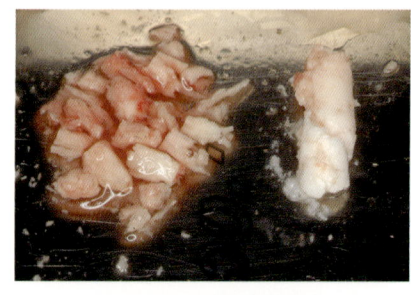

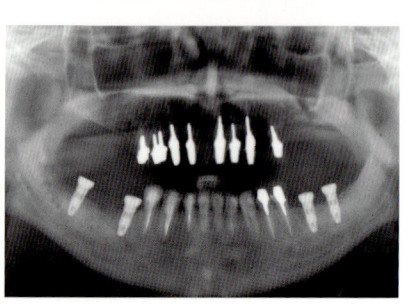

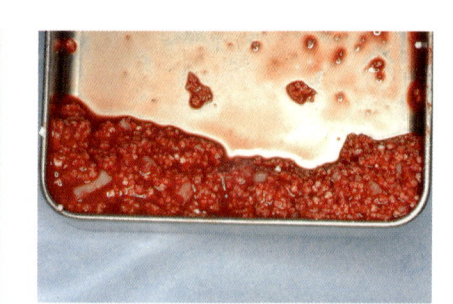

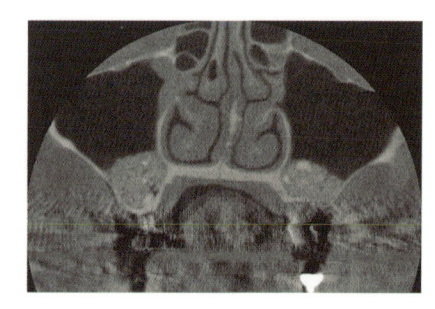

症例1-g①	症例1-g②

症例1-g①、②　骨補填材料としては、術後の吸収予防から、下顎枝からの小骨片ブロック、非吸収性の人工骨、採血した血液を混和して使用する。

症例1-h①	症例1-h②

症例1-h①、②　サイナスフロアエレベーション後のパノラマX線写真およびCT画像。開窓部の骨片を戻すことで頬側のボリュームは保存された。

118

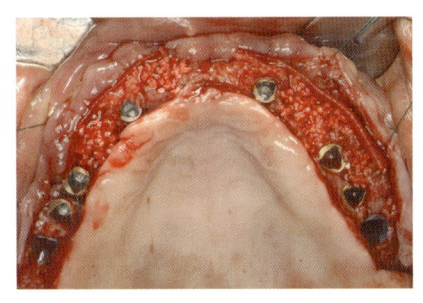

3. ピエゾサージェリーを用いたサイナスフロアエレベーション

症例1-i　術後6ヵ月の治癒期間を待ち、両側側切歯部と 6 5 4 2|2 4 5 6 部にインプラントを埋入。

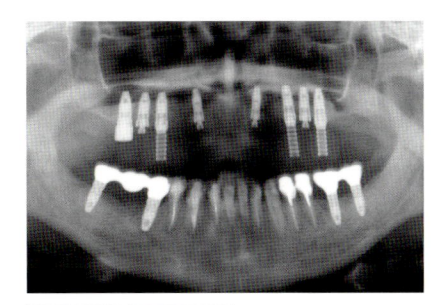

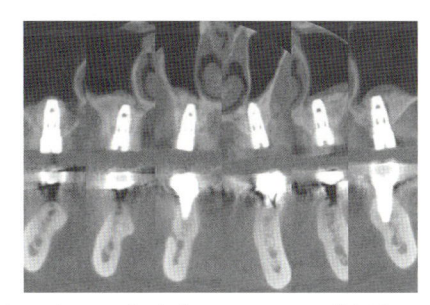

症例1-j①　症例1-j②

症例1-j①、②　インプラント埋入後のパノラマX線写真およびCT画像。6 以外の初期固定の良いインプラントで即時荷重を与えている。

症例1-k①　症例1-k②

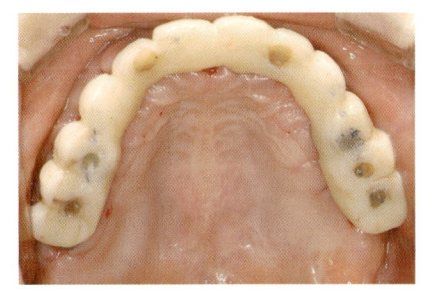

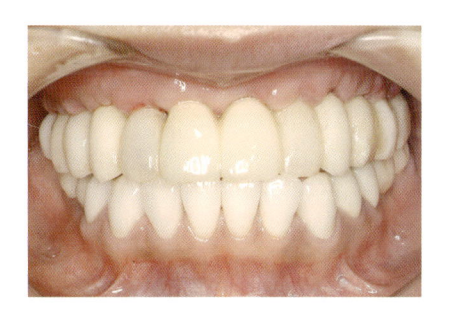

症例1-k①、②　埋入1ヵ月経過時。全顎的に骨造成を行ったが、2回の手術と2ヵ月間の可撤式義歯の使用で治療が進んでいる。

表2　ラテラルウィンドウテクニックおよびオステオトームテクニックの利点・欠点

術式	利点	欠点
ラテラルウィンドウテクニック	明視野で確実に手術を行うことができる	自家骨のみで行う場合は、口腔外（腸骨、脛骨、頭蓋骨など）からの骨採取が必要となり、外科的侵襲が大きくなることで腫脹、疼痛など術後の合併症が出やすくなる
	十分な長さのインプラントが埋入できる	自家骨の採取が困難な場合は、他の移植材料を用いなければならない
オステオトームテクニック	ラテラルウィンドウテクニックに比べて外科侵襲が少ない	手術が明視野で行えず、槌打時に振動刺激がある
	骨補塡材料が最小限で済む	上顎洞粘膜の挙上量に限界がある

03 オステオトームテクニック（osteotome technique）

1）オステオトームテクニックの現状

　オステオトームテクニックにおいては、多くの臨床報告があるが、Rosenらは、他施設の研究で、術前の歯槽骨の高さが、4mm以下のケースでは85.7％の成功率であり、5mm以上のものと比べて成績が悪かったと報告している[3]。また、Fugazzottoら[4]、およびZitzmannら[5]は、オステオトームテクニックにおける上顎洞底挙上量は、それぞれ3.5mm、および3.7mmであったと報告している。以上のような報告から、オステオトームテクニックは、骨の高さが5mm以上の症例に対し、3mm程度の上顎洞底挙上が適応症であろうとされてきた。
　Summersは、1994年に最初にオステオトームテクニックを報告し、その後、オステオトームにより側方に拡大する方法（ridge expansion osteotomy）、移植材料と共に上顎洞粘膜を挙上する方法、あるいは骨造成とインプラントを2回で行う2回法（future site development）などオステオトームテクニックのさまざまな治療方法が報告された。そのため、より既存骨が少ない症例においてもオステオトームテクニックが応用されるようになってきた[6〜9]。しかし、現在紹介されている多くのオステオトームテクニックは、ブラインドでのテクニックであり、術者の臨床経験によるところが多く、治療の確実性においては疑問が残り、安易な応用は避けるべきである。
　ラテラルウィンドウテクニック（lateral window technique）とオステオトームテクニック（osteotome technique）の利点・欠点は表裏をなしているが（表2）、筆者は双方の利点を取り入れ、ピエゾサージェリー®を用いてインプラント形成窩から垂直的に明視野下で上顎洞粘膜の挙上を行っている（症例2）。

第7章　ピエゾサージェリーの応用

オステオトームテクニックを用いた症例（症例2-a〜h）

患者年齢および性別：35歳、女性
初診日：2007年8月1日
現症：下顎右側、上顎左側欠損。
治療計画：7|7 8抜歯と同時に|5 6、|6部にインプラントを埋入。上顎左側は右下下顎枝部より自家骨を採取し、歯槽頂アプローチにより垂直的に上顎洞底を挙上し、インプラントを埋入する。

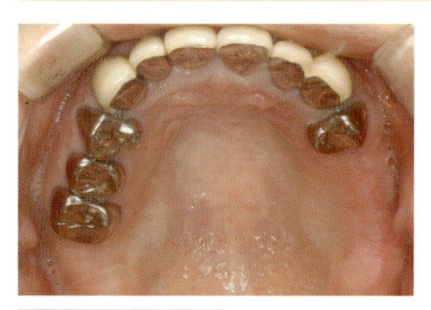

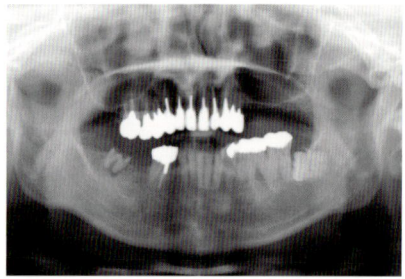

症例2-a①、② 術前の口腔内およびパノラマX線写真。

症例2-b 術前のパノラマX線写真（拡大）。歯槽骨の高さは約1〜2mmである。

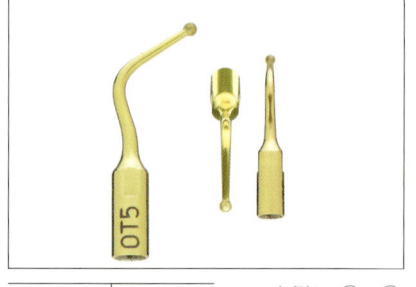

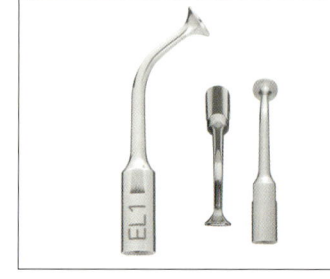

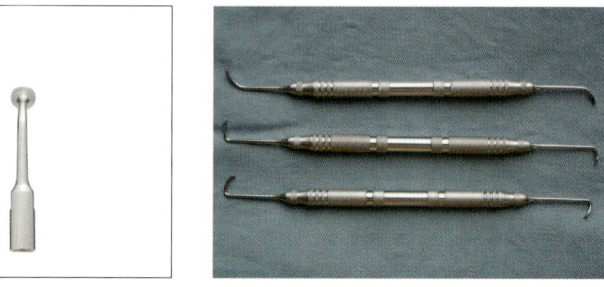

症例2-c①、② 本症例で用いたピエゾーサージェリー®のチップ。インプラント床形成にはOT5（c①）を、上顎洞粘膜の剥離にはEL1（c②）を使用した。

症例2-d 先の細い上顎洞挙上用インスルメントを使用する。

2）症例2の概要

　患者は、初診時35歳の女性。上顎左側、下顎右側欠損部のインプラント補綴希望で主治医より紹介により来院（症例2-a）。7|7 8抜歯と同時に|5 6、|6部にインプラントを埋入。左上は、垂直的な歯槽骨の高さは、1〜2mm程度であったため（症例2-b）、右下下顎枝部より自家骨を採取して、歯槽頂アプローチにより垂直的に上顎洞底粘膜を挙上してインプラントを埋入した。

　最初に、上顎洞底粘膜に達するところまでの上顎骨にインプラント床を形成する。上顎洞底粘膜の手前1〜2mmのところまでドリルで形成し、そののちOT5のチップ（症例2-c①）を用いて、上顎洞底粘膜に触れるところまでインプラント床の形成を行う。ピエゾーサージェリー®は、粘膜に触れても粘膜が切れることはないが、強く押しすぎると穿孔する危険性があるので、骨の抵抗を感じながら注意深くピエゾーサージェリー®を押し進めていき、骨の抵抗がなくなったところで手を止める。この繰り返しで大まかなインプラント床の形成を行い、その後、周囲の上顎洞粘膜を少しだけ剥離し、最終ドリルでインプラント床の形成を終える。本症例では、上顎骨の垂直的高さが1〜2mm程度しかなかったため、最初からOT5を用いてインプラント床を形成し、上顎洞底粘膜を少しだけ剥離した状態で直径4.2mmのドリルで最終形成を行い、その後、EL1のチップ（直径4.2mm；症例2-c②）で周囲の上顎洞底粘膜を剥離した。その後は、先端の狭い上顎洞底挙上用のインスルメントを用いて（症例2-d）、明視野で確実に上顎洞底粘膜の挙上を行う（症例2-e）。必要な上顎洞底粘膜の挙上ができたことを確認し、上顎洞底粘膜の緊張がない状態で適量の骨補填材料を填塞後、インプラントを埋入した（症例2-f）。術後約10ヵ月のX線写真では、上顎洞内に骨が再生された様子が観察される（症例2-g）。最終補綴は、スクリューによる連結固定とした（症例2-h）。

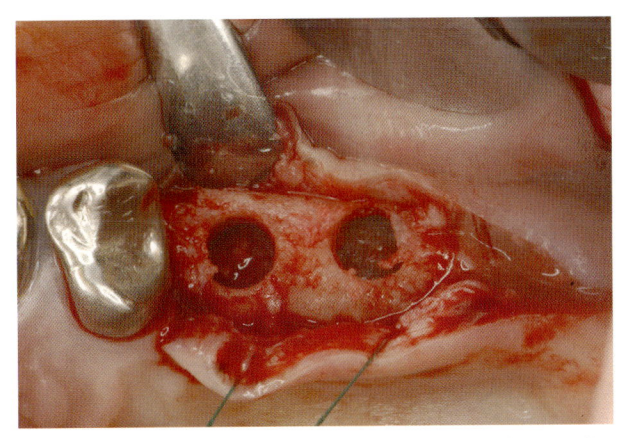

3．ピエゾサージェリーを用いたサイナスフロアエレベーション

症例2-e　インプラント床のドリルによる最終形成と上顎洞粘膜の挙上が終わったところ。

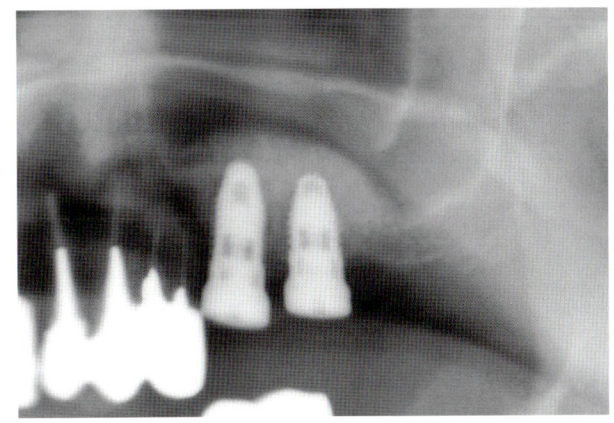

症例2-f　術直後のパノラマX線写真。上顎洞底挙上と同時にインプラントを埋入。1回法で手術を終えている。

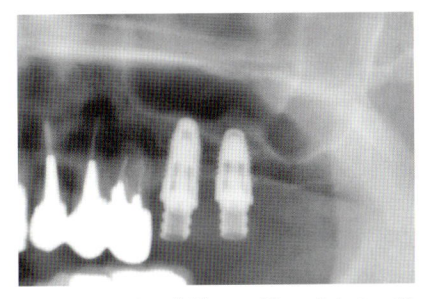

症例2-g①、②　術後10ヵ月のパノラマX線写真。

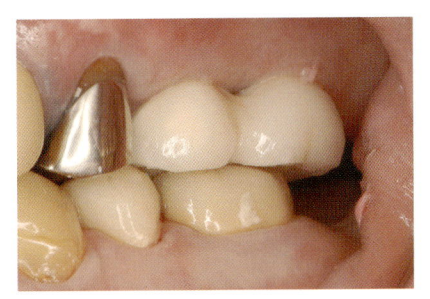

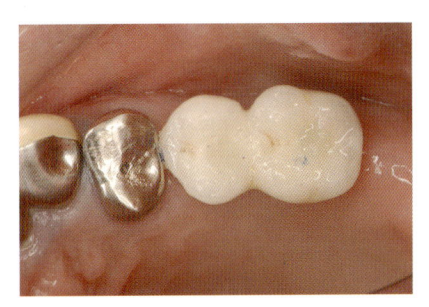

症例2-h①　症例2-h②

症例2-h①、②　術後約1年、最終補綴物装着時の口腔内。

04　まとめ

　上顎臼歯部のインプラント治療は、上顎洞の存在からインプラント埋入そのものが困難なケースが多いが、上顎洞は生理的に重要な役割を持って存在するはずであり、可及的にその領域を侵してはならない。仕方なく上顎洞内に介入する場合は、介入する領域を可及的に少なくし、最小限の外科侵襲にする配慮が必要であり、偶発症の回避のため上顎洞粘膜の穿孔に対して十分な配慮が必要である。ピエゾーサージェリー®の応用は、このような意味からも、垂直的に歯槽骨が不足している上顎臼歯部のインプラント治療を確実に、そしてシンプルに行うことができる術式である。

参考文献

1. 上村次郎．無歯顎と有歯顎の上顎骨の形態学的研究．歯科学報．1974；60：1860-1910．
2. Related Articles, LinksKasabah S, Krug J, Simůnek A, Lecaro MC. Can we predict maxillary sinus mucosa perforation? Acta Medica(Hradec Kralove). 2003；46（1）：19-23.
3. Rosen PS, Summers R, Mellado JR, Salkin LM, Shanaman RH, Marks MH, Fugazzotto PA. The bone-added osteotome sinus floor elevation technique：multicenter retrospective report of consecutively treated patients. Int J Oral Maxillofac Implants. 1999；14（6）：853-858.
4. Fugazzotto PA. Immediate implant placement following a modified trephine/osteotome approach：success rates of 116 implants to 4 years in function. Int J Oral Maxillofac Implants. 2002；17（1）：113-120.
5. Zitzmann NU, Scharer P. Sinus elevation procedures in the resorbed posterior maxilla. Comparison of the crestal and lateral approaches. Oral Surg Oral Med Oral Pathol Oral Radiol Endod. 1998；85（1）：8-17.
6. Summers RB. A new concept in maxillary implant surgery：the osteotome technique. Compendium. 1994；15（2）：152, 154-156, 158.
7. Summers RB. The osteotome technique：Part 2　―The ridge expansion osteotomy（REO）procedure. Compendium. 1994；15（4）：422, 424, 426.
8. Summers RB. The osteotome technique：Part 3　―Less invasive methods of elevating the sinus floor. Compendium. 1994；15（6）：698, 700, 702-704.
9. Summers RB. The osteotome technique：Part 4　―Future site development. Compend Contin Educ Dent. 1995；16（11）：1080, 1092.

第7章　ピエゾサージェリー関連ツール

ピエゾサージェリー関連ツール

ピエゾーサージェリー®

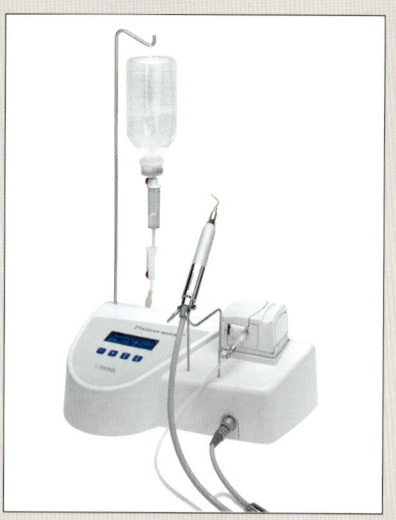

三次元超音波振動により硬組織のみを選択的に切削するため、インプラント手術、歯周外科、歯内療法、外科矯正およびさまざまな口腔外科手術で行うボーンサージェリーに非常に有効な機器である。

ピエゾーサージェリー®専用チップ：鋭エッジタイプ

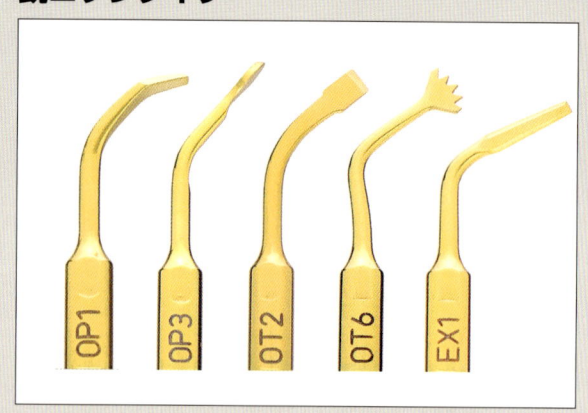

骨組織を正確かつ効率的に形成することが可能で、骨を鋭く切削する際に使用する。OP1：骨形成用スクレイパー、または骨片の採取用として使用。OP3：骨片採取、骨形成に使用。OT2：繊細な骨切除、解剖学的に薄い部分で正確さが求められる骨切除術に使用。OT6：効率的な骨切除術に使用。EX1：抜歯に使用。

ピエゾーサージェリー®専用チップ：ダイアモンドチップタイプ

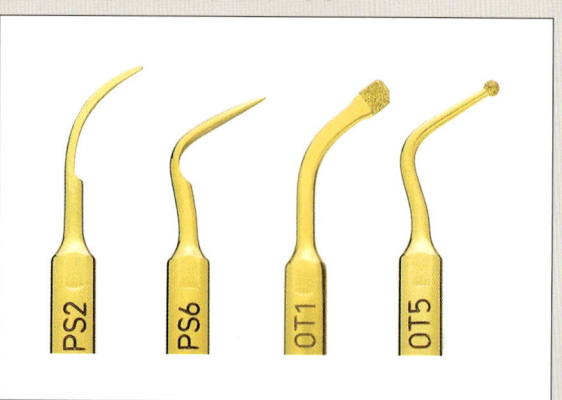

表面がダイアモンドチップでコートされ、骨表面を精密に調整する。PS2：強力なスケーリングに使用。PS6：スケーリングに使用。OT1、OT5：薄い骨、もしくはデリケートな解剖学的構造周辺の骨切除を行う際に使用、また、軟組織周囲への非外傷性骨切除術に使用。

ピエゾーサージェリー®専用チップ：鈍エッジタイプ

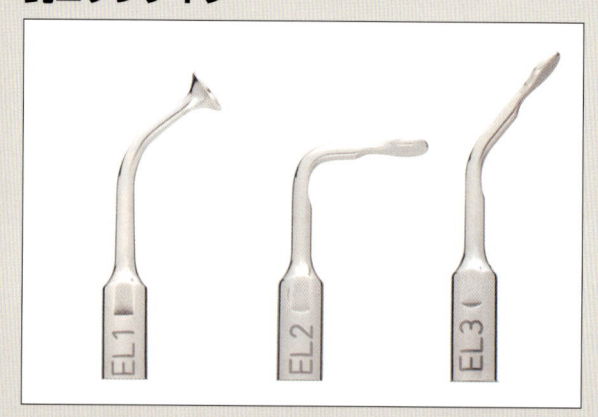

軟組織を取り扱う際に使用する。EL1：上顎洞粘膜剥離の第一段階、骨窓切除後に上顎洞粘膜を剥離するためのコンプレッサーとして使用。EL2、EL3：上顎洞粘膜の剥離用、もしくはデリケートな解剖学的構造部位の剥離に使用。

問い合わせ

株式会社インプラテックス

〒116-0013　東京都荒川区西日暮里2-33-19　YDM日暮里ビル
TEL：03-5850-8555（代表）　FAX：03-5850-8505
e-mail：itx@itx.co.jp　URL：http://www.co.jp

索引

A
Anew ·· *92、93*

C
clinical anatomy ································ *26*

E
everting suture ·································· *32*

F
FFSB ·· *92、93*

G
GBR ·· *37*

H
HAコーティング ································ *36、43*
Hex-Lockアバットメント ····················· *40*

I
inverting suture ································· *32*

K
K-トレフィンドリル ···························· *56、68*

M
MTI ·· *90、92、93、98*

P
pen grip ·· *26*

R
remote flap ······································ *58*

S
Screw-Vent ······································ *36、44、45、51、52*
SimPlant® ·· *8、9、19、24*
SimPlant® Planner ··························· *8、19*
SimPlant® Pro ································· *8、19*
SinCrest ·· *80、83、88*
SinCrestドリル ································ *82*
split ridge technique ······················· *58、62*
surgical anatomy ····························· *26*
SurgiGuide® ···································· *16、18、24*

T
tention free ···································· *32*

あ
アクシャル画像 ································ *9*
圧排 ·· *30*
アドソン・ピンセット ························· *29*
アバットメント ································· *44*

い
印象用トランスファー ························ *44*
インターナルヘックス ························ *44*
インダイレクト印象 ··························· *46*

お
オステオトーム ································ *72、80*
オステオトームテクニック ·················· *116、119*
オトガイ孔 ······································ *30*
オトガイ部 ······································ *54*
オンレーグラフト ······························ *106*

INDEX

か

外斜線 ……………………………… 26
外反縫合 …………………………… 33
下顎骨筋突起 ……………………… 26
下歯槽神経前方ループ …………… 30
下歯槽神経移動術 ………………… 102
荷重の調整 ………………………… 95

き

キャビテーション効果 …………… 102

く

クレストコントロール ……… 62、63
クローズドトレー法 ……………… 46
クロスセクショナル画像 ………… 9

け

外科解剖 …………………………… 26
減張切開 …………………………… 32

こ

骨採取 ………………………… 54、102
骨支持タイプ ……………………… 17
骨幅増大術 ………………………… 62
骨膜起子 ……………………… 27、28
骨モデル ……………………… 20、21

さ

サイナスフロアエレベーション … 13、72、80、102、116
サイナスリフティングエレベーター … 72、74、75
暫間ミニインプラント ……… 90、98
三次元画像 ………………………… 9

し

歯牙支持タイプ …………………… 17
止血鉗子 …………………………… 29
持針器 ……………………………… 33
歯槽頂アプローチ ………………… 80
執筆把持法 ………………………… 26
シミュレーションソフト ………… 8
縦切開 ……………………………… 33
上顎洞前壁 ………………………… 30
ショートインプラント …………… 116
診断用ワックスアップ …………… 37

す

スキンフック ……………………… 32
スプリットクレスト ……… 59、103
スプリットコントロール …… 62、63
スプリットコントロールプラス … 58、63、68
スペクトラコーン・ストレートアバットメント … 48

せ

セーフスクレイパー ……… 55、68、76
切開 ………………………………… 26
舌下腺窩 …………………………… 31
舌下動脈 …………………………… 29
切削 ………………………………… 30
舌用（タン）リトラクター ……… 31

そ

側方アプローチ ……………… 72、73、75

ち

窒化チタンコーティング ………… 106

索引

て
テーパードアバットメントカラー……………………48
テンポラリークラウン………………………38、39

と
トップダウントリートメント……………………48
ドリリング……………………………………30
トレフィンバー………………………………54

ね
粘膜支持タイプ………………………………17

は
バージョイント………………………………46
バーチャルティース…………………………11
剝離……………………………………………27
パノラミック画像………………………………9

ひ
ヒーリングカラー………………39、40、44、46
ピエゾーサージェリー®………100、106、116、122
光造型模型……………………………………110

ふ
フィクスチャーマウント………………………46
フリクションフィット機構……………………44
プリチャード型剝離子………………………31
ブローネマルク・ダイセクター…………28、30
プロジェクション画像…………………………9

へ
閉創……………………………………………32
ベニアグラフト………………………………106

扁平鈎 ………………………………………26

ほ
縫合……………………………………………32

む
無鈎ピンセット………………………………29

め
メス……………………………………………26
メスホルダー…………………………………26

も
モデルサージェリー…………………………110

ゆ
有鈎ピンセット………………………………29

ら
ラテラルウィンドウテクニック……………117

り
梨状孔隅角……………………………………30
リッジエキスパンジョン……………………107
リップリトラクター……………………………27
臨床解剖学……………………………………26

わ
ワンユニットデンチャー………………………48

125

おわりに

　1965年にBrånemarkがスクリュー型のチタンインプラントの臨床試験を開始してから、40年以上が経過しました。

　1980年代になって骨と結合するスクリュー型のチタンインプラントが世界的に広まりましたが、当時はおもに、骨質が良く骨量も十分な部位にインプラントを埋入して機能を回復する治療法が行われていました。

　1990年代になってGBRや上顎洞底挙上術に代表される骨造成の技術が臨床応用されるようになり、また軟組織のマネージメント技術も著しく発展しました。機能的、さらに審美的な補綴治療を想定し、その補綴治療に必要な骨と軟組織の造成を行うことが技術的に可能になりました。そして、このことは"Top-down treatment"とも呼ばれるいわゆる「補綴主導型のインプラント治療」を可能にしました。

　インプラントと治療が確実な治療法となった現在、機能的および審美的に高いレベルの回復が求められるようになっており、一方で、高いレベルの機能的かつ審美的な治療をいかに患者さんに低侵襲で提供できるかも問われるようになっています。

　このような状況において、本書が刊行されたことは正にタイムリーです。本書には、補綴主導のインプラント治療の治療計画の立案とインプラント埋入手術に強力な威力を発揮するSimPlant®に始まり、外科基本ツール、インプラント埋入ツール、ティッシュマネージメントツール、上顎洞底挙上ツール、補綴関連ツール、さらにピエゾサージェリーの応用について記載されています。従来の手法や機器に比較して本書に掲載された手法や機器は、患者さんに機能的かつ審美的に高いレベルのインプラント治療を、さらに確実に、安全に、また簡便に提供することを可能にすると考えられます。

　本書が先生方の日々のインプラント治療のお役に立つことができれば幸甚です。

2008年12月吉日

著者を代表して　春日井昇平

編者略歴

春日井 昇平（かすがい しょうへい）

◆略歴
1979 年　東京医科歯科大学歯学部卒業
1983 年　東京医科歯科大学大学院歯学研究科博士課程修了。
1989 年　トロント大学 MRC Group of Periodontal Physiology ポストドクター
1995 年　東京医科歯科大学歯学部歯科薬理助教授
2000 年　東京医科歯科大学大学院医歯学総合研究科摂食機能制御学・教授
2001 年　東京医科歯科大学大学歯学部附属病院インプラント外来・科長（併任）
2004 年　東京医科歯科大学大学院医歯学総合研究科インプラント・口腔再生医学分野・教授

◆所属
Academy of Osseointegration、European Academy for Osseointegration、日本再生医療学会、日本再生歯科医学会・理事、日本バイオマテリアル学会、日本口腔インプラント学会、日本顎顔面インプラント学会・理事

◆主な著書
『ITI Treatment Guide Volume 1 審美領域におけるインプラント治療 単独歯欠損修復』（共訳, クインテッセンス出版, 2007）
『補綴臨床別冊 ミニマルインターベンションインプラント』（編集, 医歯薬出版, 2007）

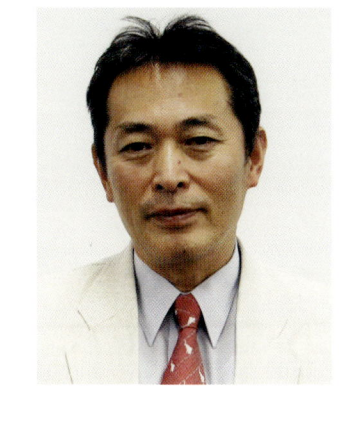

古賀 剛人（こが たけと）

◆略歴
1986 年　東京歯科大学卒業
1990 年　千葉県美浜区、幕張新都心にて開業（古賀テクノガーデン歯科）、現在に至る。
1995 年　医療法人社団玄同会設立。千葉県美浜区、幕張ベイタウンにて分院開設、現在に至る。
1997 年　スウェーデン、Uppsala 大学口腔顎顔面外科大学院留学（Craniofacial Implantology 専攻、主任教授 Jan M Hirsch）
1999 年　Uppsala 大学口腔顎顔面外科より Certificate 授与（Advanced Implantology）
2008 年　新潟大学解剖学教室・非常勤講師

◆所属
Academy of Osseointegration、European Academy for Osseointegration、日本口腔外科学会、日本口腔インプラント学会、日本顎顔面インプラント学会、Club 22

◆主な著書
『科学的根拠から学ぶインプラント外科学 ベーシック編』（クインテッセンス出版, 2003）
『科学的根拠から学ぶインプラント外科学 応用編』（クインテッセンス出版, 2004）
『開業医のための失敗しないインプラント』（編集, デンタルダイヤモンド社, 2006）
『科学的根拠から学ぶインプラント外科学 偶発症編』（クインテッセンス出版, 2007）

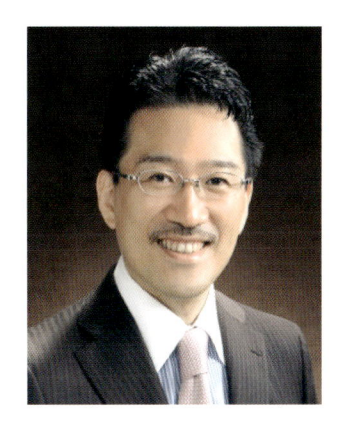

嶋田 淳（しまだ じゅん）

◆略歴
1980 年　城西歯科大学歯学部卒業
1984 年　城西歯科大学大学院口腔外科学専攻博士課程修了
1991 年　明海大学歯学部口腔外科学第 1 講座・助教授
1993-1994 年　米国アラバマ州立大学バーミンハム校（口腔顎顔面外科学）留学
2004 年　明海大学歯学部口腔外科学第 1 講座・教授
2005 年　明海大学歯学部病態診断治療学講座口腔顎顔面外科学分野 1・教授

◆所属
日本口腔外科学会・評議員・専門医・指導医、日本歯科麻酔学会・認定医、日本顎咬合学会・評議員・指導医、日本口腔インプラント学会・評議員・専門医・指導医、日本顎顔面インプラント学会・理事・指導医、日本外傷歯学会・理事・指導医

◆主な著書
『歯科インプラント治療ガイドブック 卒直後研修医・若い歯科医師のために 歯科インプラント治療ガイドブック』（共著, クインテッセンス出版, 2008）
『別冊 the Quintessence 口腔外科 YEAR BOOK 一般臨床家，口腔外科医のための口腔外科ハンドマニュアル '08』（共著, クインテッセンス出版, 2008）
『ピンポイントで読む チームのための有病者歯科医療』（共著, クインテッセンス出版, 2008）

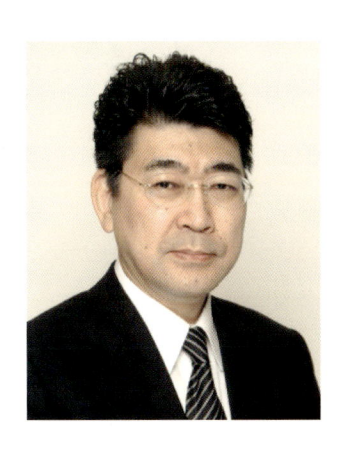

インプラント手術をマスターするための関連器材マニュアル
診断用器材からピエゾサージェリーまで

2009年1月10日　第1版第1刷発行

編　　集　　春日井昇平／古賀剛人／嶋田 淳

発 行 人　　佐々木　一高

発 行 所　　クインテッセンス出版株式会社
　　　　　　東京都文京区本郷3丁目2番6号　〒113-0033
　　　　　　クイントハウスビル　電話(03)5842-2270(代表)
　　　　　　　　　　　　　　　　　(03)5842-2272(営業部)
　　　　　　　　　　　　　　　　　(03)5842-2276(編集部)
　　　　　　web page address　http://www.quint-j.co.jp/

印刷・製本　　大日本印刷株式会社

Ⓒ2009　クインテッセンス出版株式会社　　　　禁無断転載・複写
Printed in Japan　　　　　　　　　　落丁本・乱丁本はお取り替えします
　　　　　　　　　　　　　　　　ISBN978-4-7812-0056-9　C3047

定価はカバーに表示してあります